U0296839

全国高等医学院校规划教材精讲与习题 丛书编委会

全国高等医学院校规划教材精讲与习题

医学免疫学

Medical Immunology

黄彬红　陈水亲　主编

化学工业出版社

·北京·

本书共 25 章，章节编排与规划教材基本一致。每章先列出学习目标，强调本章重点掌握、熟悉和了解的内容；内容精讲对本章的学习内容和知识点进行了提炼、归纳和总结，突出重点、要点和核心内容；每章后面附有同步练习和参考答案。

本书适于高等医学院校基础、临床、预防、口腔、检验等专业学生使用，也可作为报考研究生的专业课复习用书及教师教学、临床医师的参考用书。

图书在版编目（CIP）数据

医学免疫学/黄彬红，陈水亲主编. —北京：化
学工业出版社，2019.8
全国高等医学院校规划教材精讲与习题
ISBN 978-7-122-34416-8

Ⅰ.①医…　Ⅱ.①黄…②陈…　Ⅲ.①医学-免疫学
-医学院校-教学参考资料　Ⅳ.①R392
中国版本图书馆 CIP 数据核字（2019）第 083510 号

责任编辑：邱飞婵　满孝涵　　　　　　　　装帧设计：刘丽华
责任校对：张雨彤

出版发行：化学工业出版社（北京市东城区青年湖南街 13 号　邮政编码 100011）
印　　刷：三河市延风印装有限公司
装　　订：三河市宇新装订厂
787mm×1092mm　1/16　印张 11¼　字数 286 千字　2019 年 10 月北京第 1 版第 1 次印刷

购书咨询：010-64518888　售后服务：010-64518899
网　　址：http://www.cip.com.cn
凡购买本书，如有缺损质量问题，本社销售中心负责调换。

定　　价：**32.00 元**　　　　　　　　　　　　版权所有　违者必究

编写人员名单

主　　编　黄彬红　陈水亲

副 主 编　吴小云　宋　涛

编　　者　（以姓氏拼音为序）

　　　　　陈水亲　黄彬红　刘志平　宋　涛　吴小云

前言

　　医学免疫学是推动生命科学发展的前沿学科之一，是一门迅速发展的学科。医学免疫学是在研究人体正常的免疫系统组成和免疫功能的基础上，探讨免疫相关性疾病的发病和病理变化机制，并根据免疫学原理和应用免疫学技术为临床疾病的免疫诊断、免疫治疗和免疫预防提供新的手段和方法，是一门理论与实践紧密结合、横跨基础医学和临床医学的桥梁学科，是我国高等医学教育的主干课程之一。在高等医学院校，对于学生来说，医学免疫学理论抽象，知识更新迅速，理解困难，记忆困难；对于教师来说，医学免疫学的教学相对也比较困难。为了帮助学生克服学习上的困难，激发学生学习兴趣，减轻学生的学习负担，用较少的时间掌握和记住教材的基本内容，轻松学好医学免疫学，我们组织多年工作在教学一线的教师编写了本书。

　　本书共 25 章，章节的编排与国家卫生健康委员会"十三五"规划教材《医学免疫学》（第 7版）章节基本一致。每章一开始先列出学习目标，强调每章的重点难点，需掌握、熟悉、了解的内容，每章后面附有同步练习和参考答案。编写的时候将教材知识进行了大量的提炼，尽量抓住免疫学的重点、要点和核心内容，全面系统地介绍本课程的基本概念、基本知识和基本理论。

　　本书的编写工作得到赣南医学院的帮助和支持，在此表示衷心的感谢。免疫学的发展日新月异，教学改革不断深入，由于编者学识水平和编写经验有限，本书难免有错误和不足之处，真诚希望使用本书的读者提出宝贵的意见和建议。

编者

2019 年 4 月

目录

第一章 免疫学概论

第一节 医学免疫学简介 …………… 1

一、免疫系统的组成和基本功能 …… 1

二、免疫应答的种类及其特点 ……… 2

三、免疫性疾病 ……………………… 2

四、免疫学的应用 …………………… 2

第二节 免疫学发展简史 …………… 3

同步练习 ……………………………… 3

参考答案 ……………………………… 4

第二章 免疫器官和组织

第一节 中枢免疫器官 ……………… 6

一、骨髓 ……………………………… 6

二、胸腺 ……………………………… 7

第二节 外周免疫器官和组织 ……… 8

一、淋巴结 …………………………… 8

二、脾 ………………………………… 9

三、黏膜相关淋巴组织 …………… 10

第三节 淋巴细胞归巢与再循环 …… 11

同步练习 …………………………… 11

参考答案 …………………………… 13

第三章 抗原

第一节 抗原的性质与分子结构
　　　　基础 ………………………… 14

一、抗原的基本特性：免疫原性与
　　免疫反应性 …………………… 14

二、适应性免疫应答的抗
　　原特异性 ……………………… 14

三、决定抗原特异性的分子结构
　　基础：抗原表位 ……………… 14

四、半抗原-载体效应 ……………… 15

五、共同抗原表位与交叉反应 …… 15

第二节 影响抗原免疫原性的因素 … 15

一、共同抗原表位与交叉反应抗原分
　　子的理化与结构性质 ………… 15

二、宿主的特性 …………………… 16

三、抗原进入机体的方式 ………… 16

第三节 抗原的种类 ……………… 16

一、根据诱生抗体时是否需要 Th
　　细胞参与分类 ………………… 16

二、根据抗原与机体的亲缘
　　关系分类 ……………………… 16

三、根据抗原是否在抗原提
　　呈细胞内合成分类 …………… 17

四、其他分类 ……………………… 17

第四节 非特异性免疫刺激剂 …… 17

一、超抗原 ………………………… 17

二、佐剂 …………………………… 18

三、丝裂原 ………………………… 18

同步练习 …………………………… 18

参考答案 …………………………… 20

第四章 抗体

第一节 抗体的结构 ……………… 22

一、抗体的基本结构 ……………… 22

二、抗体的辅助成分 ……………… 23

三、抗体的水解片段 ……………… 23

第二节 抗体的多样性和免疫原性 … 24

第三节 抗体的功能 ……………… 24

一、抗体 V 区的功能 ……………… 24

二、抗体 C 区的功能 ……………… 25

第四节 各类抗体的特性与功能 …… 25

一、IgG ……………………… 25

二、IgM ……………………… 26

三、IgA ……………………… 26

四、IgD ……………………… 26

五、IgE ……………………… 26

第五节 人工制备抗体 ………… 26

一、多克隆抗体 ……………… 26

二、单克隆抗体 ……………… 27

三、基因工程抗体 …………… 27

同步练习 ……………………… 27

参考答案 ……………………… 29

第五章 补体系统

第一节 补体系统的组成与生
物学特性 ……………… 31

一、补体系统的组成 ………… 31

二、补体的理化性质 ………… 31

三、补体的代谢 ……………… 31

第二节 补体激活途径 ………… 31

一、经典途径 ………………… 32

二、旁路途径 ………………… 32

三、凝集素途径 ……………… 32

四、三条补体激活途径的特点 … 33

第三节 补体激活的调节 ……… 33

一、针对经典途径前端反应
调节的机制 …………… 33

二、针对旁路途径前端反应
的调节机制 …………… 33

三、针对MAC的调节机制 …… 33

第四节 补体的生物学意义 …… 33

一、补体的生物学功能 ……… 33

二、补体的病理生理学意义 … 34

第五节 补体与疾病的关系 …… 34

同步练习 ……………………… 34

参考答案 ……………………… 36

第六章 细胞因子

第一节 细胞因子的共同特点 … 38

一、细胞因子的基本特征 …… 38

二、细胞因子的作用方式 …… 38

三、细胞因子的功能特点 …… 38

第二节 细胞因子的分类 ……… 39

第三节 细胞因子受体 ………… 39

一、细胞因子受体分类 ……… 40

二、细胞因子受体共有链 …… 40

三、可溶性细胞因子受体、细胞因子诱饵
受体和细胞因子受体拮抗剂 … 40

第四节 细胞因子的免疫学功能 … 41

一、调控免疫细胞的发育、
分化和功能 …………… 41

二、调控机体的免疫应答 …… 41

第五节 细胞因子与临床 ……… 41

一、细胞因子与疾病的发生 … 41

二、细胞因子与疾病的治疗 … 42

同步练习 ……………………… 42

参考答案 ……………………… 43

第七章 白细胞分化抗原及黏附分子

第一节 人白细胞分化抗原 …… 44

一、人白细胞分化抗原 ……… 44

二、人白细胞分化抗原的功能 … 44

第二节 黏附分子 ……………… 45

一、免疫球蛋白超家族 ……… 45

二、整合素家族 ……………… 45

三、选择素家族 ……………… 46

四、钙黏蛋白家族 …………… 47

五、黏附分子的功能 ………… 47

第三节 白细胞分化抗原及其单克隆抗
体的临床应用 ………… 48

一、在疾病诊断中的应用 …… 48

二、在疾病预防和治疗中的应用 … 48

同步练习 ……………………… 49

参考答案 ……………………… 50

第八章 主要组织相容性复合体

第一节 MHC的结构及其遗
传特性 ………………… 52

一、经典的HLA Ⅰ类及Ⅱ
类基因 ………………… 52

二、免疫功能相关基因 ……… 52

三、人类MHC的遗传特点 …… 53

第二节 HLA分子 ……………… 54

一、HLA 分子的分布 ······· 54
二、HLA 分子的结构及其与抗原
　　肽的相互作用 ········· 54
三、HLA 分子的功能 ······· 54
第三节　HLA 与临床医学 ···· 55
一、HLA 与器官移植 ······· 55
二、HLA 分子的异常表达
　　与临床疾病 ··········· 55
三、HLA 与疾病关联 ······· 55
四、HLA 与亲子鉴定和法医学 ····· 55
同步练习 ················· 56
参考答案 ················· 57

第九章　B淋巴细胞

第一节　B 细胞的分化发育 ···· 59
一、BCR 的基因结构及重排 ···· 59
二、抗原识别受体多样性产
　　生的机制 ············· 59
三、B 细胞在中枢免疫器官中
　　的分化发育 ··········· 60
四、B 细胞中枢免疫耐受的形成——B
　　细胞发育过程中的阴性选择 ····· 60
第二节　B 细胞的表面分子及其
　　　　作用 ············· 60
一、B 细胞抗原受体复合物 ···· 60
二、B 细胞共受体 ········· 60
三、共刺激分子 ··········· 60
四、其他表面分子 ········· 61
第三节　B 细胞的分类 ······· 61
一、根据所处的活化阶段分类 ···· 61
二、根据反应特异性分类 ···· 61
三、根据 BCR 类型分类 ····· 61
第四节　B 细胞的功能 ······· 62
同步练习 ················· 62
参考答案 ················· 64

第十章　T淋巴细胞

第一节　T 细胞的分化发育 ···· 66
一、T 细胞在胸腺中的发育 ···· 66
二、T 细胞在外周免疫器官中的
　　增殖分化 ············· 67

第二节　T 细胞的表面分子及
　　　　其作用 ··········· 68
一、TCR-CD3 复合物 ······· 68
二、CD4 和 CD8 ··········· 68
三、共刺激分子 ··········· 68
四、丝裂原受体及其他表面分子 ····· 70
第三节　T 细胞的分类和功能 ···· 70
一、根据所处的活化阶段分类 ···· 70
二、根据 TCR 类型分类 ····· 71
三、根据 CD 分子亚群分类 ···· 72
四、根据功能特征分亚群 ···· 72
同步练习 ················· 74
参考答案 ················· 76

第十一章　抗原提呈细胞与抗原的加工及提呈

第一节　专职性抗原提呈细胞的
　　　　生物学特性 ······· 78
一、树突状细胞 ··········· 78
二、单核/巨噬细胞 ········· 80
三、B 细胞 ··············· 80
第二节　抗原的加工和提呈 ···· 80
一、APC 提呈抗原的分类 ···· 81
二、APC 加工和提呈抗原的途径 ····· 81
同步练习 ················· 83
参考答案 ················· 84

第十二章　T淋巴细胞介导的适应性免疫应答

第一节　T 细胞对抗原的识别 ······· 86
第二节　T 细胞的活化、增殖
　　　　和分化 ··········· 87
一、T 细胞的活化信号 ······· 87
二、T 细胞活化的信号转导途径 ····· 87
三、抗原特异性 T 细胞的
　　增殖和分化 ··········· 88
第三节　T 细胞的免疫效应和转归 ···· 88
一、Th 和 Treg 的免疫效应 ···· 88
二、CTL 细胞的效应功能 ···· 89
三、T 细胞介导的免疫应答的
　　生物学意义 ··········· 90

四、活化 T 细胞的转归 ………… 90

同步练习 …………………… 91

参考答案 …………………… 92

:: 第十三章　B淋巴细胞介导的特异性免疫应答

第一节　B 细胞对 TD 抗原的
免疫应答 …………………… 93

一、B 细胞对 TD 抗原的识别 …… 93

二、B 细胞活化需要的信号 ……… 93

三、B 细胞的增殖和终末分化 …… 94

第二节　B 细胞对 TI 抗原的免
疫应答 ……………………… 95

第三节　体液免疫应答产生抗体的
一般规律 …………………… 96

同步练习 …………………… 97

参考答案 …………………… 98

:: 第十四章　固有免疫系统及其介导的免疫应答

第一节　固有免疫系统概述 ……… 100

一、组织屏障及其主要作用 ……… 100

二、固有免疫细胞种类 …………… 101

三、固有免疫细胞表达的模式识别受体
及其识别结合的相关配体 …… 101

四、固有免疫分子及其主要作用 …… 101

第二节　固有免疫细胞及其
主要作用 …………………… 101

一、经典固有免疫细胞 …………… 101

二、固有淋巴样细胞 ……………… 102

三、固有淋巴细胞 ………………… 103

第三节　固有免疫应答的作用时相
和作用特点 ………………… 104

一、固有免疫应答的作用时相 …… 104

二、固有免疫应答的作用特点 …… 104

同步练习 …………………… 105

参考答案 …………………… 106

:: 第十五章　黏膜免疫

第一节　黏膜免疫系统的组成 …… 107

一、黏膜免疫系统的组织结构 …… 107

二、黏膜组织屏障 ………………… 107

三、黏膜相关淋巴组织 …………… 107

四、肠道共生菌群 ………………… 107

第二节　黏膜免疫系统的细
胞及功能 …………………… 108

一、黏膜上皮组织及其固
有免疫功能 ………………… 108

二、黏膜淋巴细胞及适应性免疫 … 108

第三节　黏膜免疫耐受的形成 …… 108

第四节　黏膜相关炎症性疾病 …… 109

同步练习 …………………… 109

参考答案 …………………… 109

:: 第十六章　免疫耐受

第一节　免疫耐受的形成及表现 …… 110

一、胚胎期及新生期接触抗原所
致的免疫耐受 ……………… 110

二、后天接触抗原导致的
免疫耐受 …………………… 110

第二节　免疫耐受机制 …………… 111

一、中枢耐受 ……………………… 111

二、外周耐受 ……………………… 111

第三节　免疫耐受与临床医学 …… 112

一、诱导免疫耐受 ………………… 112

二、打破免疫耐受 ………………… 113

同步练习 …………………… 113

参考答案 …………………… 115

:: 第十七章　免疫调节

第一节　免疫分子的免疫调节
作用 ………………………… 116

一、抗体或免疫复合物对免疫
应答的调节作用 …………… 116

二、炎症因子分泌的反馈调节 …… 116

三、补体对免疫应答的调
节作用 ……………………… 116

四、免疫细胞表面活化性受体和抑
制性受体的免疫调节 ……… 117

第二节　免疫细胞的免疫调
节作用 ……………………… 117

一、调节性 T 细胞的免疫
调节作用 …………………… 117

二、Th1、Th2 和 Th17 的免疫
　　调节作用 ················· 118
三、M2 型巨噬细胞的免疫
　　调节作用 ················· 118
第三节　其他形式的免疫调节 ········ 118
一、活化诱导的细胞死亡对
　　效应功能的调节 ··········· 118
二、神经-内分泌-免疫系统的
　　相互作用和调节 ··········· 119
三、免疫应答的遗传控制 ········· 119
同步练习 ····················· 119
参考答案 ····················· 121

:: 第十八章　超敏反应
第一节　Ⅰ型超敏反应 ··········· 122
一、参与Ⅰ型超敏反应的
　　主要成分 ················· 122
二、Ⅰ型超敏反应发生机制 ······· 123
三、遗传因素与环境因素 ········· 123
四、临床常见疾病 ············· 124
五、防治原则 ················· 124
第二节　Ⅱ型超敏反应 ··········· 124
一、发生机制 ················· 125
二、临床常见疾病 ············· 125
第三节　Ⅲ型超敏反应 ··········· 126
一、发生机制 ················· 126
二、临床常见疾病 ············· 126
第四节　Ⅳ型超敏反应 ··········· 127
一、诱导Ⅳ型超敏反应的靶抗原 ···· 127
二、发生机制 ················· 127
三、临床常见的Ⅳ型超敏反应 ····· 127
同步练习 ····················· 128
参考答案 ····················· 130

:: 第十九章　自身免疫病
第一节　自身免疫病发生的相
　　　　关因素 ··············· 132
一、抗原方面的因素 ··········· 132
二、免疫系统方面的因素 ········· 132
三、遗传方面的因素 ··········· 133
第二节　自身免疫病的免疫损
　　　　伤机制 ··············· 133
一、自身抗体引起的自身免疫病 ····· 134

二、自身反应性 T 淋巴细胞引
　　起的自身免疫病 ··········· 134
第三节　自身免疫病的分类和
　　　　基本特征 ············· 134
一、自身免疫病的分类 ··········· 134
二、自身免疫病的基本特征 ······· 134
第四节　自身免疫病的防治原则 ····· 134
一、去除引起免疫耐受异
　　常的因素 ················· 134
二、抑制对自身抗原的免疫应答 ····· 135
三、重建对自身抗原的特异
　　性免疫耐受 ··············· 135
同步练习 ····················· 135
参考答案 ····················· 136

:: 第二十章　免疫缺陷病
第一节　原发性免疫缺陷病 ········· 137
一、T 细胞、B 细胞联合免
　　疫缺陷病 ················· 137
二、以抗体缺陷为主的原发性
　　免疫缺陷病 ··············· 137
三、吞噬细胞数量和（或）功能
　　先天性免疫缺陷病 ········· 137
四、补体缺陷病 ··············· 138
五、已经定义明确的免
　　疫缺陷病 ················· 138
六、免疫失调性免疫缺陷病 ······· 138
七、固有免疫缺陷病 ··········· 138
八、自身炎性反应性疾病引起
　　的免疫缺陷病 ············· 138
第二节　获得性免疫缺陷病 ········· 138
一、诱发获得性免疫缺
　　陷病的因素 ··············· 138
二、获得性免疫缺陷综合征 ······· 138
第三节　免疫缺陷病的治疗原则 ····· 140
同步练习 ····················· 140
参考答案 ····················· 142

:: 第二十一章　感染免疫
第一节　针对病原体免疫应答
　　　　的共同特征 ··········· 143
第二节　抗胞外菌免疫 ··········· 143
一、抗胞外菌的免疫 ··········· 143

二、胞外菌的免疫逃逸机制…………143
第三节　抗胞内菌免疫……………143
一、抗胞内菌的免疫………………143
二、胞内菌的免疫逃逸机制…………144
第四节　抗病毒免疫……………144
一、抗病毒免疫………………144
二、病毒的免疫逃逸机制…………145
第五节　抗寄生虫免疫……………145
一、抗寄生虫免疫反应………………145
二、寄生虫的免疫逃逸机制…………146
同步练习………………146
参考答案………………146

第二十二章　肿瘤免疫
第一节　肿瘤抗原………………147
一、根据肿瘤抗原特异性分类………147
二、根据肿瘤产生的机制分类………148
第二节　机体抗肿瘤的免疫效应
　　　　机制………………148
一、细胞免疫机制………………148
二、体液免疫机制………………149
第三节　肿瘤的免疫学检测…………149
一、肿瘤的免疫学诊断………………149
二、对肿瘤患者免疫功能状态
　　的评估有助于了解肿瘤
　　治疗效果及预后………………149
第四节　肿瘤的免疫治疗…………149
一、非特异性免疫治疗………………149
二、主动免疫治疗………………149
三、被动免疫治疗………………150
同步练习………………150
参考答案………………151

第二十三章　移植免疫
第一节　移植排斥反应的类型………152

一、宿主抗移植物反应………………152
二、移植物抗宿主反应………………153
第二节　移植排斥的机制…………153
一、移植排斥的遗传学基础…………153
二、移植排斥的免疫学基础…………153
第三节　预防移植排斥的方法………154
一、器官移植供者、受者 HLA
　　配型………………154
二、免疫抑制措施可以有效地抑
　　制移植排斥的发生………………154
三、诱导移植耐受………………154
同步练习………………155
参考答案………………156

第二十四章　免疫学检测
第一节　抗原或抗体的检测…………157
一、抗原或抗体检测的基本原理……157
二、抗原或抗体检测的实用意义……158
三、抗原或抗体检测的方法…………158
第二节　免疫功能的其他检
　　　　测方法………………160
同步练习………………160
参考答案………………161

第二十五章　免疫学防治
第一节　免疫预防………………162
一、免疫预防的分类………………162
二、疫苗的分类………………163
第二节　免疫治疗………………163
一、免疫增强疗法………………163
二、免疫抑制疗法………………163
三、免疫治疗与生物应答调节………164
同步练习………………165
参考答案………………166

第一章　免疫学概论

内容精讲

第一节　医学免疫学简介

医学免疫学（medical immunology）是研究人体免疫系统的结构和功能的科学，该学科重点阐明免疫系统识别抗原和危险信号后发生免疫应答及其清除抗原的规律，探讨免疫功能异常所致疾病及其发生机制，为这些疾病的诊断、预防和治疗提供理论基础和技术方法。

一、免疫系统的组成和基本功能

2000多年前，人类就发现，曾在瘟疫流行中患过某种传染病而康复的人对这种疾病的再次感染具有抵抗力，称为免疫（immunity）。"Immunity"这个词来自罗马时代的拉丁文"immunitas"，原意为豁免徭役或兵役，后引申为对疾病尤其是传染性疾病的免疫力。

免疫力（即免疫功能）是由机体的免疫系统来执行的，免疫系统包括免疫器官和组织、免疫细胞及免疫分子（表1-1）。

表 1-1　免疫系统的组成

免疫器官和组织		免疫细胞	免疫分子	
中枢	外周		膜型分子	分泌型分子
骨髓	淋巴结	T 淋巴细胞	TCR	免疫球蛋白
胸腺	脾	B 淋巴细胞	BCR	补体
	黏膜相关淋巴组织	吞噬细胞(单核细胞、巨噬细胞、中性粒细胞)	CD 分子	细胞因子
	皮肤相关淋巴组织	树突状细胞	黏附分子	
		NK 细胞	MHC 分子	
		NKT 细胞	细胞因子受体	
		其他(嗜酸性粒细胞和嗜碱性粒细胞等)		

免疫功能是机体识别和清除外来入侵抗原及体内突变或衰老细胞并维持机体内环境稳定的功能的总称。可以概括为：①免疫防御（immune defense），即防止外界病原体的入侵及清除已入侵病原体及其他有害物质。这种能力低下时机体易出现免疫缺陷病，而过高时易出现超敏反应性组织损伤。②免疫监视（immune surveillance），即随时发现和清除体内出现的"非己"成分，如

由基因突变而产生的肿瘤细胞以及衰老、死亡细胞。一旦功能低下，宿主易患恶性肿瘤。③免疫自稳（immune homeostasis），即通过自身免疫耐受和免疫调节两种主要的机制来达到机体内环境的稳定。这种自身稳定功能失调时易导致某些生理平衡的紊乱或者自身免疫病。此外，免疫系统与神经系统和内分泌系统一起组成了神经-内分泌-免疫网络，在调节整个机体内环境的稳定中发挥重要作用。

二、 免疫应答的种类及其特点

免疫系统将入侵的病原微生物以及机体突变的细胞和衰老、死亡细胞认为是"非己"的物质。免疫应答（immune response）是指免疫系统识别和清除"非己"物质的整个过程，可分为固有免疫（innate immunity）和适应性免疫（adaptive immunity）两大类（表 1-2）。

表 1-2 固有免疫和适应性免疫比较

项目	固有免疫	适应性免疫
获得形式	固有性（或先天性）	后天获得
抗原参与	无需抗原激发	需抗原激发
发挥作用时相	早期,快速(数分钟至 4 天)	4～5 天后发挥效应
免疫原识别受体	模式识别受体	T 细胞受体、B 细胞受体
免疫记忆	无	有,产生记忆性细胞
参与成分	抑菌、杀菌物质,补体,炎症因子	T 细胞(细胞免疫-效应 T 细胞等)
	吞噬细胞、NK 细胞、NKT 细胞	B 细胞(体液免疫-抗体)

固有免疫是生物在长期进化中逐渐形成的，是机体抵御病原体入侵的第一道防线。适应性免疫应答是指体内 T、B 淋巴细胞接受"非己"的物质刺激后，自身活化、增殖、分化为效应细胞，产生一系列生物学效应的全过程。与固有免疫相比，适应性免疫有三个主要特点，即特异性、耐受性、记忆性。

固有免疫和适应性免疫是相辅相成、密不可分的。固有免疫往往是适应性免疫的先决条件，如树突状细胞和吞噬细胞吞噬病原生物实际上是一个加工和提呈抗原的过程，为适应性免疫应答的识别准备了条件。适应性免疫的效应分子可大大促进固有免疫应答，如抗体可促进吞噬细胞的吞噬能力，称为调理吞噬，或促进 NK 细胞的细胞毒作用。

三、 免疫性疾病

免疫系统的组成和功能发生异常导致的疾病称为免疫性疾病。如免疫系统分化发育异常导致的免疫缺陷病；免疫应答和免疫调节异常导致的肿瘤、感染性疾病、超敏反应、自身免疫病等。

四、 免疫学的应用

医学免疫学的显著特征是理论探索性强、实用应用价值大。免疫学理论和技术与医学实践相结合，为疾病的诊断与防治提供理论指导和技术方法。

免疫诊断是应用免疫学的理论、技术和方法诊断各种疾病和测定机体的免疫状态。它是确定疾病的病因和病变部位，或是确定机体免疫状态是否正常的重要方法。免疫诊断已成为临床各学科中诊断疾病的最重要手段之一。免疫诊断的方法向着微量、自动、快速方向发展，新的诊断方法也层出不穷。

通过接种疫苗，预防乃至消灭传染性疾病是免疫学的一项重要任务。通过接种牛痘，使全球消灭天花是免疫学对人类极其重要的贡献。通过接种减毒活疫苗，全球消灭脊髓灰质炎已指日可待。由于重组疫苗的应用，乙型肝炎的发病得到有效控制。通过计划免疫，我国在控制多种传染病尤其是儿童多发传染病已取得显著的成绩。

　　免疫治疗已成为临床治疗疾病的重要手段。应用单克隆抗体在治疗肿瘤、移植排斥反应以及某些自身免疫病方面取得突破性进展。多种细胞因子在治疗贫血、白细胞和血小板减少症、病毒性肝炎等取得良好的疗效。造血干细胞移植已成为治疗白血病等造血系统疾病不可替代的治疗手段。此外，采用效应 T 细胞和经肿瘤抗原修饰的树突状细胞正成为肿瘤治疗的新手段。

第二节　免疫学发展简史

　　免疫学是在人类与传染病作斗争的过程中发展起来的。经验免疫学时期是从我国 16 世纪种痘开始的，18 世纪末 Jenner 发明牛痘苗预防天花是这个时期最杰出的成就。病原菌的发现和疫苗的研制推动了实验免疫学时期免疫学的发展。细胞免疫和体液免疫学派的形成和发展，以及抗体产生的侧链学说、克隆选择学说和免疫网络学说三大学说的产生，确立了免疫学在生命科学和医学中的重要地位，并使人类对免疫系统和免疫功能开始有了全面的认识。分子生物学的兴起极大地推动了免疫学的发展，以分子免疫学为核心的多个免疫学分支学科的形成，推动了免疫学进入科学免疫学时期，抗体多样性和特异性的遗传学基础得到阐明，并促进了 T 细胞抗原受体的基因克隆。MHC 的基因结构以及编码的蛋白分子的结构和功能的阐明，不仅对深入了解免疫应答本质产生重大影响，而且推动了移植免疫的发展。细胞因子及其受体以及信号转导的研究成了现代免疫学重要的研究领域。免疫学在 21 世纪的生命科学和医学发展中，必将扮演更加重要的角色。

同步练习

一、选择题

1. 免疫的现代概念是（　　）
　　A. 机体抗感染的防御功能
　　B. 机体清除自身损伤、衰老细胞的一种功能
　　C. 机体排除抗原性异物的功能，对机体都是有利的
　　D. 机体消除和杀灭自身突变的细胞
　　E. 机体识别和排除抗原性物质的功能

2. 免疫监视功能低下的后果是（　　）
　　A. 易发生肿瘤　　　　　B. 易发生超敏反应　　　　C. 易发生感染
　　D. 易发生自身免疫病　　E. 易发生免疫耐受

3. 用无毒力牛痘苗接种来预防天花的第一个医师是（　　）
　　A. Koch　　　　　　　　B. Jenner　　　　　　　　C. Pasteur
　　D. VonBehring　　　　　E. Bordet

4. 机体免疫系统识别和清除突变的细胞的功能称为（　　）
　　A. 免疫监视　　　　　　B. 免疫自稳　　　　　　　C. 免疫耐受
　　D. 免疫防御　　　　　　E. 免疫识别

5. 机体抵抗病原微生物感染的功能称为（　　）
　　A. 免疫监视　　　　　　B. 免疫自稳　　　　　　　C. 免疫耐受
　　D. 免疫防御　　　　　　E. 免疫识别

6. 既参与固有性免疫应答又参与适应性免疫应答的成分有（　　　）
　　A. 巨噬细胞　　　　　　　　B. B 细胞　　　　　　　　C. T 细胞
　　D. 中性粒细胞　　　　　　　E. 浆细胞

7. 最早提出克隆选择学说的科学家是（　　　）
　　A. Burnet　　　　　　　　　B. Border　　　　　　　　C. Porter
　　D. Jenner　　　　　　　　　E. Pasteur

8. 免疫防御功能低下的机体易发生（　　　）
　　A. 肿瘤　　　　　　　　　　B. 超敏反应　　　　　　　C. 移植排斥反应
　　D. 反复感染　　　　　　　　E. 免疫增生病

9. 最早用人痘接种预防天花的国家是（　　　）
　　A. 中国　　　　　　　　　　B. 美国　　　　　　　　　C. 日本
　　D. 俄罗斯　　　　　　　　　E. 英国

二、名词解释

1. 医学免疫学　2. 免疫　3. 免疫防御　4. 免疫监视　5. 免疫自稳　6. 免疫应答

三、问答题

1. 简述免疫应答的种类及其特点。

2. 试述 Jenner 发明牛痘苗预防天花的重大意义。

3. 展望免疫学在 21 世纪生命科学和医学中的作用和地位。

参考答案

一、选择题

1. E　2. A　3. B　4. A　5. D　6. A　7. A　8. D
9. A

二、名词解释

1. 医学免疫学：研究人体免疫系统的结构和功能的科学，该学科重点阐明免疫系统识别抗原和危险信号后发生免疫应答及其清除抗原的规律，探讨免疫功能异常所致疾病及其发生机制，为这些疾病的诊断、预防和治疗提供理论基础和技术方法。

2. 免疫：机体识别和清除外来入侵抗原及体内突变或衰老细胞并维持机体内环境稳定的功能的总称。

3. 免疫防御：防止外界病原体的入侵及清除已入侵病原体及其他有害物质。这种能力低下时机体易出现免疫缺陷病，而过高时易出现超敏反应性组织损伤。

4. 免疫监视：随时发现和清除体内出现的"非己"成分，如由基因突变而产生的肿瘤细胞以及衰老、死亡细胞。一旦功能低下，宿主易患恶性肿瘤。

5. 免疫自稳：通过自身免疫耐受和免疫调节两种主要的机制来达到机体内环境的稳定。这种自身稳定功能失调时易导致某些生理平衡的紊乱或者自身免疫病。

6. 免疫应答：指免疫系统识别和清除"非己"物质的整个过程。

三、问答题

1. 答：免疫应答是指免疫系统识别和清除"非己"物质的整个过程，可分为固有免疫和适应性免疫两大类。与固有免疫相比，适应性免疫有三个主要特点，即特异性、耐受性、记忆性。

2. 答：公元 18 世纪后叶，英国医生 Edward Jenner 观察到挤牛奶女工因接触患有牛痘的牛后，可被传染并在其手臂上长出类似牛痘的疱疹，这些得过牛痘的女工却不会得天花。他意识到人工接种"牛痘"可能会预防天花，并在一名 8 岁的男孩身上进行了接种"牛痘"预防天花的试验，取得了成功。1798 年 Jenner 发表了"vaccination"的论文（"vacca"在拉丁语中是牛的意思，意为接种牛痘），开创了人工自动免疫的先河。人类经过将近 180 年的努力，于 1980

年世界卫生组织(WHO)庄严宣布，全球已经消灭了天花，这是一个具有划时代意义的伟大事件。

3. 答：人类基因组计划的完成为人类功能基因组计划的开展奠定了基础。功能基因组计划、蛋白质组学计划引领着 21 世纪生命科学的发展。分子生物学、发育生物学、细胞生物学、神经科学与免疫学学科相互融合，极大地促进了生命科学和医学的发展。人口与健康的问题，应对公共卫生突发事件和反恐斗争也日益得到重视。免疫学在 21 世纪的生命科学和医学发展中，必将扮演更加重要的角色，也将为人类疾病的诊断、预防和治疗做出更大的贡献。

(陈水亲)

第二章 免疫器官和组织

📔 **学习目标**

1. **掌握** 免疫系统的组成，掌握中枢及外周免疫器官的功能及特点。
2. **熟悉** 淋巴细胞归巢与再循环。
3. **了解** 造血干细胞及其分化。

📝 **内容精讲**

免疫系统是由免疫器官和组织、免疫细胞（如淋巴细胞、树突状细胞、NK 细胞、单核-巨噬细胞、粒细胞、肥大细胞等）及免疫分子（如免疫球蛋白、补体、各种膜分子及细胞因子等）组成，其作用是执行免疫功能。

免疫器官按功能不同，可分为中枢免疫器官和外周免疫器官，二者通过血液循环及淋巴循环相互联系并构成免疫系统的完整网络。

免疫组织又称为淋巴组织，在人体广泛分布，其中胃肠道、呼吸道、泌尿生殖道等黏膜下含有大量弥散淋巴组织和淋巴小结，在黏膜抗感染免疫中发挥主要作用。

第一节 中枢免疫器官

中枢免疫器官或称初级淋巴器官，是免疫细胞发生、分化、发育和成熟的场所。人或其他哺乳类动物的中枢免疫器官包括骨髓和胸腺。

一、骨髓

骨髓（bone marrow）是各类血细胞（包括免疫细胞）的发源地，也是人类和哺乳 B 细胞发育成熟的场所。

（一）骨髓的结构和细胞组成

骨髓位于骨髓腔中，分为红骨髓和黄骨髓。红骨髓具有活跃的造血功能，由造血组织和血窦构成。造血组织主要由基质细胞和造血细胞组成。基质细胞包括网状细胞、成纤维细胞、血管内皮细胞、巨噬细胞等，由基质细胞及其所分泌的多种细胞因子（IL-3、IL-4、IL-6、IL-7、SCF、GM-CSF 等）与细胞外基质共同构成了造血细胞赖以分化发育的环境，称为造血诱导微环境（hemopoietic inductive microenvironment，HIM）。

骨髓中的造血干细胞（hematopoietic stem cell，HSC）是具有高度自我更新能力和多能分化潜能的造血前体细胞，体内血细胞均由其分化而来。人造血干细胞的主要表面标记为 CD34 和 ckit（CD117），不表达谱系（lineage）特异性标志。

（二）骨髓的功能

1. 各类血细胞和免疫细胞发生的场所 在骨髓造血诱导微环境中，HSC 最初分化为定向干细胞，包括髓样干细胞（myeloid stem cell）和淋巴样干细胞（lymphoid stem cell），前者进一步分化成熟为粒细胞、单核细胞、树突状细胞、红细胞和血小板；后者则发育为各种淋巴细胞（T细胞、B细胞、NK细胞）的前体细胞。

2. B细胞和NK细胞分化成熟的场所　在骨髓中产生的各种淋巴细胞的祖细胞及前体细胞，一部分随血流进入胸腺，发育为成熟T细胞；另一部分则在骨髓内继续分化为成熟B细胞或自然杀伤细胞（NK细胞）。成熟的B细胞和NK细胞随血液循环迁移并定居于外周免疫器官。

3. 体液免疫应答发生的场所　骨髓是发生再次体液免疫应答的主要部位。记忆性B细胞在外周免疫器官受抗原刺激后被活化，随后可经淋巴液和血液返回骨髓，在骨髓中分化成熟为浆细胞，产生大量抗体（主要为IgG），并释放至血液循环。在脾脏和淋巴结等外周免疫器官所发生的再次免疫应答，其抗体产生速度快，但持续时间相对较短；而在骨髓所发生的再次免疫应答，则持久地产生大量抗体，成为血清抗体的主要来源。因此，在这点意义上说，骨髓既是中枢免疫器官，又是外周免疫器官。

骨髓功能缺陷时，不仅会严重损害机体的造血功能，而且将导致严重的细胞免疫和体液免疫功能缺陷。如大剂量放射线照射可使机体的造血功能和免疫功能同时受到抑制或丧失，这时只有植入正常骨髓才能重建造血和免疫功能。另外，利用免疫重建，将免疫功能正常个体的造血干细胞或淋巴干细胞移植给免疫缺陷个体，使后者的造血功能和免疫功能全部或部分得到恢复，可用于治疗免疫缺陷病和白血病等。

二、胸腺

胸腺（thymus）是T细胞分化、发育、成熟的场所。老年期胸腺明显缩小，皮质和髓质被脂肪组织取代，胸腺微环境改变，T细胞发育成熟减弱，导致老年个体免疫功能减退。

（一）胸腺的结构和细胞组成

胸腺由胸腺细胞和胸腺基质细胞（thymus stromal cell，TSC）组成。胸腺细胞是处于不同分化阶段的T细胞。TSC包括胸腺上皮细胞（thymus epithelial cell，TEC）、巨噬细胞（macrophage，Mφ）和树突状细胞（dendritic cell，DC）和成纤维细胞等。胸腺上皮细胞呈星形，其突起相互连接面网状，间隙中充满胸腺细胞和少量Mφ等。

1. 皮质　胸腺皮质分为浅皮质区（outer cortex）和深皮质区（inter cortex）。皮质内85%～90%的细胞为未成熟T细胞（即胸腺细胞），并含有TEC、Mφ和DC等。胸腺浅皮质区内的胸腺上皮细胞可包绕胸腺细胞，称为胸腺抚育细胞（thymic nursing cell），可产生某些促进胸腺细胞分化发育的激素和细胞因子。深皮质区内主要为体积较小的皮质胸腺细胞。

2. 髓质　髓质内含有大量胸腺上皮细胞和疏散分布的较成熟的胸腺细胞、Mφ和DC。髓质内常见哈氏小体（Hassall's corpuscle），也称胸腺小体（thymic corpuscle），由聚集的上皮细胞呈同心圆状包绕排列而成，是胸腺结构的重要特征。哈氏小体在胸腺发生炎症或肿瘤时消失。

（二）胸腺微环境

胸腺微环境（thymic microenvironment）主要由胸腺基质细胞、细胞外基质及局部活性因子组成，是决定T细胞分化、增殖和选择性发育的重要条件。胸腺上皮细胞是胸腺微环境最重要的组分，其以两种方式影响胸腺细胞的分化、发育。

1. 分泌细胞因子和胸腺肽类分子　胸腺上皮细胞可产生SCF、IL-1、IL-2、IL-6、IL-7、TNF-α、GM-CSF和趋化因子等多种细胞因子，这些细胞因子通过与胸腺细胞表面相应的一些因子受体结合，调节胸腺细胞的发育和细胞间相互作用。胸腺上皮细胞分泌的胸腺肽类分子包括胸腺素（thymosin）、胸腺肽（thymulin）、胸腺生成素（thymopoietin，TP）等，具有促进胸腺细胞增殖、分化和发育等功能。

2. 细胞-细胞间相互接触 胸腺上皮细胞与胸腺细胞间可通过细胞表面分子的相互作用，诱导和促进胸腺细胞的分化、发育和成熟。

细胞外基质（extracellular matrix）也是胸腺微环境的重要组成部分，包括多种胶原、网状纤维蛋白、葡萄糖胺聚糖等。它们可促进上皮细胞与胸腺细胞接触，并促进胸腺细胞在胸腺内移行和成熟。

（三）胸腺的功能

1. T 细胞分化、成熟的场所 胸腺是 T 细胞发育的主要场所。从骨髓迁入到胸腺的 T 细胞前体（胸腺细胞）循被膜下→皮质→髓质移行，在独特的胸腺微环境作用下，经过复杂的选择性发育过程，约 90% 以上的胸腺细胞凋亡，少部分胸腺细胞获得 MHC 限制性和自身免疫耐受，发育成熟为初始 T 细胞（naive T cell）进入血循环，离开胸腺经血循环至外周淋巴器官。若胸腺发育不全或缺失，可导致 T 细胞缺乏和细胞免疫功能缺陷。

2. 免疫调节作用 胸腺基质细胞所产生的多种细胞因子和胸腺肽类分子，不仅能促进胸腺细胞的分化发育，对外周免疫器官和免疫细胞也具有调节作用。

3. 自身耐受的建立与维持 T 细胞在胸腺微环境发育过程中，自身反应性 T 细胞通过抗原受体（TCR）与胸腺基质细胞表面表达的自身抗原肽-MHC 复合物呈高亲和力结合，引发阴性选择，启动细胞程序性死亡，导致自身反应性 T 细胞克隆消除，形成自身耐受。若胸腺基质细胞缺陷，阴性选择机制发生障碍，出生后易患自身免疫病。

第二节 外周免疫器官和组织

外周免疫器官（peripheral immune organ）或称次级淋巴器官（secondary lymphoid organ），是成熟淋巴细胞（T 细胞、B 细胞）定居的场所，也是这些淋巴细胞针对外来抗原刺激后启动初次免疫应答的主要部位。外周免疫器官包括淋巴结、脾和黏膜相关淋巴组织等。

一、淋巴结

淋巴结（lymph node）是结构最完备的外周免疫器官，广泛分布于全身非黏膜部位的淋巴通道汇集处。身体浅表部位的淋巴结常位于凹陷隐蔽处（如颈部、腋窝、腹股沟等）；内脏的淋巴结多成群存在于器官门附近，沿血管干排列，如肺门淋巴结。这些部位都是易受病原微生物和其他抗原性异物侵入的部位。

（一）淋巴结的结构

淋巴结（lymph node）实质分为皮质区和髓质区两个部分。

1. 皮质区 皮质区分为浅皮质区和深皮质区。靠近被膜下为浅皮质区，是 B 细胞定居的场所，称为非胸腺依赖区（thymus-independent area）。在该区内，大量 B 细胞与巨噬细胞、滤泡树突状细胞（follicular dendritic cell，FDC）聚集并形成初级淋巴滤泡（primary lymphoid follicle），或称淋巴小结（lymph nodule），主要含静止的初始 B 细胞；受抗原刺激后，淋巴滤泡内出现生发中心（germinal center，GC），称为次级淋巴滤泡（secondary lymphoid follicle），内含大量增殖分化的 B 淋巴母细胞，后者可向内转移至淋巴结中心部髓质区，分化为浆细胞并产生抗体。

浅皮质区与髓质区之间的深皮质区又称副皮质区（paracortex area），是 T 细胞定居的场所，称为胸腺依赖区（thymus-dependent area）。副皮质区含有部分自组织迁移而来的 DC。这些 DC

表达高水平 MHC Ⅱ 类分子，是 DC 提呈抗原肽给 Th 细胞的重要分子。副皮质区有许多由内皮细胞组成的毛细血管后微静脉（post-capillary venule，PCV），也称高内皮微静脉（high endothelial venule，HEV），在淋巴细胞再循环中起主要作用，随血流来的淋巴细胞由此部位进入淋巴结。

2. 髓质区 髓质区由髓索和髓窦组成。髓索由致密聚集的淋巴细胞组成，主要为 B 细胞和浆细胞，也含部分 T 细胞及 Mφ。髓窦内富含 Mφ，有较强的滤过作用。

（二）淋巴结的功能

1. T 细胞和 B 细胞定居的场所 淋巴结是成熟 T 细胞和 B 细胞的主要定居部位。其中，T 细胞约占淋巴结内淋巴细胞总数的 75%，B 细胞约占 25%。

2. 免疫应答发生的场所 抗原通过淋巴液进入局部引流淋巴结，被副皮质区的 DC 捕获、处理，并提呈给 Th 细胞，使其活化、增殖、分化为效应 T 细胞。淋巴结中的 B 细胞的活化首先发生在富含 T 细胞的副皮质区，部分 B 细胞识别抗原，通过 T-B 细胞的协同作用，B 细胞增殖、分化为浆细胞，并分泌抗体。小部分 B 细胞和 Th 细胞迁移至皮质初级淋巴滤泡，通过 FDC、B 细胞和 T 细胞的相互作用，B 细胞大量增殖形成生发中心。在生发中心产生的浆细胞，部分迁移至髓质区，而大部分则经输出淋巴管，经胸导管进入血流，迁移至骨髓，成为再次免疫应答时抗体的主要来源。效应 T 细胞除在淋巴结内发挥免疫效应外，更主要的是，随输出淋巴管，经胸导管进入血流，再分布至全身，发挥免疫应答效应。

3. 参与淋巴细胞再循环 淋巴结深质区的 HEV 在淋巴细胞再循环中起重要作用。来自血液循环的淋巴细胞穿过 HEV 进入淋巴结实质，然后通过输出淋巴管汇入胸导管，最终经左锁骨下静脉返回血液循环。

4. 过滤作用 侵入机体的病原微生物、毒素或其他有害异物，通常随组织淋巴液进入局部引流淋巴结。淋巴液在淋巴窦中缓慢移动，有利于窦内 Mφ 吞噬、清除抗原性异物，从而发挥过滤作用。

二、脾

脾（spleen）是胚胎时期的造血器官，自骨髓开始造血后，脾演变成人体最大的外周免疫器官。

（一）脾的结构

脾外层为结缔组织被膜，被膜向脾内伸展形成若干小梁。脾实质可分为白髓和红髓。

1. 白髓 白髓（white pulp）为密集的淋巴组织，由围绕中央动脉而分布的动脉周围淋巴鞘、淋巴小结和边缘区组成。脾动脉入脾后，分支随小梁走行，称小梁动脉（trabecular artery）。小梁动脉分支进入脾实质，称为中央动脉。中央动脉周围有厚层弥散淋巴组织，称为动脉周围淋巴鞘（periarteriolar lymphoid sheaths，PALS），主要由密集的 T 细胞构成，也含有少量 DC 及 Mφ，为 T 细胞区。在 PALS 的旁侧有淋巴小结，又称脾小结（splenic nodule），为 B 细胞区，内含大量 B 细胞及少量 Mφ 和 FDC。未受抗原刺激时为初级淋巴滤泡，受抗原刺激后中央部出现生发中心，为次级淋巴滤泡。

白髓与红髓交界的狭窄区域为边缘区（marginal zone），内含 T 细胞、B 细胞和较多 Mφ。中央动脉的侧支末端在此处膨大形成边缘窦（marginal sinus），内含少量血细胞。边缘窦内皮细胞之间存在间隙，血细胞可经该间隙不断地进入边缘区的淋巴组织内，是淋巴细胞由血液进入淋巴组织的重要通道。T 细胞经边缘窦迁入 PALS，而 B 细胞则迁入脾小结、脾索或脾血窦。白髓内的淋巴细胞也可进入边缘窦，参与淋巴细胞再循环。

2. 红髓 红髓分布于被膜下、小梁周围及白髓边缘区外侧的广大区域，由脾索和脾血窦 (splenic sinus) 组成。脾索为索条状组织，主要含 B 细胞、浆细胞、Mφ 和 DC。脾索之间为脾血窦，其内充满血液。脾索和脾血窦中的 Mφ 能吞噬和清除衰老的血细胞、抗原抗体复合物或其他异物，并具有抗原提呈作用。

（二）脾的功能

1. T 细胞和 B 细胞定居的场所 脾是各种成熟淋巴细胞定居的场所。其中，B 细胞约占脾淋巴细胞总数的 60%，T 细胞约占 40%。

2. 免疫应答发生的场所 脾是机体对血源性抗原产生免疫应答的主要场所。血液中的病原体等抗原性异物经血液循环进入脾脏，可刺激 T 细胞、B 细胞活化、增殖，产生效应 T 细胞和浆细胞，并分泌抗体，发挥免疫效应。脾是体内产生抗体的主要器官，在机体的防御、免疫应答中具有重要地位。

3. 合成生物活性物质 脾可合成并分泌某些重要生物活性物质，如某些补体成分等。

4. 过滤作用 体内约 90% 的循环血液要流经脾脏，脾内的 Mφ 和树突状细胞均有较强的吞噬作用，可清除血液中的病原体、衰老的红细胞和白细胞、免疫复合物以及其他异物，从而发挥过滤作用，使血液得到净化。

三、 黏膜相关淋巴组织

黏膜相关淋巴组织（mucosal-associated lymphoid tissue，MALT）亦称黏膜免疫系统（mucosal immune system，MIS），主要指呼吸道、胃肠道及泌尿生殖道黏膜固有层和上皮细胞下散在的无被膜淋巴组织，以及带有生发中心的器官化的淋巴组织，如扁桃体、小肠的派氏集合淋巴结（Peyer's patches，PP）及阑尾等，是发生黏膜免疫应答的主要部位。

黏膜是病原体等抗原性异物入侵机体的主要部位，人体黏膜表面积约 400m²，机体近 50% 的淋巴组织分布于黏膜系统，故 MALT 构成了人体重要的防御屏障。

（一）MALT 的组成

MALT 主要包括肠相关淋巴组织、鼻相关淋巴组织和支气管相关淋巴组织等。

1. 肠相关淋巴组织 肠相关淋巴组织（gut-associated lymphoid tissue，GALT）是位于肠黏膜下的淋巴组织——上 PP、阑尾、孤立淋巴滤泡、上皮内淋巴细胞及固有层中弥散分布的淋巴细胞组成，主要作用是抵御侵入肠道的病原微生物感染。

GALT 中的 PP 和上皮内淋巴细胞在摄取肠道抗原及黏膜免疫应答中发挥重要作用。

（1）M 细胞 一种特化的抗原转运细胞（specialized antigen transporting cell），其顶部胞质较薄，细胞核位于基底部，细胞基底部质膜内陷形成一个较大的穹隆状凹腔，内含 T 细胞、B 细胞、Mφ 和 DC。M 细胞可通过吸附、胞饮和内吞等方式摄取肠腔内抗原性异物，并以囊泡形式转运给凹腔内的 Mf 或 DC，再由它们将抗原提呈给淋巴细胞，从而启动肠道黏膜免疫应答。

（2）上皮内淋巴细胞（intraepithelial lymphocyte，IEL） 位于肠黏膜上皮细胞之间，主要为 T 细胞。其中约 40% 的 IEL 为 αβ⁺ T 细胞，约 60% 的 IEL 为 γδ⁺ T 细胞。IEL 在免疫监视和细胞介导的黏膜免疫中具有重要作用。

2. 鼻相关淋巴组织 鼻相关淋巴组织（nasal-associated lymphoid tissue，NALT）包括咽扁桃体、腭扁桃体、舌扁桃体及鼻后部其他淋巴组织，它们共同组成韦氏环（Waldeyer's ring），其主要作用是抵御经空气传播的病原微生物的感染。NALT 与淋巴结的结构相似，由淋巴小结及弥散的淋巴组织组成。NALT 表面覆盖有上皮细胞，但无结缔组织被膜，也无输入淋巴管。抗原和异物陷入淋巴上皮隐窝中，然后被送至淋巴小结。淋巴小结主要由 B 细胞组成，受抗原刺激后增殖，形成生发中心。

3. 支气管相关淋巴组织 支气管相关淋巴组织（bronchial-associated tissue，BALT）主要分布于各肺叶的支气管上皮下，其结构与派氏集合淋巴结相似，滤泡中的淋巴细胞受抗原刺激后增殖，形成生发中心，其中主要是 B 细胞。

（二）MALT 的功能及其特点

1. 行使黏膜局部免疫应答 MALT 在肠道、呼吸道及泌尿生殖道黏膜构成了一道免疫屏障，是参与局部特异性免疫应答的主要部位，在黏膜局部抗感染免疫防御中发挥关键作用。MALT 与肠道正常菌群相互作用，对维持生理状态下的肠道自稳有重要意义。

2. 产生分泌型 IgA MALT 中的 B 细胞多为产生分泌型 IgA（SIgA）的 B 细胞，这是因为表达 IgA 的 B 细胞可趋向定居于派氏集合淋巴结和固有层淋巴组织；另外，与淋巴结和脾相比，派氏集合淋巴结含有更多可产生大量 IL-5 的 Th2 细胞，而 IL-5 可促进 B 细胞分化并产生 IgA。SIgA 经黏膜上皮细胞分泌到肠黏膜表面，成为肠道局部黏膜免疫的主要效应分子。在肠道黏膜淋巴组织中产生的部分幼浆细胞（proplasmacyte）可经血液循环进入唾液腺、呼吸道边黏膜、女性生殖道边黏膜和乳腺等部位，产生 SIgA，发挥相似的免疫作用，使肠道免疫成为全身免疫的一部分。

第三节 淋巴细胞归巢与再循环

淋巴细胞归巢（lymphocyte homing）指血液中淋巴细胞选择性趋向迁移并定居于外周免疫器官的特定区域或特定组织的过程。淋巴细胞表面不同的黏附分子（又称归巢受体，homing receptor）与特定组织 HEV 表面的黏附分子（又称地址素，addressin）的相互作用决定该细胞的去向（黏膜、皮肤或炎症部位等）。例如，产生 SIgA 的 B 细胞可定向分布于 MALT。

淋巴细胞再循环（lymphocyte recirculation）指定居在外周免疫器官的淋巴细胞，由输出淋巴管经淋巴干、胸导管或右淋巴导管进入血液循环，经血液循环到达外周免疫器官后，穿越 HEV，重新分布于全身淋巴器官和组织的反复循环过程。参与再循环的淋巴细胞主要是 T 细胞，约占 80% 以上，其次为 B 细胞。

淋巴细胞再循环的生物学意义在于：使体内淋巴细胞在外周免疫器官和组织的分布更趋合理，有助于增强整个机体的免疫功能；增加淋巴细胞与抗原及抗原提呈细胞（antigen presenting cell，APC）接触的机会，有利于适应性免疫应答的产生；使机体所有免疫器官和组织联系成为一个有机的整体，并将免疫信息传递给全身各处的淋巴细胞和其他免疫细胞，有利于动员各种免疫细胞和效应细胞迁移至病原体、肿瘤或其他抗原性异物所在部位，从而发挥免疫效应。因此，淋巴细胞再循环是维持机体正常免疫应答并发挥免疫功能的必要条件。

➤➤ **同步练习** ➤➤

一、选择题

1. 中枢免疫器官与外周免疫器官的区别是（　　　）

A. 中枢免疫器官是 T 细胞分化成熟的部位

B. 外周免疫器官是 B 细胞分化成熟的场所

C. 中枢免疫器官是免疫细胞分化成熟的部位，而外周免疫器官是免疫细胞分布、定居及发生免疫应答的场所

D. 外周免疫器官是 T 细胞分化成熟的场所

E. 中枢免疫器官是 B 细胞分化成熟的场所

2. 人类的中枢免疫器官是（　　）

    A. 淋巴结和脾脏　　　　　　B. 胸腺和骨髓　　　　　　C. 淋巴结和胸腺

    D. 骨髓和黏膜相关淋巴组织　E. 淋巴结和骨髓

3. T 细胞分化成熟的场所是（　　）

    A. 骨髓　　　　　　　　　　B. 法氏囊　　　　　　　　C. 脾脏

    D. 胸腺　　　　　　　　　　E. 淋巴结

4. 人类 B 细胞分化成熟的场所是（　　）

    A. 骨髓　　　　　　　　　　B. 腔上囊　　　　　　　　C. 脾脏

    D. 胸腺　　　　　　　　　　E. 淋巴结

5. T 细胞主要位于外周淋巴组织中的（　　）

    A. 淋巴小结　　　　　　　　B. 脾小结　　　　　　　　C. 脾脏红髓

    D. 胸腺皮质　　　　　　　　E. 脾脏中央动脉周围淋巴鞘

6. 人类最大的免疫器官是（　　）

    A. 骨髓　　　　　　　　　　B. 胰腺　　　　　　　　　C. 脾

    D. 胸腺　　　　　　　　　　E. 淋巴结

7. 实验动物新生期切除胸腺后（　　）

    A. 细胞免疫功能正常，体液免疫功能受损

    B. 细胞免疫功能受损，体液免疫功能正常

    C. 细胞免疫功能受损，体液免疫功能缺乏

    D. 细胞免疫功能正常，体液免疫功能正常

    E. 细胞免疫功能缺乏，体液免疫功能受损

8. 脾和淋巴结生发中心主要由哪类细胞聚积形成（　　）

    A. T 淋巴细胞　　　　　　　B. B 淋巴细胞　　　　　　C. 粒细胞

    D. 巨噬细胞　　　　　　　　E. NK 细胞

9. 免疫系统的组成是（　　）

    A. 中枢免疫器官和外周免疫器官

    B. 中枢免疫器官、免疫细胞和黏膜免疫系统

    C. T 淋巴细胞和 B 淋巴细胞

    D. 免疫器官和组织、免疫细胞及免疫分子

    E. 胸腺和骨髓

10. 淋巴结的功能不包括（　　）

    A. T 细胞进行阴性选择的场所　　　B. 免疫细胞定居的场所

    C. 产生初次免疫应答的场所　　　　D. 清除异物

    E. 参与淋巴细胞的再循环

二、名词解释

1. 免疫细胞　2. 淋巴细胞归巢　3. MALT

三、问答题

1. 简述免疫器官的组成及其在免疫中的主要作用。
2. 什么是淋巴细胞再循环？有何生物学意义？

参考答案

一、选择题

1. C　2. B　3. D　4. A　5. E　6. C　7. E　8. B
9. D　10. A

二、名词解释

1. 免疫细胞：参与免疫应答或与免疫应答有关的细胞，如 T 细胞、B 细胞、单核巨噬细胞等。

2. 淋巴细胞归巢：指血液中淋巴细胞选择性趋向迁移并定居于外周免疫器官的特定区域或特定组织的过程。

3. MALT：即黏膜相关淋巴组织，亦称黏膜免疫系统(MIS)。主要指呼吸道、胃肠道及泌尿生殖道黏膜固有层和上皮细胞下散在的无被膜淋巴组织，以及带有生发中心的器官化的淋巴组织，如扁桃体、小肠的派尔集合淋巴结及阑尾等，是发生黏膜免疫应答的主要部位。

三、问答题

1. 答：免疫器官根据功能分中枢免疫器官和外周免疫器官；中枢免疫器官是免疫细胞发生、分化、发育和成熟的场所，人和其他哺乳类动物的中枢免疫器官有骨髓和胸腺；外周免疫器官是成熟淋巴细胞定居和发生免疫应答的场所，主要包括淋巴结、脾和黏膜相关淋巴组织。

2. 答：淋巴细胞再循环指定居在外周免疫器官的淋巴细胞，由输出淋巴管经淋巴干、胸导管或右淋巴导管进入血液循环，经血液循环到达外周免疫器官后，穿越 HEV，重新分布于全身淋巴器官和组织的反复循环过程。参与再循环的淋巴细胞主要是 T 细胞，约占 80% 以上，其次为 B 细胞。

淋巴细胞再循环的生物学意义在于：使体内淋巴细胞在外周免疫器官和组织的分布更趋合理，有助于增强整个机体的免疫功能；增加淋巴细胞与抗原及抗原提呈细胞(APC)接触的机会，有利于适应性免疫应答的产生；使机体所有免疫器官和组织联系成为一个有机的整体，并将免疫信息传递给全身各处的淋巴细胞和其他免疫细胞，有利于动员各种免疫细胞和效应细胞迁移至病原体、肿瘤或其他抗原性异物所在部位，从而发挥免疫效应。因此，淋巴细胞再循环是维持机体正常免疫应答并发挥免疫功能的必要条件。

(陈水亲)

第三章 抗原

📖 **学习目标**

1. **掌握** 抗原的基本特性(免疫原性与免疫反应性)、决定抗原特异性的分子结构基础(抗原表位)、半抗原。
2. **熟悉** 共同抗原表位、交叉反应、TD抗原、TI抗原、异嗜性抗原、同种异型抗原、独特型抗原、自身抗原、超抗原、佐剂、丝裂原的概念。
3. **了解** 抗原分子的理化与结构性质对于抗原免疫原性的影响。

 内容精讲

第一节　抗原的性质与分子结构基础

抗原（antigen，Ag）是指所有能激活和诱导免疫应答的物质，通常指能被 T 细胞、B 细胞表面特异性抗原受体（TCR 或 BCR）识别及结合，激活 T 细胞、B 细胞增殖、分化，产生免疫应答效应产物（特异性淋巴细胞或抗体），并与效应产物结合，进而发挥适应性免疫应答效应的物质。

一、抗原的基本特性：免疫原性与免疫反应性

抗原一般具备两个重要特性：一是免疫原性（immunogenicity）；二是免疫反应性（immunoreactivity）。免疫原性指抗原被 TCR 或 BCR 识别及结合，诱导机体产生适应性免疫应答的能力。免疫反应性指抗原与其所诱导产生的免疫应答效应物质（活化的 T/B 细胞或抗体）特异性结合的能力。同时具有免疫原性和免疫反应性的物质称免疫原（immunogen），又称完全抗原（complete antigen），即通常所称的抗原；仅具备免疫反应性的物质，称为不完全抗原（incomplete antigen），又称半抗原（hapten），但当其与大分子蛋白质或非抗原性的多聚赖氨酸等载体交联或结合后可获得免疫原性，能诱导免疫应答成为完全抗原。

二、适应性免疫应答的抗原特异性

某一特定抗原只能刺激机体产生针对该抗原的活化 T/B 细胞或抗体，且仅能与该淋巴细胞或抗体发生特异性结合。如乙型肝炎病毒表面抗原（HBsAg），能诱导机体产生 HBsAb 特异性抗体，该抗体仅与 HBsAg 特异性结合，不会与乙型肝炎病毒的其他抗原（如核心抗原）或其他病毒抗原发生结合。

三、决定抗原特异性的分子结构基础：抗原表位

决定抗原特异性的分子结构基础是存在于抗原分子中的抗原表位。

1. 抗原表位的概念　抗原分子中决定免疫应答特异性的特殊化学基团，称为抗原表位（antigen epitope），又称抗原决定基（antigenic determinant）。一个半抗原相当于一个抗原表位。天然抗原一般是大分子，含多种、多个抗原表位。

2. 抗原表位的类型　根据抗原表位的结构特点，可将其分为顺序表位（sequential epitope）

和构象表位（conformational epitope）。前者是由连续性线性排列的短肽构成，又称为线性表位（linear epitope）；后者指短肽或多糖残基在空间上形成特定的构象，又称为非线性表位（non-linear epitope）。

根据 T 细胞、B 细胞所识别的抗原表位的不同，将其分为 T 细胞表位和 B 细胞表位。表 3-1 是 T 细胞表位和 B 细胞表位特性之比较。

表 3-1 T 细胞表位与 B 细胞表位的特性比较

项目	T 细胞表位	B 细胞表位
识别表位受体	TCR	BCR
MHC 分子参与	必需	无需
表位性质	蛋白多肽	蛋白多肽、多糖、脂多糖、核酸等
表位大小	8～10 个氨基酸（CD8[+] T 细胞）	5～15 个氨基酸
	13～17 个氨基酸（CD4[+] T 细胞）	
表位类型	线性表位	构象表位或线性表位
表位位置	抗原分子任意部位	通常位于抗原分子表面

四、半抗原-载体效应

在人工抗原中，表位（半抗原）为简单的有机化学分子，与蛋白质载体偶联后，可诱导出抗半抗原抗体。在免疫应答中，B 细胞识别半抗原，并提呈载体中的抗原表位给 CD4[+] T 细胞，Th 细胞识别载体表位，这样载体就可把特异 T 细胞和 B 细胞连接起来（T-B 桥联），T 细胞才能激活 B 细胞。

五、共同抗原表位与交叉反应

不同抗原之间含有的相同或相似的抗原表位，称为共同抗原表位（common epitope），抗体或致敏淋巴细胞对具有相同和相似表位的不同抗原的反应，称为交叉反应（cross-reaction）。

第二节 影响抗原免疫原性的因素

多种因素影响机体对抗原免疫应答的类型及强度，但主要取决于抗原物质本身的性质及其与机体的相互作用。影响抗原诱导免疫应答的因素可概述为以下三个方面。

一、共同抗原表位与交叉反应抗原分子的理化与结构性质

1. 异物性 抗原与机体的亲缘越远，组织结构差异越大，免疫原性越强。

2. 化学属性 大分子有机物和蛋白质，免疫原性较强。

3. 分子量 抗原的分子量一般在 10 千道尔顿（kDa）以上，一般来说，抗原的分子量越大，含有抗原表位越多，结构越复杂，免疫原性越强。大于 100kDa 的为强抗原，小于 10kDa 的通常免疫原性较弱，甚至无免疫原性。

4. 分子结构 分子量大小并非决定免疫原性的绝对因素。明胶分子量为 100kDa，但免疫原性却很弱，原因在于明胶是由直链氨基酸组成，缺乏含苯环的氨基酸，稳定性差。如在明胶分子中接上 2% 的酪氨酸后，其免疫原性大大增强。胰岛素分子量仅 5.7kDa，但其序列中含芳香族氨基酸，其免疫原性较强。

5. 分子构象 构象表位是决定中和抗体诱生与否及抗体强度的关键表位。表位的性质、数目、位置和空间构象决定着抗原表位的特异性。

6. 易接近性 是指抗原表位能否被淋巴细胞抗原受体所接近的程度。抗原分子中氨基酸残基所处侧链位置的不同可影响抗原与淋巴细胞抗原受体的结合，从而影响抗原的免疫原性。

7. 物理性状 一般聚合状态的蛋白质较其单体有更强的免疫原性；颗粒性抗原的免疫原性强于可溶性抗原。因此常将免疫原性弱的物质吸附在某些大颗粒表面，可增强其免疫原性。

二、 宿主的特性

1. 遗传因素 MHC 基因呈高度多态性，从遗传上决定个体对抗原的应答与否及应答程度。

2. 年龄、性别与健康状态 幼/老年免疫应答弱；雌性诱导抗体能力强，自身免疫率增高。

三、 抗原进入机体的方式

过低、过高抗原量，静脉、口服免疫可诱导免疫耐受；皮内和皮下免疫易诱导免疫应答；佐剂显著改变免疫应答的强度和类型。

第三节 抗原的种类

抗原的种类繁多，可以从不同的角度对抗原进行分类。

一、 根据诱生抗体时是否需要 Th 细胞参与分类

1. 胸腺依赖性抗原（thymus dependent antigen，TD-Ag） 此类抗原刺激 B 细胞产生抗体时依赖于 T 细胞辅助，故又称 T 细胞依赖抗原。绝大多数蛋白质抗原如病原微生物、血细胞、血清蛋白等均属 TD-Ag。先天性胸腺缺陷和后天性 T 细胞功能缺陷的个体，TD-Ag 诱导机体产生抗体的能力明显低下。

2. 胸腺非依赖性抗原（thynus independent antigen，TI-Ag） 与 TD-Ag 不同，该类抗原刺激机体产生抗体时无需 T 细胞的辅助，又称 T 细胞非依赖性抗原。TI-Ag 可分为 TI-1 Ag 和 TI-2 Ag。TI-1 Ag 具有 B 细胞多克隆激活作用，如细菌脂多糖（LPS）等，成熟或未成熟 B 细胞均可对其产生应答；TI-2 Ag 如肺炎球菌荚膜多糖、聚合鞭毛素等，其表面含多个重复 B 表位，仅能刺激成熟 B 细胞。婴儿和新生动物 B 细胞发育不成熟，故对 TI-2 Ag 不应答或低应答，但对 TI-1 Ag 仍能应答。TD-Ag 与 TI-Ag 的特性比较详见表 3-2。

表 3-2 TD-Ag 与 TI-Ag 的特性比较

项目	TD-Ag	TI-Ag
结构特点	复杂,含多种表位	含单一表位
表位组成	B 细胞和 T 细胞表位	重复 B 细胞表位
T 细胞辅助	必需	无需
MHC 限制性	有	无
激活的 B 细胞	B2	B1
免疫应答类型	体液免疫和细胞免疫	体液免疫
抗体类型	IgM、IgG、IgA 等	IgM
免疫记忆	有	无

二、 根据抗原与机体的亲缘关系分类

1. 异嗜性抗原（heterophilic antigen） 人、动物及微生物等不同种属间的共同抗原。异嗜性抗原最初是由 Forssman 发现，故又名 Forssman 抗原。例如，溶血性链球菌的表面成分与人肾小球基底膜及心肌组织具有共同抗原存在，故在链球菌感染后，其刺激机体产生的抗体可与具有共同抗原的心、肾组织发生交叉反应，导致肾小球肾炎或心肌炎；大肠杆菌 014 型脂多糖与人结肠黏膜有共同抗原存在，有可能导致溃疡性结肠炎的发生。

2. 异种抗原（xenogenic antigen） 另一物种来源的抗原，如病原、异种器官移植物、马血清抗毒素。

3. 同种异型抗原（allogenic antigen） 指同一种属不同个体间所存在的抗原，亦称同种抗原或同种异体抗原。常见的人类同种异型抗原有血型（红细胞）抗原和组织相容性抗原（人主要为HLA）。

4. 自身抗原（autoantigen） 发生改变和修饰的自身组织抗原、外伤释放的免疫隔离抗原。

5. 独特型抗原（idiotypic antigen） TCR、BCR 或 Ig 的 V 区所具有的独特的氨基酸顺序和空间构型，可诱导自体产生相应的特异性抗体，这些独特的氨基酸序列所组成的抗原表位称为独特型（idiotype，Id），Id 所诱生的抗体（即抗抗体，或称 Ab2）称抗独特型抗体（AId）。

三、 根据抗原是否在抗原提呈细胞内合成分类

1. 内源性抗原（endogenous antigen） 指在抗原提呈细胞内新合成的抗原，如病毒感染细胞合成的病毒蛋白、肿瘤细胞内合成的肿瘤抗原等。此类抗原在细胞内加工处理为抗原短肽，与 MHC Ⅰ 类分子结合成复合物，可被 $CD8^+$ T 细胞的 TCR 识别。

2. 外源性抗原（exogenous antigen） 指并非由抗原提呈细胞（APC）合成，而是来源于 APC 外的抗原。进入 APC 的内体溶酶体被降解为抗原肽，与 MHC Ⅱ 类分子结合，激活 $CD4^+$ T 细胞。

四、 其他分类

除了上述常见的抗原分类外，还可根据抗原产生方式的不同，将其分为天然抗原和人工抗原；根据其物理性状的不同，分为颗粒性抗原和可溶性抗原；根据抗原的化学性质，可分为蛋白质抗原、多糖抗原及多肽抗原等；根据抗原诱导不同的免疫应答，可分为移植抗原、肿瘤抗原、变应原、过敏原和耐受原等。

第四节 非特异性免疫刺激剂

一、 超抗原

普通蛋白质抗原可激活机体总 T 细胞库中万分之一至百万分之一的 T 细胞。然而，某些抗原物质，只需要极低浓度（1～10ng/ml）即可激活 2%～20% T 细胞克隆，产生极强的免疫应答，这类抗原称为超抗原（super antigen，SAg），其主要特性如表 3-3 所示。

表 3-3 超抗原与普通抗原的比较

项目	超抗原	普通抗原
化学性质	细菌外毒素、逆转录病毒蛋白等	普通蛋白质、多糖等
MHC 结合部位	抗原结合槽外部	抗原结合槽内部（其氨基酸序列具高度多态性）
TCR 结合部位	Vβ 链 CDR3 外侧区域	Vα、Jα 及 Vβ、Dβ、Jβ
MHC 限制性	无	有
应答特点	直接激活大量 T 细胞	APC 加工后激活特异性 T 细胞
反应细胞	$CD4^+$ T 细胞	T 细胞、B 细胞
T 细胞库反应频率	1/50～1/5	$1/10^6$～$1/10^4$

超抗原为什么能够非特异性激活如此多量的 T 细胞克隆？这与其激活 TCR 的独特方式相关。与

普通蛋白质抗原不同，SAg 的一端可直接与 TCR 的 Vβ 链 CDR3 外侧区域结合，以完整蛋白的形式激活 T 细胞，另一端则与抗原提呈细胞表面的 MHC Ⅱ类分子的抗原结合槽外部结合，因而 SAg 不涉及 Vβ 的 CDR3 及 TCRα 的识别，也不受 MHC 的限制。SAg 所诱导的 T 细胞应答，其效应并非针对超抗原本身，而是通过分泌大量的细胞因子参与某些病理生理过程的发生与发展。

二、 佐剂

预先或与抗原同时注入体内，可增强机体对该抗原的免疫应答或改变免疫应答类型的非特异性免疫增强性物质，称为佐剂（adjuvant）。佐剂的种类很多：生物性的如卡介苗（BCG）、短小棒状杆菌（CP）、脂多糖（LPS）和细胞因子（如 GM-CSF）；无机化合物如氢氧化铝 $[Al(OH)_3]$；人工合成的双链多聚肌苷酸如胞苷酸（poly Ⅰ：C）和双链多聚腺苷酸：尿苷酸（poly A：U）；矿物油等。

佐剂作用的主要机制有：①改变抗原物理性状，延缓抗原降解和排除，延长抗原在体内潴留时间；②刺激单核-巨噬细胞系统，增强其对抗原的处理和提呈能力；③刺激淋巴细胞的增殖分化，从而增强和扩大免疫应答的能力。

由于佐剂具有增强免疫应答的作用，故其应用很广。佐剂的主要用途包括：①增强特异性免疫应答，用于预防接种及制备动物抗血清；②作为非特异性免疫增强剂，用于抗肿瘤与抗感染的辅助治疗。

三、 丝裂原

丝裂原（mitogen）亦称有丝分裂原，因可致细胞发生有丝分裂而得名。由于其与淋巴细胞表面的相应受体结合，刺激静止淋巴细胞转化为淋巴母细胞和有丝分裂，激活某一类淋巴细胞的全部克隆，因而被认为是一种非特异性的淋巴细胞多克隆激活剂。

T 细胞、B 细胞表面表达多种丝裂原受体（表 3-4），均可对丝裂原刺激产生增殖反应，被广泛应用于在体外机体免疫功能的检测。

表 3-4　作用于人和小鼠 T、B 细胞的丝裂原

	人		小鼠	
	T 细胞	B 细胞	T 细胞	B 细胞
ConA(刀豆蛋白 A)	+	－	+	－
PHA(植物血凝素)	+	－	+	－
PWM(商陆丝裂原)	+	+	+	－
LPS(脂多糖)	－	－	－	+
SPA(葡萄球菌蛋白 A)	－	+	－	－

同步练习

一、选择题

1. 下列哪种物质没有免疫原性（　　）

　　A. 异嗜性抗原　　　　　　　B. 抗体　　　　　　　　C. 补体

　　D. 半抗原　　　　　　　　　E. 细菌多糖

2. 类毒素的性质是（　　）

  A. 有免疫原性，有毒性   B. 无免疫原性，无毒性   C. 有免疫原性，无毒性

  D. 有毒性，无免疫原性   E. 有过敏原性，有毒性

3. 交叉反应是由于二种不同的抗原分子中具有（   ）

  A. 构象决定簇   B. 不同的抗原决定簇   C. 功能性决定簇

  D. 共同抗原决定簇   E. 连续性决定簇

4. 有的抗原称为 TI-Ag，这是因为（   ）

  A. 抗原来源干非胸腺组织

  B. 它诱生的抗体是在骨髓中产生的

  C. 它诱生的抗体属于 IgG 类抗体

  D. 抗原往往具有复杂和不相同的抗原决定簇

  E. 它能直接刺激 B 细胞产生抗体，无需 T 细胞辅助

5. 存在于不同种属之间的共同抗原称为（   ）

  A. 异种抗原   B. 交叉抗原   C. 超抗原

  D. 异嗜性抗原   E. 类属抗原

6. 动物来源的破伤风抗毒素对人而言是（   ）

  A. 半抗原   B. 抗体   C. 抗原

  D. 既是抗原又是抗体   E. 超抗原

7. 仅有反应原性而无免疫原性的物质是（   ）

  A. 超抗原   B. 半抗原   C. 完全抗原

  D. 异嗜性抗原   E. 类属抗原

8. 免疫原性最强的物质是（   ）

  A. 蛋白质   B. 脂质   C. 多糖

  D. 核酸   E. 脂多糖

9. 许多抗原称为胸腺依赖性抗原，是因为（   ）

  A. 在胸腺中产生的

  B. 相应抗体是在胸腺中产生

  C. 对此抗原不产生体液性免疫

  D. 仅存在于 T 细胞上

  E. 只有在 T 细胞辅助下才能产生针对这种抗原的抗体

10. 接触牛痘疫苗后产生对天花的抵抗性，这反映了（   ）

  A. 抗原的特异性   B. 抗原的交叉反应   C. 病毒的超感染

  D. 先天免疫   E. 主动保护

二、名词解释

1. 抗原   2. 免疫原性   3. 免疫反应性   4. 完全抗原   5. 半抗原   6. 抗原表位   7. 共同抗原表位   8. 交叉反应   9. 超抗原

三、问答题

1. 试述抗原的基本特性。

2. 试述抗原表位的分类与特性。

3. 试比较 TD-Ag 和 TI-Ag 的特点。

4. 简述影响抗原免疫原性的主要因素。

5. 简述超抗原的作用机制、佐剂的作用机制及应用。

参考答案

一、选择题

1. D　2. C　3. D　4. E　5. D　6. D　7. B　8. A

9. E　10. B

二、名词解释

1. 抗原：是指所有能激活和诱导免疫应答的物质，通常指能被 T 细胞、B 细胞表面特异性抗原受体(TCR 或 BCR)识别及结合，激活 T 细胞、B 细胞增殖、分化，产生免疫应答效应产物(特异性淋巴细胞或抗体)，并与效应产物结合，进而发挥适应性免疫应答效应的物质。

2. 免疫原性：指抗原被 TCR 或 BCR 识别及结合，诱导机体产生适应性免疫应答的能力。

3. 免疫反应性：指抗原与其所诱导产生的免疫应答效应物质(活化的 T/B 细胞或抗体)特异性结合的能力。

4. 完全抗原：同时具有免疫原性和免疫反应性的物质称免疫原，又称完全抗原，即通常所称的抗原。

5. 半抗原：仅具备免疫反应性的物质，称为不完全抗原，又称半抗原，但当其与大分子蛋白质或非抗原性的多聚赖氨酸等载体交联或结合后可获得免疫原性，能诱导免疫应答成为完全抗原。

6. 抗原表位：抗原分子中决定免疫应答特异性的特殊化学基团，称为抗原表位，又称抗原决定基。

7. 共同抗原表位：不同抗原之间含有的相同或相似的抗原表位。

8. 交叉反应：抗体或致敏淋巴细胞对具有相同和相似表位的不同抗原的反应。

9. 超抗原：以极低浓度(1～10ng/ml)非特异性激活人体总 T 细胞库中 2%～20% 的 T 细胞克隆的强抗原。

三、问答题

1. 答：抗原一般具备两个重要特性：一是免疫原性；二是免疫反应性。免疫原性指抗原被 TCR 或 BCR 识别及结合，诱导机体产生适应性免疫应答的能力。免疫反应性指抗原与其所诱导产生的免疫应答效应物质(活化的 T/B 细胞或抗体)特异性结合的能力。

2. 答：根据抗原表位的结构特点，可将其分为顺序表位和构象表位。前者是由连续性线性排列的短肽构成，又称为线性表位；后者指短肽或多糖残基在空间上形成特定的构象，又称为非线性表位。

根据 T 细胞、B 细胞所识别的抗原表位的不同，将其分为 T 细胞表位和 B 细胞表位。T 细胞表位与 B 细胞表位的特性比较见下表。

项目	T 细胞表位	B 细胞表位
识别表位受体	TCR	BCR
MHC 分子参与	必需	无需
表位性质	蛋白多肽	蛋白多肽、多糖、脂多糖、核酸等
表位大小	8～10 个氨基酸($CD8^+$ T 细胞)	5～15 个氨基酸
	13～17 个氨基酸($CD4^+$ T 细胞)	
表位类型	线性表位	构象表位或线性表位
表位位置	抗原分子任意部位	通常位于抗原分子表面

3. 答：TD-Ag 与 TI-Ag 的特性比较见下表。

项目	TD-Ag	TI-Ag
结构特点	复杂,含多种表位	含单一表位
表位组成	B 细胞和 T 细胞表位	重复 B 细胞表位
T 细胞辅助	必需	无需
MHC 限制性	有	无
激活的 B 细胞	B2	B1
免疫应答类型	体液免疫和细胞免疫	体液免疫
抗体类型	IgM、IgG、IgA 等	IgM
免疫记忆	有	无

4. 答：多种因素影响机体对抗原免疫应答的类型及强度，但主要取决于抗原物质本身的性质及其与机体的相互作用。影响抗原诱导免疫应答的因素可概述为以下三个方面。

① 抗原分子的理化与结构性质：异物性、化学属性、分子量、分子结构、分子构象、易接近性和物理性状。

② 宿主的特性：遗传因素、年龄、性别与健康状态。

③ 抗原进入机体的方式：抗原进入机体的量、途径、次数、频率及免疫佐剂的应用等。

5. 答：超抗原的作用机制：与普通蛋白质抗原不同，SAg 的一端可直接与 TCR 的 Vβ 链 CDR3 外侧区域结合，以完整蛋白的形式激活 T 细胞，另一端则与抗原提呈细胞表面的 MHC II 类分子的抗原结合槽外部结合，因而 SAg 不涉及 Vβ 的 CDR3 及 TCRα 的识别，也不受 MHC 的限制。SAg 所诱导的 T 细胞应答，其效应并非针对超抗原本身，而是通过分泌大量的细胞因子参与某些病理生理过程的发生与发展。

佐剂的作用机制：①改变抗原物理性状，延缓抗原降解和排除，延长抗原在体内潴留时间；②刺激单核-巨噬细胞系统，增强其对抗原的处理和提呈能力；③刺激淋巴细胞的增殖分化，从而增强和扩大免疫应答的能力。

由于佐剂具有增强免疫应答的作用，故其应用很广。佐剂的主要用途包括：①增强特异性免疫应答，用于预防接种及制备动物抗血清；②作为非特异性免疫增强剂，用于抗肿瘤与抗感染的辅助治疗。

（陈水亲）

第四章　抗体

学习目标

1. **掌握**　抗体、免疫球蛋白、单克隆抗体等概念；抗体的结构及功能；各类抗体的特性。
2. **熟悉**　抗体的多样性、免疫原性。
3. **了解**　人工制备抗体的方法。

内容精讲

抗体（antibody，Ab）是介导体液免疫的重要效应分子，是免疫系统在抗原刺激下，由 B 细胞或记忆性 B 细胞增殖分化为浆细胞所产生的，可与相应抗原发生特异性结合的免疫球蛋白，主要分布在血清中，也分布于组织液、外分泌液及某些细胞膜表面。1937 年 Tiselius 和 Kabat 用电泳方法将血清蛋白分为白蛋白以及 α1、α2、β 和 γ 球蛋白等组分，并发现抗体活性主要存在于 γ 区，故相当长一段时间内，抗体又被称为 γ 球蛋白（丙种球蛋白）。1968 年和 1972 年世界卫生组织和国际免疫学会联合会的专门委员会先后决定，将具有抗体活性或化学结构与抗体相似的球蛋白统一命名为免疫球蛋白。

第一节　抗体的结构

一、 抗体的基本结构

抗体的基本结构是由两条完全相同的重链和两条完全相同的轻链通过二硫键连接的呈 "Y" 型单体。

（一）重链和轻链

1. 重链　分子量约为 50～75kDa，由 450～550 个氨基酸残基组成。根据 H 链恒定区抗原性的差异可将其分为 5 类（class），即 μ 链、δ 链、γ 链、α 链和 ε 链，不同的重链与轻链组成完整的抗体分子，分别被称为 IgM、IgD、IgG、IgA 和 IgE。不同类的重链具有不同的特征，如链内二硫键的数目和位置、连接寡糖的数量、结构域的数目以及铰链区的长度等均不完全相同。即使是同一类抗体重链其铰链区氨基酸组成和二硫键的数目、位置也不同，据此又可将其分为不同的亚类（subclass）。如人 IgG 可分为 IgG1～IgG4；IgA 可分为 IgA1 和 IgA2。IgM、IgD 和 IgE 尚未发现有亚类。

2. 轻链　分子量约为 25kDa，由 214 个氨基酸残基构成。轻链根据其恒定区抗原性的差异可分为两型（type），分别为 κ 型和 λ 型。一个天然抗体分子上两条轻链的型别总是相同的，但同一个体内可存在分别带有 κ 轻链或 λ 轻链的抗体分子。五类抗体中每类 Ig 都可以有 κ 链或 λ 链，两型轻链的功能无差异。不同种属生物体内两型轻链的比例不同，正常人血清免疫球蛋白 κ∶λ 约为 2∶1。根据 λ 链恒定区个别氨基酸的差异，又可分为 λ1、λ2、λ3 和 λ4 四个亚型（subtype）。

（二）可变区和恒定区

通过分析针对不同抗原特异性的相应抗体重链和轻链的氨基酸序列，发现重链和轻链靠近 N 端的约 110 个氨基酸的序列变化很大，其他部分氨基酸序列则相对恒定。抗体轻链和重链中靠近 N 端氨基酸序列变化较大的区域称为可变区（variable region，V 区），分别占重链和轻链的 1/4 和 1/2；而靠近 C 端氨基酸序列相对稳定的区域，称为恒定区（constant region，C 区），分别占重链和轻链的 3/4 和 1/2。

1. 可变区 重链和轻链的 V 区分别称为 VH 和 VL。VH 和 VL 各有 3 个区域的氨基酸组成和排列顺序具有更高程度变易性，称为高变区（hypervariable region，HVR）或互补决定区（complementarity determining region，CDR），分别用 HVR1（CDR1）、HVR2（CDR2）和 HVR3（CDR3）表示，一般 CDR3 变化程度更高。VH 和 VL 的 3 个 CDR 共同组成 Ig 的抗原结合部位（antigen-binding site），决定着抗体的特异性，负责识别及结合抗原，从而发挥免疫效应。V 区中 CDR 之外区域的氨基酸组成和排列顺序相对不易变化，称为骨架区（framework region，FR）。VH 或 VL 各有四个骨架区，分别用 FR1、FR2、FR3 和 FR4 表示。

2. 恒定区 重链和轻链的 C 区分别称为 CH 和 CL。不同型（λ 型或 κ 型）轻链其 CL 的长度基本一致，但不同类重链其 CH 的长度不一，IgG、IgA 和 IgD 重链 C 区有 CH1、CH2 和 CH3 三个结构域，IgM 和 IgE 重链 C 区有 CH1、CH2、CH3 和 CH4 四个结构域。同一种属的个体，所产生针对不同抗原的同一类别抗体，尽管其 V 区各异，但其 C 区氨基酸组成和排列顺序比较恒定，其免疫原性相同。

（三）铰链区

铰链区（hinge region）位于 CH1 与 CH2 之间，含有丰富的脯氨酸，因此易伸展弯曲，能改变两个结合抗原的 Y 形臂之间的距离，有利于两臂同时结合两个不同的抗原表位。铰链区易被木瓜蛋白酶、胃蛋白酶等水解，产生不同的水解片段。

二、 抗体的辅助成分

除上述基本结构外，某些类别的抗体还含有其他辅助成分，如 J 链和分泌片。

（一）J 链

J 链（joining chain）是一富含半胱氨酸的多肽链，由浆细胞合成，主要功能是将单体抗体分子连接为二聚体或多聚体。2 个 IgA 单体由 J 链连接形成二聚体，5 个 IgM 单体由二硫键相互连接，并通过二硫键与 J 链连接形成五聚体。IgG、IgD 和 IgE 常为单体，无 J 链。

（二）分泌片

分泌片（secretory piece，SP）又称为分泌成分（secretory component，SC），是分泌型 IgA 分子上的一个辅助成分，为一种含糖的肽链，由黏膜上皮细胞合成和分泌，并结合于 IgA 二聚体上，使其成为分泌型 IgA（SIgA），并一起被分泌到黏膜表面。分泌片具有保护分泌型 IgA 的铰链区免受蛋白水解酶降解的作用，并介导 IgA 二聚体从黏膜下通过黏膜等细胞转运到黏膜表面。

三、 抗体的水解片段

在一定条件下，抗体分子肽链的某些部分易被蛋白酶水解为各种片段。木瓜蛋白酶（papain）和胃蛋白酶（pepsin）是最常用的两种抗体蛋白水解酶，并可借此研究抗体的结构和功能，分离和纯化特定的抗体多肽片段。

（一）木瓜蛋白酶水解片段

木瓜蛋白酶水解 IgG 的部位是在铰链区的重链链间二硫键近 N 端侧，可将 Ig 裂解为 2 个完全相同的 Fab 段和 1 个 Fc 段。Fab 段即抗原结合片段（fragment of antigen binding，Fab），由一条完整的轻链和重链的 VH 和 CH1 结构域组成。一个 Fab 片段为单价，可与抗原结合但不发生凝集反应或沉淀反应。Fc 段即可结晶片段（fragment crystallizable，Fc），相当于 IgG 的 CH2 和 CH3 结构域。Fc 无抗原结合活性，是抗体与效应分子或细胞相互作用的部位。

（二）胃蛋白酶水解片段

胃蛋白酶作用于铰链区的重链链间二硫键近 C 端侧，水解抗体后可获得 1 个 F（ab'）$_2$ 片段和一些小片段 pFc'。F（ab'）$_2$ 是由 2 个 Fab 及铰链区组成，由于抗体分子的两个臂仍由二硫键连接，因此 F（ab'）$_2$ 片段为双价，可同时结合两个抗原表位，故与抗原结合可发生凝集反应和沉淀反应。由于 F（ab'）$_2$ 片段保留了结合相应抗原的生物学活性，又避免了 Fc 段抗原性可能引起的副作用，因而被广泛用作生物制品。如白喉抗毒素、破伤风抗毒素经胃蛋白酶水解后精制提纯的制品，因去掉 Fc 段而减少超敏反应的发生。胃蛋白酶水解抗体后所产生的 pFc' 最终被降解，无生物学作用。

第二节 抗体的多样性和免疫原性

不同抗原刺激 B 细胞所产生的抗体在特异性以及类型等方面均不尽相同，呈现出明显的多样性。抗体的多样性是由免疫球蛋白基因重排决定并经抗原选择表现出来的。

抗体既可与相应的抗原发生特异性的结合，其本身又可激发机体产生特异性免疫应答。其结构和功能基础是在抗体分子中包含有多种不同的抗原表位，呈现出不同的免疫原性。抗体分子上有三类不同的抗原表位，分别为同种型、同种异型和独特型抗原表位。

（一）同种型

不同种属来源的抗体分子对异种动物来说具有免疫原性，可刺激机体产生抗该异种抗体的免疫应答。这种存在于同种抗体分子中的抗原表位即为同种型（isotype），是同一种属所有个体抗体分子共有的抗原特异性标志，为种属型标志，存在于抗体的 C 区。

（二）同种异型

同一种属但不同个体来源的抗体分子也具有免疫原性，也可刺激机体产生特异性免疫应答。这种存在于同种但不同个体中的免疫原性，称为同种异型（allotype），是同一种属不同个体间抗体分子所具有的不同抗原特异性标志，为个体型标志，存在于抗体的 C 区。

（三）独特型

即使是同一种属、同一个体来源的抗体分子，其免疫原性亦不尽相同，称为独特型（idiotype，Id），是每个抗体分子所特有的抗原特异性标志，其表位又称为独特位（idiotope）。抗体分子每一 Fab 段约有 5～6 个独特位，它们存在于 V 区。独特型在异种、同种异体甚至同一个体内均可刺激产生相应抗体，即抗独特型抗体（anti-idiotype antibody，AId 或 Ab2）。

第三节 抗体的功能

抗体的功能与其结构密切相关。抗体的 V 区和 C 区的氨基酸组成和顺序的不同，决定了它们功能上的差异。V 区和 C 区的作用，构成了抗体的生物学功能。

一、抗体 V 区的功能

识别并特异性结合抗原是抗体的主要功能，执行该功能的结构是抗体 V 区，其中 CDR 在识别和结合特异性抗原中起决定性作用。抗体的 V 区与抗原结合后，在体内可结合病原微生物及其产物，具有中和毒素、阻断病原入侵、清除病原微生物等免疫防御功能。B 细胞膜表面的 IgM 和 IgD 等 Ig 构成 B 细胞的抗原识别受体，能特异性识别抗原分子。在体外可发生各种抗原抗体结合反应，有利于抗原或抗体的检测和功能的判断。

二、 抗体 C 区的功能

（一）激活补体

IgG1、IgG2 和 IgG3 以及 IgM 与相应抗原结合后，可因构型改变而使其 CH2 和 CH3 结构域内的补体结合点暴露，从而通过经典途径激活补体系统，产生多种效应功能，其中 IgM、IgG1 和 IgG3 激活补体系统的能力较强，IgG2 较弱。IgA、IgE 和 IgG4 本身难于激活补体，但形成聚合物后可通过旁路途径激活补体系统。

（二）结合 Fc 段受体

IgG、IgA 和 IgE 抗体，可通过其 Fc 段与表面具有相应受体的细胞结合，产生不同的生物学作用。

1. 调理作用（opsonization） 指抗体如 IgG（特别是 IgG1 和 IgG3）的 Fc 段与中性粒细胞、巨噬细胞上的 IgG Fc 受体结合，从而增强吞噬细胞的吞噬作用。例如，细菌特异性的 IgG 抗体可以其 Fab 段与相应的细菌抗原结合后，以其 Fc 段与巨噬细胞或中性粒细胞表面相应 IgG Fc 受体结合，通过 IgG 的 Fab 段和 Fc 段的"桥联"作用，促进吞噬细胞对细菌的吞噬。

2. 抗体依赖的细胞介导的细胞毒作用（antibody-dependent cell-mediated cytotoxicity，ADCC） 指具有杀伤活性的细胞如 NK 细胞通过其表面表达的 Fc 受体（FcR）识别包被于靶抗原（如细菌或肿瘤细胞）上抗体的 Fc 段，直接杀伤靶细胞。NK 细胞是介导 ADCC 的主要细胞。

3. 介导Ⅰ型超敏反应 IgE 为亲细胞抗体，可通过其 Fc 段与肥大细胞和嗜碱性粒细胞表面的高亲和力 IgE Fc 受体（FcεRⅠ）结合，并使其致敏。若相同变应原再次进入机体与致敏靶细胞表面特异性 IgE 结合，即可促使这些细胞合成和释放生物活性物质，引起Ⅰ型超敏反应。

（三）穿过胎盘和黏膜

在人类，IgG 是唯一能通过胎盘的抗体。IgG 穿过胎盘的作用是一种重要的自然被动免疫机制，对于新生儿抗感染具有重要意义。另外，分泌型 IgA 可通过呼吸道和消化道的黏膜，是黏膜局部免疫的最主要因素。

此外，抗体分子还对免疫应答有调节作用。

第四节 各类抗体的特性与功能

一、 IgG

IgG 于出生后 3 个月开始合成，3～5 岁接近成人水平，是血清和胞外液中含量最高的 Ig，约占血清总 Ig 的 75%～80%。人 IgG 有 4 个亚类，分别为 IgG1、IgG2、IgG3、IgG4。IgG 半寿期约 20～23 天，是再次免疫应答产生的主要抗体，其亲和力高，在体内分布广泛，是机体抗感染的"主力军"。IgG1、IgG3、IgG4 可穿过胎盘屏障，在新生儿抗感染免疫中起重要作用。IgG1、IgG2 和 IgG3 的 CH2 能通过经典途径活化补体，并可与巨噬细胞、NK 细胞表面 Fc 受体结合，发挥调理作用、ADCC 作用等。人 IgG1、IgG2 和 IgG4 可通过其 Fc 段与葡萄球菌蛋白 A（SPA）结合，借此可纯化抗体，并用于免疫诊断。某些自身抗体如抗甲状腺球蛋白抗体、抗核抗体，以及引起Ⅱ、Ⅲ型超敏反应的抗体也属于 IgG。

二、 IgM

IgM 占血清免疫球蛋白总量的 $5\%\sim10\%$，血清浓度约 1mg/ml。单体 IgM 以膜结合型（mIgM）表达于 B 细胞表面，构成 B 细胞抗原受体（BCR），只表达 mIgM 是未成熟 B 细胞的标志。分泌型 IgM 为五聚体，是分子量最大的 Ig，沉降系数为 19S，称为巨球蛋白（macroglobulin），一般不能通过血管壁，主要存在于血液中。五聚体 IgM 含 10 个 Fab 段，具有很强的抗原结合能力；含 5 个 Fc 段，比 IgG 更易激活补体。IgM 是个体发育过程中最早合成和分泌的抗体，在胚胎发育晚期的胎儿即能产生 IgM，故脐带血某些病毒特异性 IgM 水平升高提示胎儿有宫内感染（如风疹病毒或巨细胞病毒等感染）。IgM 也是初次体液免疫应答中最早出现的抗体，是机体特异性抗感染的"先头部队"；血清中检出病原体特异性 IgM，提示新近发生感染，可用于感染的早期诊断。

三、 IgA

IgA 有血清型和分泌型两型。血清型为单体，主要存在于血清中，占血清免疫球蛋白总量的 $10\%\sim15\%$。分泌型 IgA（secretory IgA，SIgA）为二聚体，由 J 链连接，含 SP，经黏膜上皮细胞分泌至外分泌液中。SIgA 合成和分泌的部位在肠道、呼吸道、乳腺、唾液腺和泪腺，因此主要存在于胃肠道和支气管分泌液、初乳、唾液和泪液中。SIgA 是外分泌液中的主要抗体类别，参与黏膜局部免疫，通过与相应病原微生物（细菌、病毒等）结合，阻止病原体黏附到细胞表面，从而在局部抗感染中发挥重要作用，是机体抗感染的"边防军"。SIgA 在黏膜表面也有中和毒素的作用。新生儿易患呼吸道、胃肠道感染可能与 IgA 合成不足有关。婴儿可从母亲初乳中获得 SIgA，是重要的自然被动免疫。

四、 IgD

正常人血清 IgD 浓度很低（约 $30\mu g/ml$），仅占血清免疫球蛋白总量的 0.3%。IgD 可在个体发育的任何时间产生。五类 Ig 中，IgD 的铰链区较长，易被蛋白酶水解，故其半寿期很短（仅 3 天）。IgD 分为两型：血清型 IgD 的生物学功能尚不清楚；膜结合型 IgD（mIgD）是 B 细胞分化发育成熟的标志，未成熟 B 细胞仅表达 mIgM，成熟 B 细胞可同时表达 mIgM 和 mIgD，称为初始 B 细胞（naïve B cell）；B 细胞活化后其表面的 mIgD 逐渐消失。

五、 IgE

IgE 分子量为 160kDa，是正常人血清中含量最少的 Ig，血清浓度极低，约为 $3\times10^{-4}mg/ml$。主要由黏膜下淋巴组织中的浆细胞分泌。IgE 的重要特征在于它是一类亲细胞抗体，其 CH2 和 CH3 结构域可与肥大细胞、嗜碱性粒细胞上的高亲和力 FcεRⅠ 结合，当结合再次进入机体的抗原后可引起 Ⅰ 型超敏反应。此外，IgE 可能与机体抗寄生虫免疫有关。

第五节　人工制备抗体

抗体的上述生物学特性使得其在疾病的诊断、免疫防治及其基础研究中发挥着重要作用，人们对抗体的需求也随之增大。人工制备抗体是大量获得抗体的有效途径。

一、 多克隆抗体

天然抗原分子中常含多种不同抗原特异性的抗原表位，以该抗原物质刺激机体免疫系统，体内多个 B 细胞克隆被激活，产生的抗体中实际上含有针对多种不同抗原表位的免疫球蛋白，为多克隆抗体（polyclonal antibody，pAb）。获得多克隆抗体的途径主要有动物免疫血清、恢复期患者血清或免疫接种人群。多克隆抗体的优势是：作用全面，具有中和抗原、免疫调理、介导补体依赖的细胞毒作用（CDC）、ADCC等重要作用，来源广泛，制备容易；其缺点是：特异性不高、易发生交叉反应，也不易大量制备和标准化，从而应用受限。

二、单克隆抗体

Köhler 和 Milstein 将可产生特异性抗体但短寿的 B 细胞与无抗原特异性但长寿的恶性骨髓瘤细胞融合，建立了可产生单克隆抗体的 B 淋巴细胞杂交瘤细胞和单克隆抗体技术。通过该技术融合形成的杂交细胞系即杂交瘤（hybridoma），既有骨髓瘤细胞大量扩增和永生的特性，又具有免疫 B 细胞合成和分泌特异性抗体的能力。每个杂交瘤细胞由一个 B 细胞融合而成，而每个 B 细胞克隆仅识别一种抗原表位，故经筛选和克隆化的杂交瘤细胞仅能合成及分泌抗单一抗原表位的特异性抗体。这种由单一杂交瘤细胞产生，针对单一抗原表位的特异性抗体，称为单克隆抗体（monoclonal antibody，mAb）。其优点是结构均一、纯度高、特异性强、效价高、少或无血清交叉反应、制备成本低、易标准化。

三、基因工程抗体

既保持单克隆抗体均一性、特异性强的优点，又能克服其为鼠源性的弊端，是拓展 mAb 人体内使用的重要思路。通过基因工程技术可以制备基因工程抗体（genetic engineering antibody），如人-鼠嵌合抗体（chimeric antibody）、人源化抗体（humanized antibody）、双特异性抗体（bispecific antibody）、小分子抗体及人抗体等。

同步练习

一、选择题

1. 下列五类 Ig 的特性哪项是错误的（   ）
    A. IgG 是唯一通过胎盘的免疫球蛋白　　B. SIgA 多为双聚体　　C. IgM 分子量最大
    D. 免疫应答过程中产生最早的是 IgG　　E. 正常血清中 IgE 含量最少

2. Ig 分成五类的依据是（   ）
    A. VL 抗原特异性的不同　　B. VH 抗原特异性的不同　　C. CL 抗原特异性的不同
    D. CH 抗原特异性的不同　　E. CL 及 CH 抗原特异性的不同

3. 结合肥大细胞和嗜碱性粒细胞的 Ig 是（   ）
    A. IgM　　B. IgG　　C. IgE
    D. IgA　　E. IgD

4. 下列哪种液体中分泌型 IgA 的含量最高（   ）
    A. 唾液　　B. 尿液　　C. 初乳
    D. 支气管黏液　　E. 肠道分泌液

5. 下列哪些免疫分子的作用具有特异性（   ）
    A. 抗体　　B. IL-1　　C. IL-2
    D. IFN　　E. TNF

6. 五种免疫球蛋白的分类是根据（   ）
    A. H 链和 L 链均不同　　B. V 区不同　　C. L 链不同
    D. H 链不同　　E. 连接 H 链的二硫键位置和数目不同

7. 半衰期最长的 Ig 是（   ）

A. IgM   B. IgE   C. IgG

D. IgA   E. IgD

8. Ig 分成各种型及亚型的依据是 （　　　）

    A. VL 抗原特异性的不同

    B. VH 抗原特异性的不同

    C. CL 抗原特异性的不同

    D. CH 抗原特异性的不同

    E. CL 及 CH 抗原特异性的不同

9. 胎儿在宫腔内感染，脐带血或新生儿外周血中何种 Ig 水平升高 （　　　）

A. IgM   B. IgE   C. IgG

D. IgA   E. IgD

10. 关于 Ig 分泌片的特性哪项是错误的 （　　　）

    A. 由上皮细胞合成和分泌

    B. 能连接两个 IgA 分子单体

    C. 分泌片的功能是保护 IgA

    D. 分泌片与 IgA 的形成无密切关系

    E. 主要存在于血清中

11. 免疫球蛋白的超变区位于 （　　　）

A. VH 和 CH   B. VL 和 VH   C. FC 段

D. VH 和 CL   E. CL 和 CH

12. 在局部黏膜抗感染中发挥重要作用的 Ig 是 （　　　）

A. IgM   B. IgG   C. IgE

D. SIgA   E. IgD

13. 新生儿通过自然被动免疫从母体获得的主要 Ig 是 （　　　）

A. IgG 和 IgM   B. IgD 和 SIgA   C. SIgA 和 IgG

D. IgM 和 IgE   E. IgE 和 IgD

14. 能通过经典途径激活补体的 Ig 是 （　　　）

A. IgG1、IgG2、IgG4、IgM   B. IgG1、IgG2、IgG3、IgM   C. IgG、IgA、IgE、IgM

D. 聚集的 IgG4、IgA、IgE   E. IgG4、IgA、IgE、IgD

15. 关于 IgG 的特性，下列哪项是正确的 （　　　）

    A. C 区有 4 个功能区

    B. 是胚胎晚期合成的主要抗体

    C. 是唯一通过胎盘的抗体

    D. 是天然的血型抗体

    E. 是分子量最大的抗体

16. 3～6 个月婴儿易患呼吸道感染主要是因为哪类 Ig 不足 （　　　）

A. IgM   B. IgG   C. IgE

D. SIgA   E. IgD

17. 免疫接种后首先产生的抗体是 （　　　）

A. IgM   B. IgG   C. IgE

D. IgA   E. IgD

18. CDR 即为（　　　）

   A. Fab 段 　　　　　　　　B. Fc 段 　　　　　　　　C. CD分子的受体

   D. HVR 　　　　　　　　E. Fd 段

19. IgG 通过经典途径激活补体至少需要（　　　）

   A. 1 个 　　　　　　　　B. 2 个 　　　　　　　　C. 3 个

   D. 4 个 　　　　　　　　E. 5 个

20. 未成熟 B 淋巴细胞的 SmIg 类别是（　　　）

   A. SmIgM 　　　　　　　　B. SmIgG 　　　　　　　　C. SmIgE

   D. SmIgA 　　　　　　　　E. SmIgD

二、名词解释

1. 抗体　2. 免疫球蛋白　3. 同种型　4. 同种异型　5. 独特型　6. 多克隆抗体　7. 单克隆抗体

三、问答题

1. 试述抗体的结构及其功能。

2. 试述抗体分子的多样性、免疫原性。

3. 试比较各类抗体分子结构和功能的异同点。

4. 简述人工制备抗体的方法。

参考答案

一、选择题

1. D　2. D　3. C　4. C　5. A　6. D　7. C　8. C

9. A　10. E　11. B　12. D　13. C　14. B　15. C

16. D　17. A　18. D　19. B　20. A

二、名词解释

1. 抗体：是介导体液免疫的重要效应分子，是免疫系统在抗原刺激下，由B细胞或记忆性B细胞增殖分化为浆细胞所产生的，可与相应抗原发生特异性结合的免疫球蛋白，主要分布在血清中，也分布于组织液、外分泌液及某些细胞膜表面。

2. 免疫球蛋白：具有抗体活性或化学结构与抗体相似的球蛋白。

3. 同种型：指同一种属所有个体抗体分子共有的抗原表位，存在于抗体的C区。

4. 同种异型：指同一种属但不同个体的抗体中的免疫原性，存在于抗体的C区。

5. 独特型：指每个抗体分子特有的抗原特异性标志，存在于CDR区。

6. 多克隆抗体：指含多种不同抗原特异性的抗原表位的抗原物质刺激机体免疫系统，体内多个B细胞克隆被激活，产生的抗体中实际上含有针对多种不同抗原表位的免疫球蛋白。

7. 单克隆抗体：指由单一杂交瘤细胞产生，针对单一抗原表位的特异性抗体。

三、问答题

1. 答：抗体的基本结构是由两条完全相同的重链和两条完全相同的轻链通过二硫键连接的呈"Y"型单体。抗体的各条肽链按其结构特点可分为可变区和恒定区，可变区在抗体近N端轻链的1/2和重链的1/4或1/5范围内，其氨基酸组成及序列变化较大，其中变化最为剧烈的特定部位称为高变区，除高变区之外的部位氨基酸组成及排列相对保守，通常称为骨架区。抗体近C端在L链的1/2及H链的3/4或4/5区域内，氨基酸组成在同一物种的同一类Ig中相对稳定，称恒定区。

抗体的功能：①特异性结合抗原：识别并特异性结合抗原是抗体的主要功能，执行该功能的结构是抗体V区，其中CDR在识别和结合特异性抗原中起决定性作用。②激活补体：IgG1、IgG2、IgG3、IgM可通过经典途径激活补体，凝聚的IgA、IgG4和IgE可通过旁路途径激活补体。③结合Fc段受体：a. 调理作用，IgG、IgM的Fc段与吞噬细胞表面的FcγR、FcμR结合，促进吞噬细胞的吞噬作用；b. ADCC作用，抗体依赖的细胞介导的细胞毒作用，IgG与靶抗原结合后，其Fc段可与NK、Mφ、单核细胞的FcγR结合促使细胞毒颗粒释放，导致靶细胞的溶解；c. IgE介导I型超敏反应。④穿过胎盘和黏膜：在人类，IgG是唯一能通过胎盘的抗体。IgG穿过胎盘作用是一种重要的自然被动免疫机制，对于新生儿抗感染具有重要意义。另外，分泌型 IgA 可通过呼吸道和消化道的黏膜，是黏膜局部免疫的最主要因素。⑤具有免疫调节作用。

2. 答：不同抗原刺激 B 细胞所产生的抗体在特异性以及类型等方面均不尽相同，呈现出明显的多样性。抗体的多样性是由免疫球蛋白基因重排决定并经抗原选择表现出来的。

抗体既可与相应的抗原发生特异性的结合，其本身又可激发机体产生特异性免疫应答。其结构和功能基础是在抗体分子中包含有多种不同的抗原表位，呈现出不同的免疫原性。抗体分子上有三类不同的抗原表位，分别为同种型、同种异型和独特型抗原表位。

3. 答：①IgG：IgG 的血清含量最高，人 IgG 有 4 个亚类，分别为 IgG1、IgG2、IgG3、IgG4；IgG 是再次免疫应答产生的主要抗体，其亲和力高，在体内分布广泛，是机体抗感染的"主力军"；IgG1、IgG3、IgG4 可穿过胎盘屏障，在新生儿抗感染免疫中起重要作用；IgG1、IgG2 和 IgG3 的 CH2 能通过经典途径活化补体，并可与巨噬细胞、NK 细胞表面 Fc 受体结合，发挥调理作用、ADCC 作用等。人 IgG1、IgG2 和 IgG4 可通过其 Fc 段与葡萄球菌蛋白 A（SPA）结合，借此可纯化抗体，并用于免疫诊断。某些自身抗体如抗甲状腺球蛋白抗体、抗核抗体，以及引起Ⅱ、Ⅲ型超敏反应的抗体也属于 IgG。

②IgA：IgA 有血清型和分泌型两种。血清型为单体，主要存在于血清中，占血清免疫球蛋白总量的 10%～15%。分泌型 IgA(SIgA)是外分泌液中的主要抗体类别，参与黏膜局部免疫，通过与相应病原微生物（细菌、病毒等）结合，阻止病原体黏附到细胞表面，从而在局部抗感染中发挥重要作用，是机体抗感染的"边防军"。SIgA 在黏膜表面也有中和毒素的作用。

③IgM：IgM 为五聚体，分子量最大，又称为巨球蛋白，一般不能通过血管壁，主要存在于血液中。五聚体 IgM 含 10 个 Fab 段，具有很强的抗原结合能力；含 5 个 Fc 段，比 IgG 更易激活补体。IgM 是个体发育过程中最早合成和分泌的抗体，在胚胎发育晚期的胎儿即能产生 IgM，故脐带血某些病毒特异性 IgM 水平升高提示胎儿有宫内感染（如风疹病毒或巨细胞病毒等感染）。IgM 也是初次体液免疫应答中最早出现的抗体，是机体特异性抗感染的"先头部队"；血清中检出病原体特异性 IgM，提示新近发生感染，可用于感染的早期诊断。

④IgD：IgD 可在个体发育的任何时间产生。五类 Ig 中，IgD 的铰链区较长，易被蛋白酶水解；膜结合型 IgD（mIgD）是 B 细胞分化发育成熟的标志，未成熟 B 细胞仅表达 mIgM，成熟 B 细胞可同时表达 mIgM 和 mIgD。

⑤IgE：IgE 在正常人血清中含量最少，它是一类亲细胞抗体，其 CH2 和 CH3 结构域可与肥大细胞、嗜碱性粒细胞上的高亲和力 FcεRⅠ结合，当结合再次进入机体的抗原后可引起Ⅰ型超敏反应。此外，IgE 可能与机体抗寄生虫免疫有关。

4. 答：① 多克隆抗体：动物免疫血清、恢复期患者血清或免疫接种人群。

② 单克隆抗体：将可产生特异性抗体但短寿的 B 细胞与无抗原特异性但长寿的恶性骨髓瘤细胞融合即杂交瘤，既有骨髓瘤细胞大量扩增和永生的特性，又具有免疫 B 细胞合成和分泌特异性抗体的能力。每个杂交瘤细胞由一个 B 细胞融合而成，而每个 B 细胞克隆仅识别一种抗原表位，故经筛选和克隆化的杂交瘤细胞仅能合成及分泌抗单一抗原表位的特异性抗体。

③ 基因工程抗体。

（陈水亲）

第五章　补体系统

内容精讲

补体（complement，C）系统包括 30 余种成分，广泛存在于血清、组织液和细胞膜表面，是一个具有精密调控机制的蛋白质反应系统，其活化过程表现为一系列丝氨酸蛋白酶的级联酶解反应。一般情况下，血浆中多数补体成分仅在激活后才具有生物学功能，所形成的活化产物具有调理吞噬、溶解细胞、介导炎症、调节免疫应答和清除免疫复合物等生物学功能。

第一节　补体系统的组成与生物学特性

一、 补体系统的组成

按生物学功能分为三类。

1. 补体的固有成分　是指存在于血浆及体液中、参与补体激活的蛋白质。包括经典途径的 C1q、C1r、C1s、C2、C4；旁路途径的 B 因子、D 因子；MBL 途径的 MBL、MASP；三条途径的共同末端通路 C3、C5～C9。

2. 补体调节蛋白　是指存在于血浆中和细胞表面、通过调节补体激活途径中关键酶而控制补体活化强度和范围的蛋白分子。包括备解素（P 因子）、C1 抑制物、I 因子、H 因子、C4 结合蛋白等。

3. 补体受体　是指存在于不同细胞膜表面、能与补体激活后所形成的活性片段相结合、介导多种生物效应的受体分子。如 CR1～CR5、C3aR、C2aR、C4aR 等。

二、 补体的理化性质

补体均对热敏感，56℃30min 可灭活；在室温下很快失活。紫外线照射、机械振荡等可使补体失活。

三、 补体的代谢

1. 补体的来源　肝细胞和巨噬细胞是补体的主要产生细胞。

2. 补体生物合成的调节　①补体的基因表达存在组织特异性；②补体的生物合成受多种因素调节。

3. 补体的分解代谢　补体代谢率极快。

第二节　补体激活途径

补体的固有成分以非活化形式存在于体液中，通过级联酶促反应被激活，产生具有生物学活性的产物。补体激活途径有三条：经典途径、旁路途径、MBL 途径，有共同的终末反应过程。

一、经典途径

经典途径（classical pathway）指激活物与 C1q 结合，顺序活化 C1r、C1s、C4、C2、C3，形成 C3 转化酶（C4b2a）与 C5 转化酶（C4b2a3b）的级联酶促反应过程。C1 通常以 C1q（C1r）2（C1s）2 复合大分子形式存在于血浆中。C2 血浆浓度很低，是补体活化级联酶促反应的限速成分。C3 是血浆中浓度最高的补体成分，是三条补体激活途径的共同成分。

1. 激活物 主要是与抗原结合的 IgG、IgM 分子。人类不同类型抗体活化 C1q 的能力各异（IgM＞IgG3＞IgG1＞IgG2），IgG4 无激活经典途径的能力。

2. 活化过程 分为识别阶段、活化阶段、攻膜阶段。

① 识别阶段：抗原与抗体结合后，C1q 与两个以上抗体 Fc 段结合可发生构型改变，使与 C1q 结合的 C1r 活化，在 Ca^{2+} 存在下，活化的 C1r 激活 C1s 的丝氨酸蛋白酶活性。

② 活化阶段：在 Mg^{2+} 存在下，C1s 将 C4 分解成 C4a 和 C4b，C4b 可与细胞膜结合；C1s 激活 C4 后，再激活 C2（分解成 C2a 和 C2b）；C2b 与 C4b 结合，形成有酶活性的 C4b2b（C3 转化酶）。C3 被 C4b2b 裂解为 C3a 和 C3b 两个片段，C3b 与 C4b2b 相结合产生的 C4b2b3b 为经典途径的 C5 转化酶。

③ 攻膜阶段：C5 在 C4b2a3b 的作用下裂解为 C5a 和 C5b，C5b 与细胞膜和 C6、C7 结合，形成 C5b67 复合物，进而与 C8、C9 分子联结成 C5b6789 复合体，即为攻膜复合体，造成细胞膜溶解。

二、旁路途径

旁路途径（altermative pathway）又称替代激活途径，其不依赖于抗体，而由微生物或由外源异物直接激活 C3，在 B 因子、D 因子和备解素 P 因子参与下，形成 C3 转化酶和 C5 转化酶，启动级联酶促反应过程。

1. 激活物 某些细菌、内毒素、酵母多糖、葡聚糖均可成为旁路途径激活物，实际上是为补体激活提供保护性环境和接触的表面。

2. 活化过程 从 C3 开始。生理条件下，血清 C3 受蛋白酶等作用可发生缓慢而持久的水解，产生低水平 C3b。结合于激活物表面的 C3b，可与 B 因子结合，在 Mg^{2+} 存在下，结合的 B 因子被 D 因子裂解为 Ba 和 Bb，Bb 仍与 C3b 结合，形成 C3bBb（C3 转化酶）。备解素（P）可结合细菌表面，稳定 C3b 与 Bb 结合形成 C3 转化酶，防止其被降解。C3b 与 C3bBb 复合物结合为 C3bBb3b（C5 转化酶）。其后的末端通路与经典途径完全相同。

三、凝集素途径

凝集素途径（lectin pathway）又称 MBL 途径（MBL pathway），指血浆中甘露糖结合凝集素（mannose-binding lectin，MBL）、纤维胶原素（ficolin，FCN）等直接识别病原体表面糖结构，依次活化 MBL 相关丝氨酸蛋白酶（MBL-associated serine protease，MASP）、C4、C2、C3，形成与经典途径中相同的 C3 转化酶和 C5 转化酶的级联酶促反应过程。

1. 激活物 病原体表面的糖结构。

2. 活化过程 MBL-MASP 或 FCN-MASP 复合物与病原体表面糖结构结合后，MBL 或 FCN 发生构象改变，使 MASP1 和 MASP2 被分别激活。活化的 MASP2 发挥其丝氨酸蛋白酶活性，裂解 C4，所产生的 C4b 片段共价结合于病原体表面，随后与 C2 结合，C2 也被 MASP2 裂解，生成与经典途径相同的 C3 转化酶（C4b2a），裂解 C3 产生 C5 转化酶（C4b2a3b），最后进入补体激活的末端通路。

活化的 MASP1 可直接裂解 C3 产生 C3b，在 D 因子和 P 因子参与下激活补体旁路途径。

四、 三条补体激活途径的特点

在生物进化过程中，三条补体激活途径出现的先后顺序是旁路途径→MBL 途径→经典途径。三条途径起始点各异（见表 5-1），但存在相互交叉，并具有共同的末端通路。

表 5-1　三条补体激活途径的比较

项目	经典途径	MBL 途径	旁路途径
激活物质	IC	MBL、CRP	脂多糖、肽聚糖
起始分子	C1q	MASP	C3
补体成分	C1~C9	C2~C9	C3、C5~C9、B 因子、D 因子
所需离子	Mg^{2+}、Ca^{2+}	Mg^{2+}、Ca^{2+}	Mg^{2+}
C3 转化酶	C4b2a	C4b2a	C3bBb、C3bBbP
C5 转化酶	C4b2a3b	C4b2a3b	C3nBb、C3nBbP
生物学意义	特异性体液免疫	非特异性免疫，感染早期作用	非特异性免疫，感染早期作用，最早激活

第三节　补体激活的调节

机体对补体系统活化存在着精细的调控机制，主要包括：①控制补体活化的启动；②补体活性片段发生自发性衰变；③血浆和细胞膜表面存在多种补体调节蛋白，通过控制级联酶促反应中酶活性和膜攻击复合物（membrane attack complex，MAC）组装等关键步骤而发挥调节作用。

一、 针对经典途径前端反应调节的机制

针对经典途径和凝集素途径的 C3 转化酶、C5 转化酶的调节因子均发挥负调控作用，主要是阻断 C3 转化酶、C5 转化酶的形成，或分解已形成的 C3 转化酶、C5 转化酶，使之灭活。

二、 针对旁路途径前端反应的调节机制

多种调节蛋白可调控旁路途径 C3 转化酶形成，或抑制已形成 C3 转化酶的活性。旁路途径 C5 转化酶也受此机制调控。P 因子起正调节作用。

三、 针对 MAC 的调节机制

多种补体调节蛋白可抑制 MAC 形成和活性，以保护自身正常细胞免受攻击。包括膜反应性溶破抑制物、同源限制因子（C8 结合蛋白）、S 蛋白、群聚素等。

第四节　补体的生物学意义

一、 补体的生物学功能

补体活化的共同终末效应是在细胞膜上组装 MAC，介导细胞溶解效应。同时补体活化过程生成多种裂解片段，与细胞膜相应受体结合而介导多种生物学功能。

1. 细胞毒作用　补体激活后在靶细胞表面形成的 MAC 使靶细胞溶解。该效应的意义为：参与宿主抗细菌、抗病毒、抗寄生虫等防御机制；参与机体抗肿瘤免疫效应机制；某些病理情况引起机体自身细胞破坏。

2. 调理作用　补体激活后产生的 C3b、C4b、iC3b 等片段直接结合于细菌或其他颗粒物质表面，通过与吞噬细胞表面相应补体受体结合而促进吞噬细胞对其吞噬，是机体抵御全身性感染和真菌感染的重要机制之一。

3. 炎症介质作用　补体活化过程中产生的片段 C3a、C4a、C5a 等具有炎症介质作用，可与肥大细胞或嗜碱性粒细胞表面相应受体结合，触发靶细胞脱颗粒，释放组胺和其他生物活性物

质，引起血管扩张、毛细血管通透性增高、平滑肌收缩等，从而介导局部炎症反应。C5a 对中性粒细胞有很强的趋化活性。

4. 清除免疫复合物 C3b 与免疫复合物（IC）结合，同时黏附于 $CR1^+$ 红细胞、血小板，从而将 IC 运送至肝脏和脾脏被巨噬细胞吞噬、清除，此作用被称为免疫黏附。

二、补体的病理生理学意义

1. 机体抗感染防御的主要机制 在抗感染防御机制中，补体是固有免疫和适应性免疫的桥梁。补体旁路途径和 MBL 途径通过识别微生物表面或其糖链组分而出发级联反应，所产生的裂解片段和攻膜复合物在抗感染早期发挥作用。在特异性抗体产生后，可通过经典途径触发 C3 活化，与旁路途径中 C3 正反馈环路协同作用形成更有效的抗感染防御机制。

2. 参与适应性免疫应答 补体活化产物、补体受体及补体调节蛋白可通过不同机制参与适应性免疫应答。

3. 补体系统与血液中其他级联反应系统的相互作用 补体系统与体内凝血系统、纤溶系统和激肽系统关系密切。

第五节　补体与疾病的关系

补体遗传缺陷、功能障碍或过度活化，均可参与某些疾病的病理关系。

1. 遗传性补体缺损相关的疾病 几乎所有补体成分均可发生遗传性缺损，多为常染色体隐性遗传；特殊补体缺陷，如 CINH 缺陷可引起遗传性血管神经性水肿；DAF 缺陷可引起夜间阵发性血红蛋白尿症。

2. 补体与感染性疾病 补体在抵御致病微生物感染中起重要作用。

3. 补体与炎症性疾病 补体激活是炎症反应中重要的早期事件。

➤ 同步练习 ➤

一、选择题

1. 具有调理作用的补体组分是（　　　）

    A. C4a   B. C3b   C. C5b

    D. C2b   E. C3a

2. 在人血清中，哪种补体成分含量最高（　　　）

    A. C1   B. C4   C. C3   D. C5   E. C8

3. 关于补体旁路途径的激活，下列哪项是错误的（　　　）

    A. 由细菌脂多糖及凝聚的 IgG4、IgA 所激活

    B. B、D、P 因子参与作用

    C. C3 转化酶是 C3bBb3b

    D. 可通过 C3b 的正反馈途径产生更多的 C3b

    E. 在感染早期发挥作用

4. 既有趋化作用又可激发肥大细胞释放组胺的补体裂解产物是（　　　）

    A. C1q   B. C3b   C. C567

    D. C4a   E. C5a

5. 在经典途径和旁路途径中均起作用的补体成分是（　　　）

A. C3　　　　　　　　　　B. C4　　　　　　　　　　C. C1q

D. C1r　　　　　　　　　E. C2

6. 多数补体灭活温度及时间是（　　　）

A. 56℃ 30min　　　　　　B. 4℃ 2h　　　　　　　　C. −30℃ 1 天

D. 37℃ 30min　　　　　　E. 室温 30min

7. 关于补体的叙述哪项是错误的（　　　）

A. 存在于人和动物新鲜血清中　　　　B. 具有酶活性

C. 其性质不稳定　　　　　　　　　　D. 主要由肝细胞和巨噬细胞产生

E. 受抗原刺激后产生的

8. 经典途径中的 C3 转化酶是（　　　）

A. C3bBb　　　　　　　　B. C4b2a　　　　　　　　C. C4b2b3b

D. C3bBbp　　　　　　　E. MAC

9. 补体活化的 MBL 途径的激活物质是（　　　）

A. 抗原抗体复合物　　　　　　　　　B. 凝集的 IgA

C. 炎症期产生的蛋白与病原体结合　　D. IgG1-3

E. 以上都不是

10. 关于补体的生物学作用，下列哪项是错误的（　　　）

A. 溶菌、杀菌与细胞毒作用　　　　　B. 促炎症作用

C. 调理作用　　　　　　　　　　　　D. 中和毒素作用

E. 免疫黏附作用

11. 遗传性血管神经性水肿患者（　　　）

A. C3a 和 C5a 合成过量　　　　　　　B. C1 抑制因子缺乏或功能缺陷

C. C2、C4 水平常在正常范围内　　　　D. 患者 IgE 水平过高

E. 常因吸入过敏原导致症状突然发生

12. 补体经典途径中补体成分激活的顺序是（　　　）

A. C123456789　　　　　　　　　　　B. C124536789

C. C145236789　　　　　　　　　　　D. C142356789

E. C124356789

13. 补体激活旁路途径中不包括（　　　）

A. C3 裂解为 C3a 和 C3b　　　　　　　B. C4 裂解为 C4a 和 C4b

C. C5 裂解为 C5a 和 C5b　　　　　　　D. 膜攻击复合物的形成

E. 过敏毒素的产生

14. 关于补体的叙述，哪项是错误的（　　　）

A. 血清中含量最高的是 C3　　　　　　B. D 因子与旁路途径的活化有关

C. 过敏毒素抑制炎症反应　　　　　　D. C1q 可以与免疫复合物结合

E. 红细胞上 C3b 受体可以与免疫复合物结合

15. 参与补体系统的三条激活途径的成分是（　　　）

A. C2　　　　　　　　　　B. B 因子　　　　　　　　C. C1

D. C3　　　　　　　　　　E. C4

16. 以下关于补体的描述，正确的是（　　　）

A. 是一组具有酶活性的脂类物质　　B. 具有溶菌作用，但无炎性介质作用

C. 参与免疫病理　　　　　　　　　D. 对热稳定

E. C1 在血清含量最高

17. 具有过敏毒素作用的补体组分是（　　　）

A. C3a、C4a　　　　　　　B. C3a、C5a　　　　　　　C. C3a、C4a、C5a

D. C3a、C5b67　　　　　　　　　E. C3b、C4b

18. 不参与 C3 转化酶形成的补体组分是 （　　　）

    A. C4　　　　　　　　　　B. C3　　　　　　　　　C. C2

    D. C5　　　　　　　　　　E. B 因子

19. 具有免疫黏附作用的补体成分为 （　　　）

    A. C3b、C4b　　　　　　　B. C1q、C4　　　　　　　C. C3a、C5a

    D. C3b、C5b　　　　　　　E. C4b、C5b

20. 不能经补体活化的旁路途径激活补体的物质是 （　　　）

    A. 细菌内毒素　　　　　　　B. 酵母多糖　　　　　　　C. 甘露聚糖

    D. 凝聚的 IgA　　　　　　　E. 葡聚糖

21. 补体参与的生物学作用是 （　　　）

    A. 中和毒素作用　　　　　　B. ADCC 作用　　　　　　C. 特异性抗体介导红细胞溶解

    D. 沉淀作用　　　　　　　　E. 低渗溶解红细胞

22. 构成攻膜复合物（MAC）的补体成分是 （　　　）

    A. C6b～9　　　　　　　　B. C4b2b　　　　　　　　C. C3bnBb

    D. C3bBb　　　　　　　　E. C5b～9

二、名词解释

1. 补体系统　2. 经典途径　3. 旁路途径　4. MBL 途径

三、问答题

1. 试比较补体三条激活途径的异同点。

2. 补体具有哪些生物学功能？

参考答案

一、选择题

1. B　2. C　3. C　4. E　5. A　6. A　7. E
8. B　9. C　10. D　11. B　12. D　13. B
14. C　15. D　16. C　17. C　18. D　19. A
20. C　21. C　22. E

二、名词解释

1. 补体系统：包括 30 余种成分，广泛存在于血清、组织液和细胞膜表面，是一个具有精密调控机制的蛋白质反应系统。

2. 经典途径：指激活物与 C1q 结合，顺序活化 C1r、C1s、C4、C2、C3，形成 C3 转化酶（C4b2a）与 C5 转化酶（C4b2a3b）的级联酶促反应过程。

3. 旁路途径：又称替代激活途径，其不依赖于抗体，而由微生物或由外源异物直接激活 C3，在 B 因子、D 因子和备解素 P 因子参与下，形成 C3 转化酶和 C5 转化酶，启动级联酶促反应过程。

4. MBL 途径：又称凝集素途径，指血浆中甘露糖结合凝集素、纤维胶原素等直接识别病原体表面糖结构，依次活化 MBL 相关丝氨酸蛋白酶、C4、C2、C3，形成与经典途径中相同的 C3 转化酶和 C5 转化酶的级联酶促反应过程。

三、问答题

1. 答：补体三条激活途径可以从激活物质、起始分子、补体成分、所需离子、C3 转化酶、C5 转化酶及生物学意义等方面进行比较，归纳如下表。

项目	经典途径	MBL 途径	旁路途径
激活物质	IC	MBL、CRP	脂多糖、肽聚糖
起始分子	C1q	MASP	C3
补体成分	C1～C9	C2～C9	C3、C5～C9、B 因子、D 因子
所需离子	Mg^{2+}、Ca^{2+}	Mg^{2+}、Ca^{2+}	Mg^{2+}
C3 转化酶	C4b2a	C4b2a	C3bBb、C3bBbP
C5 转化酶	C4b2a3b	C4b2a3b	C3bnBb、C3bnBbP
生物学意义	特异性体液免疫	非特异性免疫，感染早期作用	非特异性免疫，感染早期作用，最早激活

2. 答：补体活化的共同终末效应是在细胞膜上组装 MAC，介导细胞溶解效应。同时补体活化过程生成多种裂解片段，与细胞膜相应受体结合而介导多种生物学功能。

① 细胞毒作用：补体激活后在靶细胞表面形成的 MAC 使靶细胞溶解。

② 调理作用：补体激活后产生的 C3b、C4b、iC3b 等片段直接结合于细菌或其他颗粒物质表面，与吞噬细胞表面相应补体受体结合而促进吞噬细胞对其吞噬。

③ 炎症介质作用：补体活化过程中产生的片段 C3a、C4a、C5a 等具有炎症介质作用，可与肥大细胞或嗜碱性粒细胞表面相应受体结合，触发靶细胞脱颗粒，释放组胺和其他生物活性物质，介导局部炎症反应。

④ 清除免疫复合物：C3b 与免疫复合物（IC）结合，同时黏附于 CR1$^+$ 红细胞、血小板，从而将 IC 运送至肝脏和脾脏被巨噬细胞吞噬、清除，此作用被称为免疫黏附。

（宋涛）

第六章　细胞因子

1. **掌握**　细胞因子的概念、共同特点、主要分类及相应的生物学功能。
2. **熟悉**　细胞因子受体分类、分子结构及可溶性细胞因子受体。
3. **了解**　细胞因子与疾病和临床应用。

内容精讲

细胞因子（cytokine，CK）是由免疫细胞及组织细胞分泌的在细胞间发挥相互调控作用的一类具有广泛生物学活性的小分子可溶性蛋白质，通过结合相应受体调节细胞生长分化和效应，调控免疫应答，在一定条件下参与多种疾病的发生。

第一节　细胞因子的共同特点

一、　细胞因子的基本特征

（1）小分子可溶性蛋白质（8～30kDa），多为糖蛋白。

（2）具有高效能作用，较低浓度（pmol/L）即有生物学活性。

（3）与细胞表面相应受体结合发挥生物学效应。

（4）可诱导产生，且合成具有自限性。

（5）半衰期短。

（6）效应范围小，绝大多数为近距离发挥作用。

二、　细胞因子的作用方式

（1）自分泌　作用于自分泌细胞自身，如 T 细胞产生的 IL-2 可刺激 T 细胞自身的生长。

（2）旁分泌　作用于邻近细胞，如树突状细胞（DC）产生的 IL-12 可刺激邻近的 T 细胞分化。

（3）内分泌　少数细胞因子的作用方式，通过循环系统作用于远端靶细胞，如巨噬细胞产生的 IL-1 和 TGF-β 通过血液循环作用于远端靶细胞（T 细胞），介导全身性反应，表现为内分泌作用。

三、　细胞因子的功能特点

（1）多效性（pleiotropy）　是指一种细胞因子可对不同的细胞发挥不同作用。如 IL-4 可刺激 B 细胞活化、增殖和分化，也可刺激胸腺细胞以及肥大细胞增殖。

（2）重叠性（redundancy）　是指两种或两种以上的细胞因子具有相同或相似的生物学效应。如 IL-2、IL-4 和 IL-5 均有刺激 B 细胞增殖的功能。

（3）协同性（synergy）　是指一种细胞因子可增强另一种细胞因子的功能。如 IL-4 和 IL-5 协同诱导 B 细胞 IgE 类别转换。

（4）拮抗性（antagonism） 是指一种细胞因子抑制另一种细胞因子的功能。如 IL-4 拮抗 IFN-γ 诱导 B 细胞类别转换的作用。

（5）网络性（network） 在免疫应答过程中，免疫细胞之间通过具有不同生物学效应的细胞因子相互刺激、彼此约束、形成复杂而有序的细胞因子网络，对免疫应答进行调节，维持免疫系统的稳态平衡。

第二节 细胞因子的分类

根据细胞因子的结构和功能分为白细胞介素、集落刺激因子、干扰素、肿瘤坏死因子、生长因子和趋化因子六类。

1. 白细胞介素（interleukins，ILs） 最初是指由白细胞产生又能够介导白细胞之间和其他细胞之间相互作用的细胞因子。除白细胞外，其他细胞也可产生白细胞介素，如基质细胞和内皮细胞等。

2. 集落刺激因子（colony-stimulating factor，CSF） 是指能够刺激多能造血干细胞和不同发育分化阶段的造血祖细胞增殖、分化的细胞因子。主要包括粒细胞-巨噬细胞集落刺激因子（GM-CSF）、粒细胞集落刺激因子（G-CSF）、巨噬细胞集落刺激因子（M-CSF）、红细胞生成素（EPO）、干细胞因子（SCF）、血小板生成素（TPO）等，它们分别诱导造血干细胞或祖细胞分化、增殖成为相应的细胞。IL-3 可诱导早期造血祖细胞分化、增殖为多种血细胞，因此也具有集落刺激因子的功能。

3. 干扰素（interferon，IFN） 因具有干扰病毒复制的功能而得名。根据其分子结构特征及生物学活性，可分为 3 个亚类。

（1）Ⅰ型干扰素 主要包括 IFN-α、IFN-β，主要由病毒感染的细胞、pDC 细胞等产生。

（2）Ⅱ型干扰素 即 IFN-γ，主要由活化的 T 细胞和 NK 细胞产生。

（3）Ⅲ型干扰素 IFN-λ1（IL-29）、IFN-λ2（IL-28A）、IFN-λ3（IL-28B），主要由 DC 细胞产生。IFN 具有抗病毒、抗细胞增殖、抗肿瘤等功能，参与免疫应答和免疫调节，也是重要的促炎细胞因子。

4. 肿瘤坏死因子（tumor necrosis factor，TNF） 主要成员为 TNF-α（又称恶病质素）和 TNF-β（又称淋巴毒素），分别由单核-巨噬细胞和活化的 T 细胞产生。主要生物学功能为参与调节免疫应答，杀伤靶细胞和诱导细胞凋亡。

5. 生长因子（growth factor，GF） 泛指一类可促进相应细胞生长和分化的细胞因子。其种类较多，包括转化生长因子-β（TGF-β）、表皮生长因子（EGF）、成纤维生长因子（FGF）、神经生长因子（NGF）、血小板源性生长因子（PDGF）、血管内皮生长因子（VEGF）等。

6. 趋化因子（chemokine） 是一类结构相似、分子量为 8～12kDa、具有趋化功能的细胞因子。根据肽链 N 端半胱氨酸的数目及排列顺序，可将趋化因子分为 4 类：C 型亚家族、CC 亚家族、CXC 亚家族、CX3C 亚族。趋化因子除有趋化作用外，还能活化免疫细胞，参与淋巴器官形成及免疫细胞发育，参与炎症反应，并启动和调控适应性免疫应答，调节血管生成、细胞凋亡等，并在自身免疫病以及移植排斥反应等病理过程中发挥作用。

第三节 细胞因子受体

细胞因子受体均为跨膜分子，其结构含胞外区、跨膜区和胞质区，具有一般膜受体的特性。

细胞因子受体名称通常是在细胞因子名称后面加 R（receptor）表示，如 IL-1R（IL-1 受体）。

一、 细胞因子受体分类

根据细胞因子受体结构特点可分为六个家族，Ⅰ型细胞因子受体家族、Ⅱ型细胞因子受体家族、肿瘤坏死因子受体家族、免疫球蛋白超家族受体、IL-17 受体家族、趋化因子受体家族。

1. Ⅰ型细胞因子受体家族（type Ⅰ cytokine receptor family） 亦称血细胞生成素受体，胞外区有保守的半胱氨酸和 Trp-Ser-X-Trp-Ser（WSXWS）基序。包括 IL-2、IL-3、IL-4、IL-5、IL-6、IL-7、IL-9、IL-11、IL-12、IL-13、IL-15、CM-CSF、G-CSF 受体等，通过 JAK-STAT 通路转导信号。

2. Ⅱ型细胞因子受体家族（type Ⅱ cytokine receptor family） 亦称干扰素受体家族，胞外区有保守的半胱氨酸，但无 WSXWS 基序。胞外区含有 2～4 个 FNⅢ（Ⅲ型纤连蛋白）结构域。包括 IFN-α/β、IFN-γ、IL-10、IL-20、IL-24、IL-26 受体等。

3. 肿瘤坏死因子受体家族（tumor necrosis factor receptor family） 胞外区有数个富含半胱氨酸（Cys）的结构域，多以同源三聚体发挥作用。包括 TNF-α、TNF-β、LT、CD40、Fas-L、BAFF、NCF 受体等。

4. 免疫球蛋白超家族受体（Ig superfamily receptor，IgSFR） 亦称 IL-1R 家族或免疫球蛋白超家族，其结构上与免疫球蛋白的 V 区或 C 区相似，即具有数个 IgSF 结构域。包括 IL-1、IL-18、M-CSF、SCF 受体等。

5. IL-17 受体家族（IL-17 receptor family） 此类受体是以同源或异源二聚体形式存在，由 IL-17R A、B、C、D 和 E 链以不同形式组合而成，受体二聚体中至少包含一条 IL-17R A 链。受体分子均为Ⅰ型整合膜蛋白，胞外区含有两个 FNⅢ 结构域，胞质区含有一个 SEFIR 基序。已知 IL-17RA/RC 结合 IL-17A、IL-17F，主要通过 TRAF-NF-κB 通路转导信号。

6. 趋化因子受体家族（chemokines receptor family） 亦称 7 次跨膜受体家族，属于 G 蛋白偶联受体家族，其分子均含有 7 个疏水性跨膜 α 螺旋结构。包括 CC1～11、CXC1～6、CX3C1、XC1 受体等。

二、 细胞因子受体共有链

多数细胞因子受体由 2 条或 3 条多肽链构成。其中 1 条（或 2 条）多肽链特异性结合细胞因子，为细胞因子结合亚单位；另一条多肽链则转导信号，为信号转导亚单位。结合亚单位构成低亲和力受体，信号转导亚单位一般不能单独与细胞因子结合，但与结合亚单位共同构成高亲和力受体并转导信号。在细胞因子受体中，信号转导亚单位常可共用，称为细胞因子受体共有链。已发现的共有链有：γ 共有链、β 共有链、gp130。

三、 可溶性细胞因子受体、 细胞因子诱饵受体和细胞因子受体拮抗剂

1. 可溶性细胞因子受体（soluble CKR，sCKR） 细胞因子受体有膜结合性和可溶性两种存在形式。sCKR 仍可结合细胞因子，与相应的膜型受体竞争结合配体从而抑制细胞因子功能。

2. 细胞因子诱饵受体（decoy receptor） 此类受体胞质段缺乏信号结构域，与相应细胞因子结合后不能启动生物学效应，反而使细胞因子失活，或者介导细胞因子内化后被降解，从而负向调控细胞因子活性。

3. 细胞因子受体拮抗剂 一些细胞因子的受体存在天然拮抗剂，如 IL-1 受体拮抗剂可以抑制 IL-1 的生物学活性；有些病毒可产生细胞因子结合蛋白，抑制细胞因子与相应受体结合；人工制备的细胞因子结合物或受体拮抗剂可用于治疗某些疾病。

第四节 细胞因子的免疫学功能

一、 调控免疫细胞的发育、 分化和功能

1. 调控免疫细胞在中枢免疫器官的发育、分化 骨髓多能造血干细胞（HSC）发育分化为不同谱系的免疫细胞的过程受到骨髓基质细胞分泌的多种细胞因子（IL-7、SCF、CXCL12 等）调控。胸腺微环境产生的细胞因子对调控造血细胞和免疫细胞的增殖和分化亦起关键作用。

2. 调控免疫细胞在外周免疫器官的发育、分化、活化和功能 IL-4、IL-5、IL-6 和 IL-13 等可促进 B 细胞的活化、增殖和分化为抗体产生细胞。多种细胞因子调控 B 细胞分泌 Ig 的类别转换。T 细胞的增殖分化亦受细胞因子的调节。

二、 调控机体的免疫应答

1. 抗感染作用 细胞因子参与抗感染免疫应答的全过程。当病原体感染时，机体的固有免疫和适应性免疫在细胞因子网络的调控下构成机体重要的抗感染防御体系，有效清除病原体，保持机体的稳态和平衡。

2. 抗肿瘤作用 多种细胞因子可直接或间接抗肿瘤。如 TNF-α 和 LT 可直接杀伤肿瘤细胞，IFN-γ 可抑制多种肿瘤细胞生长。

3. 诱导细胞凋亡 TNF 家族中，TNF-α 可诱导肿瘤细胞或病毒感染细胞发生凋亡，活化 T 细胞表达的 Fas 配体可结合靶细胞上的受体 Fas 诱导其凋亡。

细胞因子对免疫应答不仅具有正向调节作用，还可发挥负向调节作用。如 IL-10、TGF-β 等直接抑制免疫细胞或诱导调节性 T 细胞间接发挥免疫抑制作用。此外，细胞因子还具有刺激造血、促进组织创伤的修复、促进血管生成、参与中枢神经系统发育和损伤修复以及调控多种激素分泌等功能。

第五节 细胞因子与临床

细胞因子和其他免疫分子一样，也是"双刃剑"，既可参与免疫应答，发挥抗感染、抗肿瘤、诱导凋亡等功能，在一定的条件下也可参与多种疾病的发生。

一、 细胞因子与疾病的发生

1. 细胞因子风暴（cytokine storm） 也称高细胞因子血症，表现为短期内机体大量分泌多种细胞因子，引发全身炎症反应综合征，严重者可导致多器官功能障碍综合征。细胞因子风暴可发生于多种疾病，如移植物抗宿主病、急性呼吸窘迫综合征、脓毒血症和流感等。

2. 致热与炎症病理损害 IL-1、TNF-α 和 IL-6 均为内源性致热源，可作用于下丘脑体温调节中枢，引起发热；IL-1、TNF-α 等可刺激内皮细胞和白细胞释放炎症介质。

3. 肿瘤的发生及免疫逃逸 细胞因子及其受体表达异常与某些肿瘤发生、发展密切相关。如骨髓瘤细胞表面高表达 IL-6R，且可大量分泌 IL-6，应用抗 IL-6 抗体可抑制体外培养的骨髓瘤细胞生长。

4. 免疫系统相关疾病

（1）超敏反应 IL-4 可促进 IgE 合成；IL-5 和 IL-6 可协同 IL-4 促进 IgE 产生；IFN-γ 可抑制 IL-4 诱生 IgE 的作用。

（2）自身免疫病 在类风湿关节炎、强直性脊柱炎和银屑病患者体内均可检测到高水平的

TNF-α。

（3）免疫缺陷病　某些免疫缺陷病发病与细胞因子或细胞因子受体表达异常有关，如性连锁重症联合免疫缺陷病（X-SCID）是由于个体 IL-2Rγ 链基因突变所致。

（4）器官移植排斥反应　急性移植排斥反应时，受者血清及移植物局部 IL-1、IL-2、TNF-α、IFN-γ、IL-6 等水平升高。

5. 代谢性疾病　细胞因子参与糖尿病发病，如 TNF-α 可直接杀伤胰岛细胞，干扰胰岛素受体信号转导，降低外周组织对胰岛素的敏感性等。

二、 细胞因子与疾病的治疗

1. 细胞因子直接治疗　通过给予外源性细胞因子治疗疾病，如 IFN 治疗肿瘤及病毒感染；应用 GM-CSF 刺激造血等。

2. 细胞因子拮抗治疗　用可溶性细胞因子受体、细胞因子受体拮抗剂或抗细胞因子抗体治疗疾病，如应用抗 TNF 抗体治疗类风湿关节炎；抗 IL-2R 抗体防治移植排斥反应等。

同步练习

一、选择题

1. 关于细胞因子，下列叙述错误的是（　　　）

    A. 一般是小分子蛋白质   B. 与 CKR 结合后才能发挥作用

    C. 主要以内分泌方式发挥作用   D. 生物学效应具有拮抗性

    E. 生物学效应具有重叠性

2. 下列不是细胞因子的是（　　　）

    A. 淋巴毒素   B. 过敏毒素   C. 白细胞介素

    D. 集落刺激因子   E. 干扰素

3. 细胞因子不具备的特性是（　　　）

    A. 多效性   B. 拮抗性   C. 重叠性

    D. 特异性   E. 协同性

4. 诱导产生 IgE 的主要细胞因子是（　　　）

    A. IL-1   B. IL-2   C. IL-4

    D. IFN   E. TNF

5. 通过自分泌形式刺激 T 细胞本身生长的细胞因子是（　　　）

    A. IL-2   B. IL-1   C. IL-4

    D. IL-5   E. IL-10

6. IL-2R 主要存在于（　　　）

    A. 肥大细胞表面   B. 静止 T 细胞表面   C. 中性粒细胞表面

    D. 活化 T 细胞表面   E. 血管内皮细胞表面

7. 具有趋化作用的细胞因子为（　　　）

    A. IL-2   B. IL-4   C. IL-8

    D. TNF   E. IFN

二、名词解释

1. 细胞因子　2. 白细胞介素　3. 集落刺激因子　4. 干扰素　5. 肿瘤坏死因子　6. 生长因子

7. 趋化因子

三、问答题

1. 简述细胞因子的共同特点及免疫功能。
2. 试述细胞因子及受体的分类。

参考答案

一、选择题

1. C　2. B　3. D　4. C　5. A　6. D　7. C

二、名词解释

1. 细胞因子：是由免疫细胞及组织细胞分泌的在细胞间发挥相互调控作用的一类具有广泛生物学活性的小分子可溶性蛋白质，通过结合相应受体调节细胞生长分化和效应，调控免疫应答，在一定条件下参与多种疾病的发生。

2. 白细胞介素：最初是指由白细胞产生又能够介导白细胞之间和其他细胞之间相互作用的细胞因子。除白细胞外，其他细胞也可产生白细胞介素，如基质细胞和内皮细胞等。

3. 集落刺激因子：是指能够刺激多能造血干细胞和不同发育分化阶段的造血祖细胞增殖、分化的细胞因子。

4. 干扰素：因具有干扰病毒复制的功能而得名，具体抗病毒、抗细胞增殖、抗肿瘤等功能，参与免疫应答和免疫调节。

5. 肿瘤坏死因子：主要成员为 TNF-α（又称恶病质素）和 TNF-β（又称淋巴毒素），分别由单核-巨噬细胞和活化的 T 细胞产生。主要生物学功能为参与调节免疫应答，杀伤靶细胞和诱导细胞凋亡。

6. 生长因子：泛指一类可促进相应细胞生长和分化的细胞因子。

7. 趋化因子：是一类结构相似、分子量约为 8～12kDa，具有趋化功能的细胞因子。

三、问答题

1. 答：(1)细胞因子的共同特点　①小分子可溶性蛋白质（8～30kDa），多为糖蛋白；②具有高效能作用，较低浓度（pmol/L）即有生物学活性；③与细胞表面相应受体结合发挥生物学效应；④可诱导产生，且合成具有自限性；⑤半衰期短；⑥效应范围小，绝大多数为近距离发挥作用。

(2)细胞因子的免疫学功能　①调控免疫细胞的发育、分化和功能：a. 调控免疫细胞在中枢免疫器官的发育、分化；b. 调控免疫细胞在外周免疫器官的发育、分化、活化和功能。②调控机体的免疫应答：a. 抗感染作用；b. 抗肿瘤作用；c. 诱导细胞凋亡。

2. 答：细胞因子根据来源可分为淋巴因子、单核因子、脂肪因子等；根据结构和功能分为白细胞介素、集落刺激因子、干扰素、肿瘤坏死因子、生长因子、趋化因子。

细胞因子受体根据结构特点分为 I 型细胞因子受体家族、II 型细胞因子受体家族、肿瘤坏死因子受体家族、免疫球蛋白超家族受体、IL-17 受体家族、趋化因子受体家族。

（刘志平）

第七章　白细胞分化抗原及黏附分子

学习目标

1. **掌握**　人白细胞分化抗原、CD分子的概念和功能；与T细胞和B细胞功能有关的CD分子及功能；黏附分子的概念、种类及作用。
2. **熟悉**　选择素家族、整合素家族、免疫球蛋白超家族。
3. **了解**　白细胞分化抗原及其单克隆抗体的临床应用。

内容精讲

免疫应答过程有赖于免疫系统中细胞间的相互作用，包括细胞间直接接触以及通过分泌细胞因子或其他生物活性分子介导的作用。免疫细胞相互识别和作用的分子基础是表达于免疫细胞表面的功能分子，包括细胞表面的多种抗原、受体和黏附分子等。

第一节　人白细胞分化抗原

一、人白细胞分化抗原

（一）人白细胞分化抗原的概念

人白细胞分化抗原（human leukocyte differentiation antigen，HLDA）主要指造血干细胞分化为不同谱系（lineage）、各个细胞谱系分化不同阶段，以及成熟细胞活化过程中，细胞表面表达的标记分子。

白细胞分化抗原的特点如下。

（1）分布特点　除表达在白细胞表面外，还广泛分布在多种细胞（如红细胞、血小板、血管内皮细胞、成纤维细胞、上皮细胞、神经内分泌细胞等）的表面。

（2）结构特点　多数是跨膜糖蛋白，含胞膜外区、跨膜区和胞质区，少数为碳水化合物。

（3）根据胞膜外区结构特点分为不同家族（family）或超家族（superfamily）　常见的有免疫球蛋白超家族、细胞因子受体家族、C型凝集素超家族、整合素家族、选择素家族、肿瘤坏死因子超家族和肿瘤坏死因子受体超家族等。

（二）分化群的概念

1975年创立的B淋巴细胞杂交瘤和单克隆抗体技术，推动了白细胞分化抗原的研究，因此，国际专门命名机构提出了分化群CD（cluster of differentiation）的概念，是应用以单克隆抗体鉴定为主的方法，将来自不同实验室的单克隆抗体所识别的同一分化抗原，其编码基因及其分子表达的细胞种类均鉴定明确者，规定为同一CD分子。

二、人白细胞分化抗原的功能

人白细胞分化抗原按其功能主要分为受体、黏附分子等。与T细胞、B细胞功能有关的CD

分子及其他免疫细胞有关的 CD 分子见表 7-1、表 7-2。

表 7-1　与 T 细胞功能有关的主要 CD 分子

CD	表达细胞	功能
TCR	T 细胞	特异性识别并结合抗原肽-MHC 分子复合物
CD3	T 细胞、胸腺细胞	传递 T 细胞激活信号
CD4	T 细胞亚群、胸腺细胞	与 MHC Ⅱ 分子结合，使 APC 和 T 细胞结合更牢固
CD8	T 细胞、胸腺细胞	与 MHC Ⅰ 分子结合，使 APC 和 T 细胞结合更牢固
CD28	T 细胞、部分活化的 B 细胞、浆细胞、瘤细胞	与 CD80/CD86 结合，是 T 细胞激活的主要共刺激分子
CD86	活化的 T 细胞、B 细胞、巨噬细胞	CD28 配体，提供 T 细胞激活的共刺激分信号
CD274(ICOS)	活化 T 细胞	促进 T 细胞分泌细胞因子；参与再次免疫应答

表 7-2　与 B 细胞功能有关的主要 CD 分子

CD	表达细胞	功能
CD79a	成熟 B 细胞	即 Igα，传递 BCR 识别信号
CD79b	成熟 B 细胞	即 Igβ，传递 BCR 识别信号
CD19	前 B 细胞、成熟 B 细胞	B 细胞活化及发育的调节
CD20	前 B 细胞、成熟 B 细胞	B 细胞活化、增殖、分化
CD21	成熟 B 细胞	B 细胞活化及发育的调节
CD22	成熟 B 细胞	B 细胞活化调节
CD40	活化 B 细胞	B 细胞增殖、分化调节
CD45	成熟 B 细胞	B 细胞活化调节

第二节　黏附分子

细胞黏附分子（cell adhesion molecule，CAM）是一类介导细胞与细胞、细胞与细胞外基质（extracellular matrix，ECM）间相互接触和黏附的分子。黏附分子以受体-配体结合的形式发挥作用，使细胞与细胞间或细胞与基质间发生黏附，参与细胞识别、活化和信号转导，细胞的增殖与分化，细胞的伸展和移动，是免疫应答、炎症发生、凝血、肿瘤转移以及创伤愈合等一系列重要生理和病理过程的分子基础。根据其结构特点可分为免疫球蛋白超家族、整合素家族、选择素家族、钙黏蛋白家族等。

一、免疫球蛋白超家族

免疫球蛋白超家族（immunoglobulin superfamily，IgSF）是具有免疫球蛋白（Ig）V 区样或 C 区样结构域的分子，其氨基酸组成有一定的同源性，参与细胞间相互识别、相互作用。IgSF 在免疫细胞膜分子中数量最多，分布广泛，功能多样且重要，其配体多为 IgSF 黏附分子以及整合素，主要参与淋巴细胞的抗原识别、免疫细胞间相互作用，并参与细胞信号转导。

二、整合素家族

整合素家族（integrin family）因主要介导细胞与细胞外基质的黏附，使细胞得以附着形成整体而得名。

（一）整合素分子的基本结构

整合素分子是由 α 和 β 两条链（或称亚单位）经非共价键连接组成的异源二聚体，α、β 链共同组成识别配体的结合点。

（二）整合素家族的组成

整合素家族中至少有 18 种 α 亚单位和 8 种 β 亚单位，以 β 亚单位的不同将整合素家族分为 8 个组（β1 组～β8 组）。同一个组中，β 链均相同，α 链不同。大部分 α 链结合一种 β 链，有的 α 链可分别结合两种或两种以上的 β 链。已知 α 链和 β 链之间有 24 种组合形式。表 7-3 列举了整合素家族 β1 组、β2 组、β3 组三个组某些成员的结构分布、相应配体和主要功能。

（三）整合素分子的分布

整合素分子在体内分布十分广泛，一种整合素可分布于多种细胞，同一种细胞也可有多种整合素的表达。某些整合素的表达有显著的细胞类型特异性，如白细胞黏附受体组（β2 组）主要分布在白细胞，gpⅡbⅢa 分布于巨核细胞/血小板和内皮细胞。整合素分子的表达水平可随细胞活化和分化状态不同而发生改变。

表 7-3　整合素家族 β1 组、β2 组、β3 组中某些成员的主要特征

分组	成员举例	α/β 亚单位分子量/kDa	亚单位结构	分布	配体	主要功能
VLA 组（β1 组）（有 12 个成员）	VLA-4	150/130（CD49d/CD29）	α4/β1	淋巴细胞、胸腺细胞、单核细胞、嗜酸性粒细胞	FN、VCAM-1、MAdCAM-1	参与免疫细胞黏附；为 T 细胞活化提供共刺激信号
白细胞黏附受体组（β2 组）（有 4 个成员）	LFA-1	180/95（CD11a/CD18）	αLβ2	淋巴细胞、髓样细胞	ICAM-1、ICAM-2、ICAM-3	为 T 细胞活化提供共刺激信号，参与淋巴细胞再循环和炎症
	Mac-1（CR3）	170/95（CD11b/CD18）	αMβ2	髓样细胞、淋巴细胞	iC3b、Fg、ICAM-1	参与免疫细胞黏附、炎症和调理吞噬
血小板糖蛋白组（β3 组）（有 2 个成员）	gpⅡbⅢa	125+22/105（CD41/CD61）	αⅡbβ3	血小板、内皮细胞、巨核细胞	Fg、FN、vW-F、TSP	血小板活化和凝集

三、选择素家族

选择素家族（selectin family）有三个成员，即 L-选择素、P-选择素和 E-选择素，主要参与白细胞和内皮细胞黏附以及参与炎症。

（一）选择素分子的基本结构

选择素为跨膜分子，胞膜外区均由 C 型凝集素（CL）样结构域、表皮生长因子（ECF）样结构域和补体调节蛋白（CCP）结构域组成。其中 CL 结构域可结合某些碳水化合物，是选择素结合配体部位。选择素分子胞质区与细胞骨架相连。

（二）选择素家族的组成

L-选择素（CD62L）、P-选择素（CD62P）、E-选择素（CD62E）三个成员中，L、P 和 E 分别表示这三种选择素最初发现表达在白细胞、血小板或血管内皮细胞。三种选择素的分布、配体和功能见表 7-4。

表 7-4 选择素的分布、配体和功能

选择素	分布	配体	功能
L-选择素 （CD62L）	白细胞，活化后下调	CD15s(sLe^x)，可存在于外周淋巴结 HEV 上 CD34、GlyCAM-1	白细胞与内皮细胞黏附；参与炎症、淋巴细胞归巢到外周淋巴结和派尔集合淋巴结
P-选择素 （CD62P）	血小板、巨噬细胞、活化内皮细胞	CD15s(sLe^x)、CLA、PSGL-1	白细胞与内皮细胞黏附；参与炎症
E-选择素 （CD62E）	活化内皮细胞	CD15s(sLe^x)、CD15、PSGL-1、ESL-1	白细胞与内皮细胞黏附；参与炎症

注：CLA：皮肤淋巴细胞相关抗原；ESL-1：选择素配体-1 蛋白；GlyCAM-1：糖基化依赖的细胞黏附分子 1；HEV：高内皮微静脉；PSGL-1：P-选择素糖蛋白配体-1；sLe^x：唾液酸化的路易斯寡糖^x。

（三）选择素分子识别的配体

与大多数黏附分子所结合的配体不同，选择素识别的是一些寡糖基团，主要是唾液酸化的路易斯寡糖（sialy-Lewis^x，sLe^x，即 CD15s）或类似结构的分子。这些配体主要表达于白细胞和内皮细胞表面。

四、钙黏蛋白家族

钙黏蛋白家族（cadherin）是同亲型结合（两个相同分子相互结合）、Ca^{2+} 依赖的细胞黏附分子，对胚胎发育中的细胞识别、迁移和组织分化以及成体组织器官构成具有重要作用（表 7-5）。

（一）钙黏蛋白的分子结构

钙黏蛋白分子均为单链糖蛋白，由胞质区、跨膜区和胞膜外区三部分组成。其胞膜外区有数个重复功能区，分子外侧 N 端的 113 个氨基酸残基构成钙黏蛋白的配体结合部位。此外，胞膜外区可结合钙离子。胞质区高度保守，并与细胞内骨架相连。

（二）钙黏蛋白家族组成

钙黏蛋白由经典的钙黏蛋白和原钙黏蛋白两个亚家族组成。其中经典的钙黏蛋白亚家族包括 E-cadherin、N-cadherin 和 P-cadherin 等，E、N 和 P 分别表示上皮、神经和胎盘，是三种钙黏蛋白最初被发现的组织。不同的钙黏蛋白分子在体内有独特的组织分布，其表达随细胞生长、发育状态不同而改变。

表 7-5 钙黏蛋白的分布、配体和功能

钙黏蛋白 家族成员	分子量 /kDa	主要 组织分布	配体	功能
E-cadherin	124	上皮组织	E-cadherin	参与胚胎发育及正常组织中上皮细胞层的形成和维持
N-cadherin	127	神经组织、横纹肌、心肌	N-cadherin	介导 Ca^{2+} 依赖的神经细胞黏附
P-cadherin	118	胎盘、间皮组织、上皮细胞	P-cadherin	参与胚胎的植入及其与子宫的结合

（三）钙黏蛋白识别的配体

钙黏蛋白分子以其独特的方式相互作用，其配体是与自身相同的钙黏蛋白分子。

五、黏附分子的功能

（一）参与免疫细胞之间的相互作用和活化

免疫细胞之间的相互作用均有黏附分子参与。例如 DC 与 T 细胞以及 CTL 与靶细胞相互作用时，首先是两种细胞通过黏附分子的疏松结合。

T 细胞的活化，除了需要抗原刺激提供的第一信号，还需要由共刺激分子提供辅助活化信号。T 细胞-APC 识别最常见的共刺激信号的黏附分子有：CD28-CD80 或 CD86、CD2-CD58、LFA-1-ICAM-1 等。

（二）参与炎症过程中白细胞与血管内皮细胞黏附

细胞表达的不同黏附分子是介导炎症不同阶段的重要分子基础。以中性粒细胞为例，中性粒细胞表面表达 sLe^x 与血管内皮细胞表面的 E-选择素非紧密结合，使 PMN 缓慢流动在血管内，炎症初期，PMN 表面的 IL-8 受体与膜型 IL-8 结合，活化白细胞，使细胞表面的 LFA-1/Mac-1 与血管内皮细胞的 ICAM-1 结合，使白细胞稳定黏附，得以穿过内皮细胞到达炎症部位发挥作用。

（三）参与淋巴细胞归巢

淋巴细胞归巢是淋巴细胞定向迁移，包括淋巴细胞再循环和淋巴细胞向炎症部位迁移。其分子基础是表达在淋巴细胞表面的淋巴细胞归巢受体（lymphocyte homing receptor，LHR）与内皮细胞表面的血管地址素（vascular addressin）（也属于黏附分子）相互作用。

（四）参与细胞的发育、分化、黏着和移动

黏附分子在胚胎发育过程中发挥重要作用，参与其中的主要为钙黏蛋白家族成员以及属于 IgSF 的黏附分子 NCAM（CD56）及 PECAM（CD31）等。而细胞与细胞外基质的附着对于细胞生存和增殖是必需的，主要由表达于各种细胞表面的整合素家族黏附分子来介导。

（五）参与多种疾病的发生

黏附分子介导多种疾病的发生。如 CD18（β2 整合素）基因缺陷引起白细胞黏附缺陷症。CD4 分子是 HIV 的主要受体，HIV 能够感染并破坏 $CD4^+$ T 细胞，导致艾滋病的发生。

第三节　白细胞分化抗原及其单克隆抗体的临床应用

白细胞分化抗原参与介导多种疾病的发生，成为多种疾病诊断的标记物和治疗靶点，其相应的单克隆抗体也得到广泛应用。

一、在疾病诊断中的应用

例如：①检测外周血 CD4/CD8 比例和 CD4 阳性细胞绝对数，对于辅助诊断和判断 AIDS 病情有重要临床意义；②检测细胞表面膜分子表达，可鉴别白血病细胞的属性、分化阶段或变异，有助于白血病诊断和分类，并指导临床治疗和判断预后；③借助免疫组织化学技术对病理切片检测膜分子表达，可用于诊断淋巴瘤。

二、在疾病预防和治疗中的应用

抗 CD3、CD25 等单克隆抗体（mAb）作为免疫抑制剂在临床上用于防治移植排斥反应，取得明显疗效。

同步练习

一、选择题

1. 白细胞分化抗原是指（　　　）

    A. 白细胞分化过程中出现的各种膜分子

    B. T 细胞分化过程中出现的各种膜分子

    C. B 细胞分化过程中出现的各种膜分子

    D. 淋巴细胞分化过程中出现的各种膜分子

    E. 血细胞在分化成熟为不同谱系、分化的不同阶段及活化过程中出现或消失的细胞表面标记分子

2. 在 TCR 识别抗原的信号转导过程中起作用关键的 CD 分子是（　　　）

    A. CD2 　　　　　　　　　B. CD3 　　　　　　　　　C. CD4

    D. CD8 　　　　　　　　　E. CD28

3. CD4 分子主要表达在哪种细胞上（　　　）

    A. 辅助性 T 细胞（Th） 　　　　B. 细胞毒 T 细胞（CTL 或 Tc）NK 细胞

    D. B 细胞 　　　　　　　　　E. 中性粒细胞

4. CD2 分子又称（　　　）

    A. LFA-1 　　　　　　　　B. LFA-2 　　　　　　　　C. LFA-3

    D. ICAM-1 　　　　　　　E. ICAM-2

5. CD8 分子主要表达在哪种细胞上（　　　）

    A. 单核细胞 　　　　　　　B. 巨噬细胞 　　　　　　　C. Th 细胞

    D. Tc 细胞 　　　　　　　　E. B 细胞

6. CD28 分子和 CTLA-4 的共同配体是（　　　）

    A. LFA-1 　　　　　　　　B. LFA-2 　　　　　　　C. B7-1（CD80）/ B7-2（CD86）

    D. Igα/Igβ 　　　　　　　E. ICAM-1

7. 与配体结合后，对 T 细胞活化有负调节作用的 CD 分子是（　　　）

    A. CD2 　　　　　　　　　B. CD4 　　　　　　　　　C. CD8

    D. CD152 　　　　　　　　E. CD28

8. CD28 分子主要表达在哪种细胞上（　　　）

    A. T 细胞 　　　　　　　　B. 单核细胞 　　　　　　　C. NK 细胞

    D. 巨噬细胞 　　　　　　　E. 肥大细胞

9. 人类免疫缺陷病毒（HIV）的受体是（　　　）

    A. CD2 　　　　　　　　　B. CD3 　　　　　　　　　C. CD4

    D. CD8 　　　　　　　　　E. CD28

10. 关于 CD8 分子的叙述，下列哪项是正确的（　　　）

    A. 属于 IgSF 黏附分子能与 MHC Ⅰ类分子结合 　　　　　B. 主要分布在 Th 细胞上

C. 能传递 TCR 识别抗原的信号

D. 其配体是 CD58（LFA-3）

E. 分布于所有的 T 细胞上

二、名词解释

1. 人白细胞分化抗原　2. CD 分子　3. 黏附分子

三、问答题

1. 简述与 T 细胞、B 细胞功能有关的主要 CD 分子及功能。

2. 以中性粒细胞为例，简述黏附分子在炎症发生中的作用。

参考答案

一、选择题

1. E　2. B　3. A　4. B　5. D　6. C　7. D

8. A　9. C　10. A

二、名词解释

1. 人白细胞分化抗原：主要指造血干细胞分化为不同谱系、各个细胞谱系分化不同阶段，以及成熟细胞活化过程中，细胞表面表达的标记分子。

2. CD 分子：应用以单克隆抗体鉴定为主的方法，将来自不同实验室的单克隆抗体所识别的同一分化抗原，归为同一分化群(CD)。

3. 黏附分子：是一类介导细胞与细胞、细胞与细胞外基质间相互接触和黏附的分子。黏附分子以受体-配体结合的形式发挥作用，使细胞与细胞间或细胞与基质间发生黏附，参与细胞识别、活化和信号转导，细胞的增殖与分化，细胞的伸展和移动，是免疫应答、炎症发生、凝血、肿瘤转移以及创伤愈合等一系列重要生理和病理过程的分子基础。

三、问答题

1. 答：(1)与 T 细胞功能有关的主要 CD 分子如下表。

CD	表达细胞	功能
TCR	T 细胞	特异性识别并结合抗原肽-MHC 分子复合物
CD3	T 细胞、胸腺细胞	传递 T 细胞激活信号
CD4	T 细胞亚群、胸腺细胞	与 MHC Ⅱ 分子结合，使 APC 和 T 细胞结合更牢固
CD8	T 细胞、胸腺细胞	与 MHC Ⅰ 分子结合，使 APC 和 T 细胞结合更牢固
CD28	T 细胞、部分活化的 B 细胞、浆细胞、瘤细胞	与 CD80/CD86 结合，是 T 细胞激活的主要共刺激分子
CD86	活化的 T 细胞、B 细胞，巨噬细胞	CD28 配体，提供 T 细胞激活的共刺激分信号
CD274 (ICOS)	活化 T 细胞	促进 T 细胞分泌细胞因子。参与再次免疫应答

(2) 与 B 细胞功能有关的主要 CD 分子如下表。

CD	表达细胞	功能
CD79a	成熟 B 细胞	即 Igα，传递 BCR 识别信号
CD79b	成熟 B 细胞	即 Igβ，传递 BCR 识别信号
CD19	前 B 细胞、成熟 B 细胞	B 细胞活化及发育的调节
CD20	前 B 细胞、成熟 B 细胞	B 细胞活化、增殖、分化
CD21	成熟 B 细胞	B 细胞活化及发育的调节
CD22	成熟 B 细胞	B 细胞活化调节
CD40	活化 B 细胞	B 细胞增殖、分化调节
CD45	成熟 B 细胞	B 细胞活化调节

2. 答：中性粒细胞表面表达 sLe^x 与血管内皮细胞表面的 E-选择素非紧密结合，使 PMN 缓慢流动在

血管内，炎症初期，PMN 表面的 IL-8 受体与膜型 IL-8 结合，活化白细胞，使细胞表面的 LFA-1/Mac-1 与血管内皮细胞的 ICAM-1 结合，使白细胞稳定黏附，得以穿过内皮细胞到达炎症部位发挥作用。

(刘志平)

第八章 主要组织相容性复合体

学习目标

1. **掌握** MHC 和 HLA 的概念，HLA Ⅰ、Ⅱ 类分子的基因、分布、结构和功能。
2. **熟悉** HLA 复合体的基因组成，HLA 的遗传特点。
3. **了解** 免疫功能相关基因，HLA 分子和抗原肽的相互作用，HLA 与临床医学的关系。

内容精讲

主要组织相容性复合体（major histocompatibility complex，MHC）是一组与免疫应答密切相关、决定移植组织是否相容、紧密连锁的基因群。小鼠的 MHC 称为 H-2 基因复合体。人的 MHC 称为人类白细胞抗原（human leukocyte antigen，HLA）基因复合体，其编码产物称为 HLA 分子或 HLA 抗原。

第一节 MHC 的结构及其遗传特性

MHC 分为两种类型：一是经典的 MHC Ⅰ类、Ⅱ类基因，它们的产物具有抗原提呈功能，显示极为丰富的多态性，直接参与 T 细胞的激活和分化，参与调控适应性免疫应答；二是免疫相关基因，包括传统的Ⅲ类基因，它们或参与调控固有免疫应答，或参与抗原加工，不显示或显示仅有的多态性。

一、经典的 HLA Ⅰ类及Ⅱ类基因

1. HLA Ⅰ类基因 经典的 HLA Ⅰ类基因集中在远离着丝点的一端，按序包括 B、C、A 三个座位，产物称为 HLA Ⅰ类分子。Ⅰ类基因仅编码Ⅰ类分子异二聚体中的重链，轻链称为 β_2 微球蛋白（β_2 microgloglobulin，β_2 m），由第 15 号染色体上的基因编码。

2. HLA Ⅱ类基因 经典的 HLA Ⅱ类基因在复合体中靠着丝点一侧，结构较为复杂，顺序为 DP、DQ 和 DR 三个亚区组成。每一亚区又包括 A 和 B 两种功能基因座位，分别编码分子量相近的 HLA Ⅱ类分子的 α 链和 β 链，形成 α/β 异二聚体蛋白（DPα/DPβ、DQα/DQβ 和 DRα/DRβ）。

二、免疫功能相关基因

（一）血清补体成分的编码基因

此类基因属经典的 HLA Ⅲ类基因。所表达的产物为 C4B、C4A、Bf 和 C2 等补体成分。

（二）抗原加工相关基因

1. 蛋白酶体 β 亚单位（proteasome subunit beta type，PSMB）基因 编码胞质溶胶中蛋白酶体的 β 亚单位。蛋白酶体在抗原提呈细胞中参与对胞质中内源性抗原的酶解。

2. 抗原加工相关转运物（transporters associated with antigen processing，TAP）基因 TAP 是内质网膜上的一个异二聚体分子，分别由 TAP1 和 TAP2 两个座位基因编码。TAP 参与内源

性抗原肽的转运，使其从胞质溶胶进入内质网腔，并与 MHC Ⅰ 类分子结合。

3. HLA-DM 基因 包括 DMA 和 DMB 座位，其产物参与 APC 对外源性抗原的加工，帮助溶酶体中的抗原片段进入 MHC Ⅱ 类分子的抗原结合槽。

4. HLA-DO 基因 包括 DOA 和 DOB 两个座位，分别编码 HLA-DO 分子的 α 链和 β 链。DO 分子是 HLA-DM 行使功能的负调节蛋白。

5. TAP 相关蛋白基因 其产物称 Tapasin，即 TAP 相关蛋白（TAP-associated protein）。参与 Ⅰ 类分子在内质网中的装配和内源性抗原的加工提呈。

（三）非经典 Ⅰ 类基因

1. HLA-E 产物由重链（α 链）和 β_2m 组成。HLA-E 分子表达于各种组织细胞，在羊膜和滋养层细胞表面高表达。其抗原结合槽具有高度的疏水性，能结合来自 HLA Ⅰ a 和一些 HLA-G 分子信号肽的肽段，形成复合物。HLA-E 分子是 NK 细胞表面 C 型凝集素受体家族（CD94/NKG2）的专一性配体，HLA-E 分子与 NK 细胞表面 CD94/NKG2A（抑制性受体）高亲和力结合，负调节 CTL 和 NK 细胞的杀伤活动，因此具有抑制 NK 细胞对自身细胞的杀伤作用。

2. HLA-G 产物由重链和 β_2m 组成。HLA-G 分子主要分布于母胎界面绒毛外滋养层细胞，在母胎耐受中发挥功能。

（四）炎症相关基因

在 HLA Ⅲ 类基因一侧，检出多个免疫功能相关基因，包括肿瘤坏死因子基因家族（TNF、LTA 和 LTB）、MHC 基因家族和热休克蛋白基因家族（HSP70）等。这些基因多与炎症反应有关。

三、 人类 MHC 的遗传特点

（一）MHC 的多态性

多态性（polymorphism）指群体中单个基因座位存在两个以上不同等位基因的现象。HLA Ⅰ 类和 Ⅱ 类等位基因产物的表达具有共显性特点，即同一个体中，一个基因座位上来自同源染色体的两个等位基因皆能到表达，因而一个个体通常拥有的经典 Ⅰ 类和 Ⅱ 类 HLA 等位基因产物有 12 种。

HLA 复合体是人体多态性最丰富的基因系统。非亲缘关系个体间存在两个相同等位基因的概率会很低，因而，进行组织和器官移植时移植物会受到免疫排斥。

在蛋白质水平，HLA 多态性主要表现在等位基因结构上存在的差异，即 HLA 分子抗原结合槽的氨基酸残基组成和序列的不同。

（二）单体型和连锁不平衡

MHC 的单体型（haplotype）指同一染色体上紧密连锁的 MHC 等位基因的组合，其在遗传过程中作为一个完整遗传单位由亲代传给子代。MHC 等位基因的构成和分布还有 2 个特点。

1. 等位基因的非随机性表达 群体中各等位基因并不以相同的频率出现。不同人种中优势表达的等位基因及其组成的单体型可以不同。

2. 连锁不平衡（linkage disequilibrium） 指分属两个或两个以上基因座位的等位基因同时出现在一条染色体上的概率，高于随机出现的频率。

HLA 各基因并非完全随机地组成单体型，某些基因比其他基因能更多或更少地连锁在一起，从而出现连锁不平衡。不仅等位基因出现的频率不均一，两个等位基因同时出现在一条染色体上的机会，往往也不是随机的。

非随机表达的等位基因和构成连锁不平衡的等位基因组成，因人种与地理族群的不同而出现差异，属长期自然选择的结果。其意义在于，第一，可作为人种种群基因结构的一个特征，追溯和分析人种的迁移和进化规律；第二，高频率表达的等位基因如果与种群抵抗特定疾病相关，可以此开展疾病的诊断和防治；第三，有利于寻找 HLA 相匹配的移植物供者。

第二节　HLA 分子

经典的 HLA Ⅰ类分子和Ⅱ类分子在组织分布、结构和功能上各有特点（表 8-1）。

表 8-1　HLA Ⅰ类分子和Ⅱ类分子的结构、组织分布和功能特点

HLA 分子类别	分子结构	肽结合结构域	表达特点	组织分布	功能
Ⅰ类 （A、B、C）	α 链 45kDa （β_2m 12kDa）[①]	α1+α2	共显性	所有有核细胞表面	识别和提呈内源性抗原肽，与辅受体 CD8 结合，对 CTL 的识别起限制作用
Ⅱ类 （DR、DQ、DP）	α 链 35kDa β 链 28kDa	α1+β1	共显性	抗原提呈细胞、活化的 T 细胞	识别和提呈外源性抗原肽，与辅受体 CD4 结合，对 Th 的识别起限制作用

① β_2m 编码基因在 15 号染色体。

一、　HLA 分子的分布

Ⅰ类分子由重链（α链）和 β_2m 组成，广泛存在于人类所有有核细胞。

Ⅱ类分子由 α 链和 β 链组成，仅表达于淋巴组织中一些特定的细胞表面，如专职性抗原提呈细胞（包括 B 细胞、巨噬细胞、树突状细胞）、胸腺上皮细胞和活化的 T 细胞等。

二、　HLA 分子的结构及其与抗原肽的相互作用

（一）HLA 分子的结构

HLA Ⅰ类分子由两条多肽链通过非共价键连接组成，分别为 α 链（重链）、β 链（β_2 微球蛋白，轻链）。重链（α链）胞外段有 3 个结构域（α1、α2、α3），远膜端的 2 个结构域 α1 和 α2 构成抗原结合槽，而 α3 及 β_2m 属免疫球蛋白超家族（IgSF）结构域。Ⅰ类分子的抗原结合槽两端封闭，接纳的抗原肽长度有限，为 8～10 个氨基酸残基。

HLA Ⅱ类分子的 α、β 链各有两个胞外结构域（α1、α2；β1、β2），其中 α1 和 β1 共同形成抗原结合槽，α2 和 β2 为 IgSF 结构域。Ⅱ类分子的抗原结合槽两端开放，进入槽内的抗原肽长度变化较大，为 13～17 个氨基酸残基。

（二）HLA 与抗原肽的相互作用

HLA 分子结合并提呈抗原肽供 TCR 识别。HLA 的抗原肽结合槽与抗原肽互补结合，其中有两个或两个以上与抗原肽结合的关键部位，称锚定位（anchor position）。在该位置抗原肽与 HLA 分子结合的氨基酸残基组成称为锚定残基（anchor residue）。锚定位与锚定残基是否吻合决定 MHC 的抗原结合槽与抗原肽结合的牢固程度。

三、　HLA 分子的功能

（一）作为抗原提呈分子参与适应性免疫应答

经典的 MHC Ⅰ类和Ⅱ类分子通过提呈抗原肽而激活 T 淋巴细胞，参与适应性免疫应答。

1. 决定 T 细胞识别抗原的 MHC 限制性　指 T 细胞以其 TCR 对抗原肽和自身 MHC 分子进行双重识别，即 T 细胞只能识别自身 MHC 分子提呈的抗原肽（见表 8-1）。

2. 参与 T 细胞在胸腺中的选择和分化　胸腺发育中，高亲和力结合自身抗原肽-MHC 分子复合物的 T 细胞克隆发生凋亡，从而清除自身反应性 T 细胞，建立 T 细胞的中枢免疫耐受。

3. 决定疾病易感性的个体差异　某些特定的 MHC 等位基因的高频出现与疾病发生有关。

4. 参与构成种群免疫反应的异质性　由于 MHC 的多态性，一方面赋予不同种群个体抗病能力不同，另一方面在群体水平增强物种的适应能力。

5. 参与移植排斥反应　作为主要移植抗原，在同种异体移植中可引起移植排斥反应。

（二）作为调节分子参与固有免疫应答

（1）经典的Ⅲ类基因编码补体成分，参与炎症反应和对病原体的杀伤，与免疫性疾病的发生有关。

（2）非经典Ⅰ类基因和 MICA 基因产物可作为配体分子，以不同的亲和力结合激活性和抑制性受体，调节 NK 细胞和部分杀伤细胞的活性。

（3）参与启动和调控炎症反应。

第三节　HLA 与临床医学

一、 HLA 与器官移植

同种异体器官移植物存活率的高低主要取决于供者和受者间的组织相容性，其中 HLA 等位基因的匹配程度尤为重要。在同卵双生子之间的器官移植成功率最高，其次为同胞、亲属。

二、 HLA 分子的异常表达与临床疾病

所有有核细胞表面表达 HLA Ⅰ类分子，但恶变细胞Ⅰ类分子的表达往往减弱甚至缺如，以致不能有效地激活特异性 $CD8^+$ CTL，造成肿瘤逃脱免疫监视。在这个意义上，Ⅰ类分子的表达状态可以作为一种警示系统，如表达下降或者缺失则告知免疫系统，细胞可能发生恶变。另一方面，某些自身免疫病中，原先不表达 HLAⅡ类分子的某些细胞，如胰岛素依赖性糖尿病中的胰岛 B 细胞、乳糜泻中的肠道细胞、萎缩性胃炎中的胃壁细胞等，可被诱导表达Ⅱ类分子促进免疫细胞的过度活化。

三、 HLA 与疾病关联

带有某些特定 HLA 等位基因或单体型的个体易患某一疾病（称为阳性关联）或对该疾病有较强的抵抗力（称为阴性关联），皆称为 HLA 与疾病关联。这一关联，可通过对患病人群和健康人群作 HLA 分型后用统计学方法加以判别。典型例子是强直性脊柱炎（AS）。患者人群中 HLA-B27 抗原阳性率高达 58%～97%，而在健康人群中仅有 1%～8%，由此确定 AS 和 HLA-B27 属阳性关联。换言之，带有 B27 等位基因的个体易于患 AS。经计算，其相对风险率（RR）为 55～376（因不同人种而异），即 B27 阳性个体较之 B27 阴性个体患 AS 的机会要大 55～376 倍，表明 HLA-B27 是决定 AS 易感性的关键遗传因素。

四、 HLA 与亲子鉴定和法医学

HLA 系统所显示的多基因性和多态性，意味着两个无亲缘关系个体之间，在所有 HLA 基因座位上拥有相同等位基因的机会几乎等于零。而且，每个人所拥有的 HLA 等位基因型别一般终身不变。这意味着特定等位基因及其以共显性形式表达的产物，可以成为不同个体显示其个体性（individuality）的遗传标志。据此，HLA 基因分型已在法医学上被用于亲子鉴定和对死亡者

"验明正身"。

同步练习

一、选择题

1. MHC 是指（　　　）

　　A. 染色体上编码组织相容性抗原的一组紧密连锁的基因群

　　B. 染色体上编码移植抗原的一组紧密连锁的基因群

　　C. 染色体上编码主要组织相容性抗原的一组紧密连锁的基因群

　　D. 染色体上编码次要组织相容性抗原的一组紧密连锁的基因群

　　E. 染色体上编码组织特异性抗原的一组紧密连锁的基因群

2. HLA 基因复合体定位于（　　　）

　　A. 第 2 号染色体　　　　　　　B. 第 6 号染色体　　　　　　C. 第 9 号染色体

　　D. 第 15 号染色体　　　　　　E. 第 17 号染色体

3. 对人而言，HLA 分子属于（　　　）

　　A. 异嗜性抗原　　　　　　　　B. 同种异型抗原　　　　　　C. 异种抗原

　　D. 组织特异性抗原　　　　　　E. 隐蔽的自身抗原

4. 下列哪项不是 MHC 基因编码的产物（　　　）

　　A. β_2 微球蛋白（$\beta_2 m$）　　B. HLA Ⅰ 类分子 α 链　　C. HLA Ⅱ 类分子 α 链

　　D. HLA Ⅱ 类分子 β 链　　　　　E. 低分子量多肽（LMP）

5. HLA Ⅱ 类基因的表达产物主要分布于（　　　）

　　A. 所有白细胞胞表面

　　B. 专职性 APC、胸腺上皮细胞和活化 T 细胞表面

　　C. 所有有核细胞和血小板表面

　　D. 淋巴细胞表面

　　E. 所有血细胞表面

6. 静止 T 细胞表达哪些 MHC 分子（　　　）

　　A. MHC Ⅰ、Ⅱ、Ⅲ类分子　　B. MHC Ⅰ、Ⅱ类分子　　C. MHC Ⅰ、Ⅲ类分子

　　D. MHC Ⅰ类分子　　　　　　E. MHC Ⅱ类分子

7. 不表达 HLA Ⅰ类分子的细胞是（　　　）

　　A. T 淋巴细胞　　　　　　　　B. B 淋巴细胞　　　　　　　C. 非专职性 APC

　　D. 中性粒细胞　　　　　　　　E. 成熟红细胞

8. 构成 HLA Ⅰ类分子抗原肽结合槽的部位是（　　　）

　　A. α1 结构域和 $\beta_2 m$　　　　B. α1 和 α2 结构域　　　　C. α2 和 α3 结构域

　　D. α3 结构域和 $\beta_2 m$　　　　E. $\beta_2 m$

9. 能与 HLA Ⅰ类分子结合的是（　　　）

　　A. CD1　　　　　　　　　　　B. CD2　　　　　　　　　　C. CD3

　　D. CD4　　　　　　　　　　　E. CD8

10. 靶细胞提呈内源性抗原的关键性分子是（　　　）

　　A. MHC Ⅰ类分子　　　　　　B. MHC Ⅱ类分子　　　　　C. MHC Ⅲ类分子

　　D. CD1 分子　　　　　　　　　E. 黏附分子

11. 下列哪种分子是非经典的 HLA Ⅰ类基因产物（　　　）

    A. HLA-A　　　　　　　　B. HLA-B　　　　　　　　C. HLA-C

    D. HLA-DM　　　　　　　E. HLA-E

12. HLA Ⅰ类分子分布于（　　　）

    A. 专职性 APC 和活化 T 细胞表面　　　　　　B. 所有有核细胞表面

    C. 所有白细胞表面　　　　　　　　　　　　　D. 所有血细胞表面

    E. 专职性和非专职性 APC 表面

13. 关于 HLA Ⅰ类分子的叙述，哪项是错的（　　　）

    A. 分布于所有有核细胞表面

    B. 由 α 链和 β_2m 组成，分别由第 6 号和第 15 号染色体编码

    C. 是提呈内源性抗原肽的关键性分子

    D. 能与辅助受体 CD8 分子结合

    E. 对 Th 的识别起限制作用

14. HLA Ⅱ类基因的产物不包括（　　　）

    A. HLA-DP 分子　　　　　B. HLA-DM 分子　　　　　C. HLA-DQ 分子

    D. HLA-G 分子　　　　　　E. HLA-DR 分子

15. 专职性 APC 提呈外源性抗原的关键性分子是（　　　）

    A. MHC Ⅰ类分子　　　　　B. MHC-Ⅱ类分子　　　　　C. MHC Ⅲ类分子

    D. CD1 分子

    E. 黏附分子

16. 能与 HLA Ⅱ类分子结合的是（　　　）

    A. CD1　　　　　　　　　B. CD2　　　　　　　　　C. CD3

    D. CD4　　　　　　　　　E. CD8

二、名词解释

1. 主要组织相容性复合体　2. 人类白细胞抗原

三、问答题

1. 什么是 HLA 基因复合体的多基因性和多态性？

2. 比较 HLA Ⅰ类和Ⅱ类分子在结构、组织分布和功能等方面的特点。

3. 为什么 MHC 的主要生物学功能体现在结合与提呈抗原肽？HLA 与临床医学有什么关系？

参考答案

一、选择题

1. C　2. B　3. B　4. A　5. B　6. D　7. E　8. B

9. E　10. A　11. E　12. B　13. E　14. D　15. B

16. D

二、名词解释

1. 主要组织相容性复合体：是一组与免疫应答密切相关、决定移植组织是否相容、紧密连锁的基因群。

2. 人类白细胞抗原：人的 MHC 称为人类白细胞抗原（HLA）基因复合体，其编码产物称为 HLA 分子或 HLA 抗原。

三、问答题

1. 答：多基因性：HLA 复合体含有多个不同 HLA Ⅰ类和Ⅱ类基因座，其编码产物的结构和功能相似。如经典 HLA 基因座位有 6 个，包括 HLA-A、HLA-B、HLA-C 和 HLA-DR、HLA-DQ、HLA-DP。

多态性：指群体中单个基因座位存在两个以上不同等位基因的现象。

2. 答：HLA Ⅰ类分子和Ⅱ类分子的结构、组织分布和功能特点如下表。

HLA 分子类别	分子结构	肽结合结构域	表达特点	组织分布	功能
Ⅰ类 (A、B、C)	α 链 45kDa (β₂m12kDa)	α1+ α2	共显性	所有有核细胞表面	识别和提呈内源性抗原肽,与辅助受体 CD8 结合,对 CTL 的识别起限制作用
Ⅱ类 (DR、DQ、DP)	α 链 35kDa β 链 28kDa	α1+ β1	共显性	抗原提呈细胞、活化的 T 细胞	识别和提呈外源性抗原肽,与辅助受体 CD4 结合,对 Th 的识别起限制作用

3. 答:人类 HLA 复合体传统上分为Ⅰ类、Ⅱ类和Ⅲ类基因区。前两类基因产物为跨膜蛋白,具有抗原提呈功能,直接涉及 T 细胞的激活和分化,参与和调控特异性免疫应答。

MHC Ⅰ类抗原存在于人类所有有核细胞表面,主要提呈自身抗原肽,与 CD8 分子结合,提呈抗原。MHC Ⅱ类分子主要分布在抗原提呈细胞表面,提呈外源性抗原,与 CD4 分子结合,提呈抗原。所以 MHC 分子的主要生物学功能体现在结合与提呈抗原。

HLA 与临床医学的关系主要体现在 3 个方面:① 移植供受体之间的 HLA 抗原的匹配程度是决定移植物存活率的重要因素;② 不同 HLA 等位基因可与一些疾病呈相关性,可能与此疾病的发病机制有关;③ HLA 基因的鉴定可作为法医学身份确定和亲子鉴定的依据。

(刘志平)

第九章　B 淋巴细胞

 学习目标

1. **掌握**　B 淋巴细胞的主要表面分子及其与功能的关系。
2. **熟悉**　B 淋巴细胞的分类及其在免疫中的功能。
3. **了解**　B 淋巴细胞的胚系基因结构及其基因重排的机制。

 内容精讲

B 淋巴细胞（B lymphocyte）由哺乳动物骨髓或鸟类法氏囊中的淋巴样干细胞分化发育而来，故称 B 细胞。成熟 B 细胞主要定居于外周淋巴器官的淋巴滤泡内，约占外周淋巴细胞总数的20％。B 细胞不仅能通过产生抗体发挥特异性体液免疫功能，也是一类抗原提呈细胞，并参与免疫调节。

第一节　B 细胞的分化发育

哺乳动物的 B 细胞是在中枢免疫器官——骨髓中发育成熟的。B 细胞在中枢免疫器官中的分化发育过程中发生的主要事件是功能性 B 细胞受体（B cell receptor，BCR）的表达和 B 细胞自身免疫耐受的形成。骨髓微环境特别是基质细胞表达的细胞因子和黏附分子在诱导 B 细胞分化发育过程中发挥了关键作用。

一、　BCR 的基因结构及重排

1. BCR 的胚系基因结构　人 Ig 重链基因群位于第 14 号染色体长臂，由编码可变区的 V 基因片段、D 基因片段和 J 基因片段以及编码恒定区的 C 基因片段组成，人 Ig 轻链基因群分为 κ 基因和 λ 基因，分别定位于第 2 号染色体短管和第 22 号染色体长臂，轻链 V 区基因只有 V、J 基因片段。

2. BCR 的基因重排及其机制　Ig 的胚系基因是以被分隔开的基因片段的形式成簇存在的，只有通过基因重排形成 V-D-J（重链）或 V-J（轻链）连接后，再与 C 基因片段连接，才能编码完整的 Ig 多肽链，进一步加工组装成有功能的 BCR。Ig V 区基因的重排主要是通过重组酶的作用来实现的，其作用包括识别位于 V（D）J 基因片段两端的保守序列，切断、连接以及修复DNA 等。

3. 等位排斥和同种型排斥　对于遗传上是杂合子的个体，通过等位排斥和同种型排斥来保证 B 细胞克隆单一的特异性及只表达一种 Ig 型的轻链。等位排斥是指 B 细胞中一条染色体上的重链或轻链基因重排成功后，抑制另一条同源染色体上重链或轻链基因的重排。同种型排斥是指 κ 轻链基因重排成功后抑制 λ 轻链基因的重排。

二、　抗原识别受体多样性产生的机制

1. 组合多样性　指在免疫球蛋白 V、D、J 基因片段重排时，只能分别在众多 V、D、J 基因

片段中各取用 1 个，因而可产生众多 V 区基因片段组合。

2. 连接多样性　Ig 基因片段之间的连接往往有插入、替换或缺失核苷酸的情况发生，从而产生新的序列。包括密码子错位、框架移位、N 序列插入等。

3. 受体编辑　指一些完成基因重排并成功表达 BCR（mIgM）的 B 细胞识别自身抗原后未被克隆清除，而是发生 RAG 基因重新活化，导致轻链 VJ 再次重排，合成新的轻链，替代自身反应性轻链，从而使 BCR 获得新的特异性。

4. 体细胞高频突变　主要是在编码 V 区 CDR 部位的基因序列发生碱基的点突变。

三、 B 细胞在中枢免疫器官中的分化发育

B 细胞在骨髓中的发育经历了：祖 B 细胞、前 B 细胞、未成熟 B 细胞和成熟 B 细胞等几个阶段。

祖 B 细胞（早期开始重排重链可变区基因 D-J，晚期 V-D-J 基因重排，但此时没有 mIgM 的表达。开始表达 Igα/Igβ 异源二聚体）→前 B 细胞（表达前 B 细胞受体）→未成熟 B 细胞（可表达完整 mIgM）→成熟 B 细胞（同时表达 mIgM 和 mIgD）。

四、 B 细胞中枢免疫耐受的形成——B 细胞发育过程中的阴性选择

B 细胞通过克隆清除和失能两种机制形成对自身抗原的免疫耐受。未成熟的 B 细胞仅表达完整的 mIgM，此时的 mIgM 若与骨髓中的自身抗原结合，即导致细胞凋亡，形成克隆清除。在某些情况下，未成熟 B 细胞与抗原的结合可引起 mIgM 表达的下调，虽可进入外周免疫器官，但对抗原刺激不产生应答，称为失能。

第二节　B 细胞的表面分子及其作用

B 细胞表面有众多的膜分子，它们在 B 细胞识别抗原、活化、增殖，以及抗体产生等过程中发挥作用。

一、 B 细胞抗原受体复合物

B 细胞表面最重要的分子 BCR 复合物，由识别和结合抗原的 mIg 及传递抗原刺激信号的 Igα/Igβ（CD79a/CD79b）异二聚体组成。

1. 膜表面免疫球蛋白（mIg）　mIg 是 B 细胞特征性表面标志，以单体形式存在，能特异性结合抗原。不能直接传递信号到胞内，需要其他分子辅助完成信号传递。分化为浆细胞后不表达 mIg。

2. Igα/Igβ（CD79a/CD79b）　均属免疫球蛋白超家族，有胞外区、跨膜区和胞质区，胞质区含有免疫受体酪氨酸激活基序，通过募集下游信号分子，转导抗原与 BCR 结合所产生的信号。

二、 B 细胞共受体

B 细胞共受体促进 BCR 对抗原的识别及 B 细胞的活化。B 细胞表面的 CD19 与 CD21 及 CD81 非共价相联，形成 B 细胞的多分子共受体，能增强 BCR 与抗原结合的稳定性并与 Igα/Igβ 共同传递 B 细胞活化的第一信号。CD19 传递活化信号。CD21 也是 EB 病毒受体。

三、 共刺激分子

抗原与 B 细胞的 BCR 结合，所产生的信号经 Igα/Igβ 和 CD19 转导至细胞内，作为 B 细胞活化的第一信号。还需要第二信号（共刺激信号）刺激 B 细胞活化。第二信号主要由 Th 细胞和 B 细胞表面的共刺激分子相互作用产生。

1. CD40 属肿瘤坏死因子受体超家族（TNFRSF），组成性表达于成熟 B 细胞；配体 CD40L 表达于活化 T 细胞。CD40 与 CD40L 的结合是 B 细胞活化的第二信号，调节 B 细胞分化成熟和抗体产生。

2. CD80（B7-1）与 CD86（B7-2） 活化的 B 细胞表达增强；与 T 细胞表面的 CD28 和 CTLA-4 相互作用；CD28 提供 T 细胞活化第二信号，CTLA-4 抑制 T 细胞活化。

3. 黏附分子 黏附分子 ICAM-1（CD54）、LFA-1（CD11a/CD18）增加细胞间的接触，也具有共刺激作用。

四、 其他表面分子

1. CD19 B 细胞特异性标志；是 BCR 识别抗原中关键的信号传递分子。

2. CD20 表达于浆细胞外所有 B 细胞；调控钙离子跨膜流动，从而调控增殖分化；治疗性单抗识别的靶分子。

3. CD22 特异表达于 B 细胞；胞内含有 ITAM，是 B 细胞抑制性受体，负调控 CD19/CD21/CD81 共受体。

4. CD32 有 a、b 两个亚型；其中 CD32b 即 FcγR Ⅱ B，负反馈调节 B 细胞活化及抗体的分泌

第三节　B 细胞的分类

一、 根据所处的活化阶段分类

1. 初始 B 细胞 从未接受过抗原刺激的 B 细胞。

2. 记忆性 B 细胞 初始 B 细胞接受抗原刺激分化而成，介导再次免疫应答。

3. 效应 B 细胞 又称浆细胞，是抗体的主要来源，并介导体液免疫的发生。

二、 根据反应特异性分类

根据是否发挥固有免疫和适应性免疫功能，B 细胞分为 B1 细胞和 B2 细胞两个亚群。B1 细胞和 B2 细胞在表面特征、免疫应答等多方面存在着明显的不同（表 9-1）。

1. B1 细胞 B1 细胞约占细胞总数的 5%～10%，主要定居于腹膜腔、胸膜腔和肠道黏膜固有层中。B1 细胞在个体胚胎发育期由胎肝发育而来，具有自我更新能力，发挥固有免疫功能。

2. B2 细胞 B2 细胞是分泌抗体参与体液免疫应答的主要细胞。B2 细胞在个体发育中出现相对较晚，定位于外周淋巴器官的滤泡区，也称为滤泡 B 细胞。

三、 根据 BCR 类型分类

未成熟 B 细胞与初始 B 细胞都是 mIgM$^+$ B 细胞；已活化并已分别发生过类别转换的 B 细胞包括 mIgG$^+$/mIgA$^+$/mIgE$^+$ B 细胞。

表 9-1　B1 细胞和 B2 细胞亚群的比较

性质	B1 细胞	B2 细胞
更新的方式	自我更新	由骨髓产生
自发产生 Ig	高	低
针对的抗原	碳水化合物类	蛋白质类
分泌的 Ig 类别	IgM>IgG	IgG>IgM
特异性	多反应性	特异性
体细胞高频突变	低/无	高
免疫记忆	少/无	有

第四节　B 细胞的功能

1. 产生抗体介导体液免疫　抗体具有中和作用、激活补体、调理作用、ADCC、参与 I 型超敏反应等功能。

2. 提呈抗原　B 细胞作为 APC 摄取、加工并提呈抗原，在再次免疫应答过程中发挥抗原提呈作用。

3. 免疫调节　B 细胞产生的细胞因子（IL-6、IL-10、TNF-α 等）参与调节巨噬细胞、树突状细胞、NK 细胞以及 T 细胞的功能。调节性 B 细胞 Breg 是主要通过产生和分泌 IL-10、TGF-β、IL-35 等抑制性细胞因子以及表达 FasL、CD1d 等膜表面调节分子而发挥免疫调节作用的 B 细胞亚群。Breg 细胞可以通过直接或间接的方式抑制效应性 CD4$^+$ T 细胞、杀伤性 CTL、巨噬细胞、树突状细胞等多种免疫细胞的生理功能，并参与自身免疫病、器官移植、感染、肿瘤等疾病的发生。

同步练习

一、选择题

1. BCR 复合物的组成成分为（　　）

    A. mIg，CD3　　　　　　　B. IgM，CD79a/CD79b　　　　　　　C. IgD，CD79a/CD79b

    D. mIg，Igα/Igβ　　　　　　E. mIg，IgA 和 IgG

2. 成熟 B 细胞表达的 mIg 主要为（　　）

    A. mIgM　　　　　　　　　B. mIgD　　　　　　　　　　　C. mIgG

    D. mIgM 和 mIgG　　　　　E. mIgM 和 mIgD

3. 传递 B 细胞活化信号 1 的信号转导分子为（　　）

    A. CD79a 和 CD79b　　　　B. CD19 和 CD21　　　　　　　C. CD3 和 CD4

    D. CD4 和 CD8　　　　　　E. CD40 和 CD40L

4. BCR 与抗原结合后不能直接传递抗原刺激信号，原因是（　　）

    A. mIg 与抗原结合的亲和力不高　　　　　B. mIg 的 L 链胞内部分很短

    C. mIgM 的 H 链胞内部分很短　　　　　　D. mIgD 的 H 链胞内部分很短

    E. mIgM 和 mIgD 的 H 链胞内部分均很短

5. 关于 BCR 的叙述，下列哪项是错误的（　　）

    A. 其化学本质是 mIg　　　　　　　　　B. 能有效地摄取可溶性抗原

    C. 识别抗原有 MHC 限制性　　　　　　D. 与抗原结合后产生 B 细胞活化信号 1

    E. B 细胞活化信号 1 经 Igα/Igβ 传至胞内

6. B 细胞的表面受体不包括（　　）

    A. BCR　　　　　　　　　B. HIV 受体　　　　　　　　　C. EB 病毒受体

    D. CR1 和 CR2　　　　　　E. FcγR II

7. 下列哪种组合是 B 细胞活化的第二信号（　　）

    A. CD80（B 细胞）-CD28（T 细胞）

    B. CD86（B 细胞）-CD28（T 细胞）

    C. CD40L（B 细胞）-CD40（活化的 T 细胞）

    D. CD40（B细胞）-CD40L（活化的 T 细胞）

    E. B7（B细胞）-CD28（T 细胞）

8. 下列哪种组合可抑制 T 细胞的活化（　　　）

    A. CD80（B细胞）-CD28（T 细胞）

    B. CD86（B细胞）-CD28（T 细胞）

    C. B7（B细胞）-CTLA-4（活化的 T 细胞）

    D. CD40（B细胞）-CD40L（活化的 T 细胞）

    E. CD40L（B细胞）-CD40（活化的 T 细胞）

9. 关于 B1 细胞，叙述错误的是（　　　）

    A. 细胞表面表达 CD5 和 mIgM

    B. 其 BCR 所产生的抗体与抗原结合的特异性高

    C. 产生于个体发育的早期

    D. 倾向于定位在肠道和腹膜腔

    E. 倾向于产生抗细菌多糖抗原的抗体

10. 关于 B2 细胞，叙述正确的是（　　　）

    A. 产生于胎儿期

    B. 可与多种不同的抗原表位结合，表现为多反应性

    C. 对蛋白质抗原的应答能力强

    D. 主要产生低亲和力的 IgM

    E. 可产生致病性自身抗体而诱发自身免疫病

11. B1 细胞的主要功能不包括（　　　）

    A. 产生抗细菌多糖抗原的抗体而抗微生物感染

    B. 产生抗病原体蛋白质的抗体而抗微生物感染

    C. 产生多反应性自身抗体而清除变性的自身抗原

    D. 产生致病性自身抗体而诱发自身免疫病

    E. 在肠道抗病原体的黏膜免疫中起重要作用

12. 哺乳动物 B 细胞发育成熟的场所为（　　　）

    A. 骨髓　　　　　　　B. 胸腺　　　　　　　C. 淋巴结

    D. 脾脏　　　　　　　E. 黏膜伴随淋巴组织

13. 关于 B 细胞，下列哪种说法不正确（　　　）

    A. 骨髓中的淋巴细胞主要为 B 细胞

    B. B 细胞表面表达的 mIg，是 B 细胞的抗原受体

    C. B 细胞的抗原受体库能对众多的、无限的非己抗原产生应答

    D. 某个 B 细胞产生的抗体所结合的抗原与该 B 细胞 BCR 结合的抗原相同

    E. B1 细胞和 B2 细胞产生的抗体均有高度的特异性

14. B 细胞活化的辅助受体是指（　　　）

    A. CD79a/CD79b　　　B. CD40-CD40L　　　C. CD80-CD28

    D. CD86-CD28　　　　E. CD19-CD21-CD81-Leu13

15. 关于 B1 细胞和 B2 细胞，错误的是（　　　）

    A. B1 细胞初次产生于胎儿期

    B. B2 细胞出生后才产生

C. B2 细胞的 BCR 与抗原结合的特异性低，具有多反应性

D. B2 细胞主要对蛋白质抗原产生应答

E. B1 细胞主要对多糖抗原产生应答

16. 抗体的调理作用是指（　　）

A. 抗体与病毒表面抗原结合后，阻止病毒与靶细胞结合

B. 抗体与胞内菌结合后，阻止胞内菌与靶细胞结合

C. 抗体与细菌毒素结合后，阻止细菌毒素发挥作用

D. 与病原体结合的抗体，其 Fc 段与吞噬细胞的 Fc 受体结合，促进病原体被吞噬

E. 抗体与病原体表面抗原结合，直接导致病原体死亡

17. 抗体的中和作用是指（　　）

A. 抗体与病原体结合后，阻止病原体与靶细胞的结合

B. 抗体与病原体结合后，直接导致病原体死亡

C. 抗体与病原体结合后，促进吞噬细胞对病原体的吞噬清除

D. 形成病原体-抗体-补体复合物，促进吞噬细胞对病原体的吞噬清除

E. 抗体与可溶性抗原结合，从而阻止可溶性抗原与 BCR 结合

18. B 细胞作为专职性 APC，正确的表述是（　　）

A. B 细胞通过 BCR 结合颗粒性抗原

B. B 细胞的抗原提呈作用在自然免疫应答中十分重要

C. B 细胞组成性地表达共刺激分子

D. 只有活化的 B 细胞才是抗原提呈细胞

E. 正常情况下，B 细胞也能把可溶性自身抗原提呈给 T 细胞

19. B 细胞的 BCR 结合的抗原为（　　）

A. TD 抗原　　　　　B. TI 抗原　　　　　　　　C. 颗粒性抗原

D. 可溶性抗原　　　E. 外源性抗原和内源性抗原

20. 正常情况下，B 细胞不能把可溶性自身抗原提呈给 T 细胞而诱导自身免疫应答的原因是（　　）

A. B 细胞不能有效地摄取可溶性抗原

B. B 细胞不能有效地加工、处理可溶性抗原

C. 未活化的 B 细胞不能表达共刺激分子

D. 未活化的 B 细胞不产生细胞因子

E. B 细胞只能提呈颗粒性抗原

二、名词解释

1. 等位排斥　2. 同种型排斥　3. 受体编辑

三、问答题

1. 试述 B 细胞的主要表面标记及其意义。

2. 试述 B 细胞的主要功能。

参考答案

一、选择题

1. D　2. E　3. A　4. E　5. C　6. B　7. D　8. C

9. B　10. C　11. B　12. A　13. E　14. E　15. C

16. D　17. A　18. D　19. D　20. C

二、名词解释

1. 等位排斥：是指 B 细胞中一条染色体上的重

链或轻链基因重排成功后，抑制另一条同源染色体上重链或轻链基因的重排。

2. 同种型排斥：是指 κ 轻链基因重排成功后抑制 λ 轻链基因的重排。

3. 受体编辑：指一些完成基因重排并成功表达 BCR(mIgM) 的 B 细胞识别自身抗原后未被克隆清除，而是发生 RAG 基因重新活化，导致轻链 VJ 再次重排，合成新的轻链，替代自身反应性轻链，从而使 BCR 获得新的特异性。

三、问答题

1. 答：B 细胞的主要表面标记及其意义见下表。

标志	配体	意义
BCR 复合物	抗原肽	B 细胞抗原受体,特征性标记,由 mIg 和 Igα/Igβ(CD79a/CD79b)异二聚体组成识别和结合抗原
mIg Igα/Igβ	—	稳定 BCR 及抗原识别信号传递
CD19	—	与 CD21、CD81 结合共同组成 B 细胞活化的辅助受体,辅助 B 细胞结合抗原
CD21(CR2)	C3d、EBV	抗原抗体补体复合物中的补体结合,辅助 BCR 结合抗原;EB 病毒的受体
IgG Fc 受体	IgG Fc 段	与抗原抗体复合物中 IgG Fc 段结合,辅助 BCR 结合抗原
CD40	CD40L	提供 B 细胞活化的共刺激信号
MHC Ⅰ 类分子	CD8	抗原提呈
MHC Ⅱ 类分子	CD4	
丝裂原受体	LPS、PWM	促进 B 细胞增殖,用于检测 B 细胞功能
细胞因子受体	细胞因子	调节 B 细胞的功能

2. 答：①产生抗体，参与特异性体液免疫应答。受抗原刺激及细胞因子等的作用，B 细胞活化、增殖、分化为浆细胞，分泌特异性 Ig。②作为专职性 APC，参与抗原提呈。B 细胞借其表面的 BCR 结合可溶性抗原通过内吞和加工后，以 Ag 肽:MHC 分子复合物的形式提呈给 T 细胞。③分泌细胞因子，参与免疫调节。静息的 B 细胞不产生细胞因子，但激活的 B 细胞能产生大量细胞因子，参与免疫调节、炎症反应及造血过程。

（宋涛）

第十章　T 淋巴细胞

学习目标

1. **掌握**　T 细胞的表面标志、亚群与主要特征及其功能；T 淋巴细胞胸腺内发育的阳性选择与阴性选择。
2. **熟悉**　T 细胞亚群的分类方法及各亚群特点。
3. **了解**　调节性 T 细胞和 γ δ T 细胞的功能。

内容精讲

　　T 淋巴细胞（T lymphocyte）来源于胸腺（thymus），故称 T 细胞。成熟 T 细胞定居于外周免疫器官的胸腺依赖区，它们不但介导适应性免疫应答，在胸腺依赖性抗原诱导的体液免疫应答中亦发挥重要的辅助作用，所以 T 细胞在适应性免疫应答中占据核心地位。T 细胞缺陷既影响机体细胞免疫应答，也影响体液免疫应答，可导致对多种病原微生物甚至条件致病微生物的易感性、抗肿瘤效应减弱等病理现象。

第一节　T 细胞的分化发育

　　骨髓多能造血干细胞（hematopoietic stem cell，HSC）在骨髓中分化成淋巴样祖细胞（lymphoid progenitor cell）。HSC 和淋巴样祖细胞均可经血液循环进入胸腺，在胸腺中完成 T 细胞的发育，成为成熟 T 细胞。再随血液循环进入外周淋巴器官，主要定居于外周淋巴器官的胸腺依赖区，接受抗原刺激发生免疫应答。整个过程中 T 细胞在胸腺中的发育至关重要。

一、T 细胞在胸腺中的发育

　　正常机体的成熟 T 细胞既要对多样性的非我抗原发生免疫应答，又要对自身抗原发生免疫耐受。为达到此要求，在胸腺 T 细胞的发育过程中，首先要经历其抗原识别受体（TCR）的基因重排，表达多样性的 TCR，然后经历阳性选择和阴性选择。因此，T 细胞在胸腺中发育的最核心事件是获得多样性 TCR 的表达、自身 MHC 限制性（阳性选择）及自身免疫耐受（阴性选择）的形成。

（一）T 细胞在胸腺中的发育和 TCR 的重排

　　在胸腺微环境的影响下，T 细胞的发育经历淋巴样祖细胞→祖 T 细胞（pro-T cell）→前 T 细胞（pre-T）→未成熟 T 细胞→成熟 T 细胞等阶段，不同阶段 T 细胞表达不同的表型和功能。依据 CD4 和 CD8 的表达，胸腺中的 T 细胞又可分为双阴性细胞（double negative cell，DN 细胞）、双阳性细胞（double positive cell，DP 细胞）和单阳性细胞（single positive cell，SP 细胞）三个阶段。

　　1. CD4⁻CD8⁻双阴性细胞阶段　pre-T 以前的 T 细胞均为 DN 细胞。其中 pro-T 开始重排

TCR 基因：γδT 细胞重排 γ 和 δ 链基因；而 αβT 细胞重排 α 和 β 链基因，此处是 γδT 细胞和 αβT 细胞分化的分支点。在胸腺中，αβT 细胞约占 T 细胞总数的 95%～99%，γδT 细胞约占 1%～5%。αβT 细胞表达的 β 链与前 T 细胞 α 链（pre-T cell α，pTα）组装成前 TCR（pTα∶β），成功表达前 TCR 的细胞即是 pre-T。在 IL-7 等因子的诱导下，pre-T 增殖活跃，并表达 CD4 和 CD8，细胞进入 DP 细胞阶段。

2. CD4⁺CD8⁺ 双阳性细胞阶段 DP 的 pre-T 细胞停止增殖，开始重排 α 基因，并与 β 链组装成 TCR（α∶βTCR）。成功表达 TCR 的细胞即是未成熟 T 细胞。未成熟 T 细胞经历阳性选择并进一步分化为 SP 细胞。

3. CD4⁺CD8⁻ 或 CD4⁻CD8⁺ 单阳性细胞阶段 SP 细胞经历阴性选择后成为成熟 T 细胞，通过血液循环进入外周免疫器官。

（二）T 细胞发育过程中的 αβTCR 基因重排

TCR 基因群包括 Vβ、Dβ 和 Jβ 三类基因片段。重排时先从 Dβ 和 Jβ 中各选 1 个片段，重排 D-J，然后与 Vβ 中的一个片段重排成 V-D-J，再与 Cβ 重排成完整的 β 链，最后与 pTα 组装成前 TCR，表达于 pre-T 表面。TCRα 基因群包括 Vα 和 Jα 两类基因片段。重排时从 Vα 和 Jα 中各选 1 个片段，重排成 V-J，再与 Cα 重排成完整的 α 链，最后与 β 链组装成完整的 TCR，表达于成熟 T 细胞的表面。TCR 的多样性机制主要是组合多样性和连接多样性，但其 N 序列插入的概率远高于 BCR 和 Ig，故 TCR 的多样性可达 10^{16}。

（三）T 细胞发育过程中的阳性选择

阳性选择（positive selection）指在胸腺皮质中，同胸腺上皮细胞表面的抗原肽-MHC 分子复合物以适当亲和力发生特异性结合的 DP 细胞继续分化为 SP 细胞，其中与 I 类分子结合的 DP 细胞，CD8 表达水平升高，CD4 表达水平下降直至丢失；而与 II 类分子结合的 DP 细胞，CD4 表达水平升高，CD8 表达水平下降直至丢失；不能与抗原肽-MHC 发生有效结合或亲和力过高 DP 细胞在胸腺皮质中发生凋亡，此过程称为胸腺的阳性选择。阳性选择的意义是获得 MHC 限制性，DP 细胞分化为 SP 细胞。

（四）T 细胞发育过程中的阴性选择

阴性选择（negative selection）经过阳性选择的 SP 细胞在皮质髓质交界处及髓质区，与胸腺树突状细胞、巨噬细胞等表面的自身抗原肽-MHC I 类分子复合物或自身抗原肽-MHC II 类分子复合物相互作用。高亲和力结合的 SP 细胞（即自身反应性 T 细胞）发生凋亡，少部分分化为调节性 T 细胞；而不能结合的 SP 细胞（阴性）存活为成熟 T 细胞并进入外周免疫器官。因此，阴性选择的意义是清除自身反应性 T 细胞，保留多样性的抗原反应性 T 细胞，以维持 T 细胞的中枢免疫耐受。

经过胸腺发育的 CD4⁺T 细胞或 CD8⁺T 细胞，进入胸腺髓质区，成为能特异性识别抗原肽-MHC II 类分子复合物或抗原肽-MHC I 类分子复合物、具有自身 MHC 限制性以及自身免疫耐受性的初始 T 细胞，迁出胸腺，进入外周 T 细胞库。

二、T 细胞在外周免疫器官中的增殖分化

从胸腺进入外周免疫器官尚未接触抗原的成熟 T 细胞称初始 T 细胞，主要定居于外周免疫器官的胸腺依赖区。T 细胞的定居与它在胸腺发育中获得相应的淋巴细胞归巢受体有关。T 细胞在外周免疫器官与抗原接触后，最终分化为具有不同功能的效应 T 细胞、调节性 T 细胞或记忆性 T 细胞。

第二节　T 细胞的表面分子及其作用

T 细胞表面具有许多重要的膜分子，参与 T 细胞识别抗原，活化、增殖、分化，以及效应功能的发挥。其中，一些膜分子还是区分 T 细胞及 T 细胞亚群的重要标志。

一、TCR-CD3 复合物

1. TCR 的结构和功能　T 细胞通过 TCR 识别抗原。T 细胞抗原受体（T cell antigen receptor，TCR）为所有 T 细胞表面的特征性标志，以非共价键与 CD3 分子结合，形成 TCR-CD3 复合物。

TCR 识别抗原的特点：①TCR 不能直接识别抗原表面的表位，只能特异性识别 APC 或靶细胞表面的抗原肽-MHC 分子复合物（pMHC）；②TCR 识别抗原肽-MHC 分子复合物时，具有双重特异性，即既识别抗原肽，又识别自身 MHC 分子的多态性部位。

TCR 的每条肽链的胞膜外区各含一个可变（V）区和恒定（C）区，V 区中含 3 个互补决定区（CDR1、CDR2 和 CDR3），是 TCR 识别 pMHC 的功能区。两条肽链的跨膜区具有带正电荷的氨基酸残基（赖氨酸和精氨酸），通过盐桥与 CD3 分子的跨膜区连接，形成 TCR-CD3 复合体。其胞浆区肽链很短，不能转导活化信号；TCR 识别抗原所产生的活化信号由 CD3 分子传导至 T 细胞内。

2. CD3 的结构和功能　CD3 分子具有 γ、δ、ε、ζ 及 η 五种肽链，均为跨膜蛋白，跨膜区具有带负电荷的氨基酸残基，与 TCR 跨膜区带正电荷的氨基酸残基形成盐桥。γ、δ、ε 链的胞膜外区的结构域相互作用，分别形成 γε 和 δε 二聚体。ζ 和 η 链常以 ζη 异二聚体或 ζζ 同二聚体形式存在。这五种肽链均有免疫受体酪氨酸活化基序（immuno-receptor tyrosine-based activation motif，ITAM）。ITAM 由 18 个氨基酸残基组成，其中含有 2 个 YxxL/V 保守序列，ITAM 的磷酸化和与 ZAP-70 的结合是 T 细胞活化信号转导过程早期阶段的重要生化反应之一。因此 CD3 分子的功能是转导 TCR 识别抗原所产生的活化信号。

二、CD4 和 CD8

成熟的 T 细胞只表达 CD4 或 CD8 分子，即 CD4$^+$T 细胞或 CD8$^+$T 细胞。CD4 或 CD8 的主要功能是辅助 TCR 识别抗原和参与 T 细胞活化信号的传导，又称 TCR 的共受体。

CD4 分子是单链跨膜蛋白，胞外区具有 4 个 Ig 样结构域，其中远膜端的 2 个结构域能够与 MHC II 类分子 β 链的 β2 结构域结合。CD4 分子还是 HIV 壳囊膜糖蛋白 gp120 的受体，与 CD4 分子结合是 HIV 侵入并感染 CD4$^+$T 细胞或巨噬细胞的机制之一。CD8 分子由 α 和 β 肽链组成，2 条肽链均为跨膜蛋白，由二硫键连接。膜外区含一个 Ig 样结构域，能够与 MHC I 类分子的 α3 结构域结合。CD4 和 CD8 分别与 MHC II 类和 MHC I 类分子的结合，可增强 T 细胞与 APC 或靶细胞之间的相互作用并辅助 TCR 识别抗原。

表 10-1 比较了 CD4 分子和 CD8 分子在结构、功能等方面的差异。

三、共刺激分子

共刺激分子（co-stimulatory molecule）是为 T（或 B）细胞完全活化提供共刺激信号的细胞表面分子及其配体。根据功能可将其分为正性共刺激分子和负性共刺激分子；根据分子结构可将其分为免疫球蛋白超家族（IgSF）、肿瘤坏死因子超家族（TNFSF）和整合素家族。

表 10-1　CD4 分子和 CD8 分子的比较

项目	CD4 分子	CD8 分子
结构	单链跨膜蛋白	α 和 β 肽链组成的异二聚体
表达	60%～65%αβT 细胞及部分 NKT 细胞	30%～35%αβT 细胞和部分 γδT 细胞
结合	MHC Ⅱ类分子 β2 结构域	MHC Ⅰ类分子 α3 结构域
功能	增强 T 细胞与 APC 之间的相互作用并辅助 TCR 识别抗原,参与 TCR 识别抗原所产生的活化信号传导过程	增强 T 细胞与靶细胞之间的相互作用并辅助 TCR 识别抗原,参与 TCR 识别抗原所产生的活化信号传导过程
其他	是 HIV 壳囊膜糖蛋白 gp120 的受体	—

　　初始 T 细胞的完全活化需要两种活化信号的协同作用。第一信号（或抗原刺激信号）由初始 TCR 识别 APC 提呈的 pMHC 而产生，经 CD3 转导信号，CD4 或 CD8 起辅助作用，第一信号使 T 细胞初步活化，代表适应性免疫应答严格的特异性。第二信号（或共刺激信号）则由 APC 或靶细胞表面的共刺激分子与 T 细胞表面的相应的共刺激分子相互作用而产生。共刺激信号使 T 细胞完全活化，只有完全活化的 T 细胞才能进一步分泌细胞因子和表达细胞因子受体，在细胞因子的作用下分化和增殖。没有共刺激信号，T 细胞不能活化而克隆失能。

　　T 细胞表面的共刺激分子大多数是免疫球蛋白超家族（IgSF）成员，如 CD28 家族成员（CD28、CTLA-4、ICOS 和 PD-1）以及 CD2 和 ICAM 等，CD28 家族的配体为 CD80（B7-1）、CD86（B7-2）、ICOSL、PD-L1 和 PD-L2 等。此外，还有肿瘤坏死因子超家族（TNFSF）成员（如 CD40L 和 FasL）和整合素家族成员（如 LFA-1 等）。

　　1. CD28　由两条肽链组成的同源二聚体，90% 的 CD4$^+$T 细胞和 50% 的 CD8$^+$ T 细胞表达之。CD28 是 B7 的受体。CD28 与 B7 结合可促进 T 细胞增殖、分化及 IL-2 等其他细胞因子的合成。

　　2. CTLA-4（CD152）　重要的共抑制分子，表达于活化的 CD4$^+$ 和 CD8$^+$ T 细胞，其配体也是 B7 分子。CTLA-4 与 B7 结合产生抑制性信号，下调或终止 T 细胞活化。

　　3. ICOS　ICOS（inducible costimulator）表达于活化的 T 细胞，人的 ICOS 配体为 ICOSL。初始 T 细胞的活化主要依赖 CD28 提供共刺激信号；而 ICOS 则在 CD28 之后起作用，调节活化 T 细胞多种细胞因子的产生，并促进 T 细胞增殖。

　　4. PD-1　PD-1（programmed death 1）是重要的共抑制分子，表达于活化的 T 细胞，配体为 PD-L1/L2。PD-1 与配体结合后，可抑制 T 细胞增殖以及 IL-2 和 IFN-γ 等细胞因子的产生，并抑制 B 细胞的增殖、分化和 Ig 的分泌；PD-1 还参与外周免疫耐受的形成。

　　5. CD2　又称淋巴细胞功能相关抗原 2（LFA-2），其配体为 LFA-3（CD58）和 CD48（小鼠和大鼠）。表达于 95% 成熟 T 细胞，50%～70% 胸腺细胞及部分 NK 细胞表达 CD2。其作用除介导细胞间黏附外，还为 T 细胞提供活化信号。

　　6. CD40L（CD154）　主要表达于活化的 CD4$^+$T 细胞，CD40 表达于 APC。CD40L 与 CD40 结合作用为双向性的，一方面是促进 APC 的活化，促进 B7 分子表达和细胞因子的分泌；另一方面，因 APC 表达 B7 分子增加和分泌促进 T 细胞分化的细胞因子，也促进 T 细胞的活化。CD40L 与 B 细胞表面 CD40 分子结合可促进 B 细胞的增殖、分化、抗体生成和 Ig 类别转换及诱导 Bm 细胞的生成。

　　7. LFA-1 和 ICAM-1　细胞表面的 LFA-1 和细胞间黏附分子-1（ICAM-1）分子相互作用，互为配体。其功能为介导 T 细胞与 APC 或靶细胞的黏附。

　　表 10-2 列出了各共刺激分子的分布与功能。

表 10-2　共刺激分子分布与功能比较

名称	结合（APC）	表达	功能
CD28	B7	90％CD4$^+$T、50％CD8$^+$T	促进 T 细胞增殖分化
CTLA-4 （CD152）	B7	活化的 T 细胞	亲和力大于 CD28，胞质区有 ITIM，抑制 T 细胞活化信号的传导
ICOS	ICOSL/B7-H2	活化的 T 细胞	调节活化 T 细胞多种细胞因子的产生，并促进 T 细胞的增殖
PD-1	PD-L1、PD-L2	活化的 T 细胞	抑制 T 细胞的增殖以及 IL-2 和 IFN-γ 等细胞因子的产生，并抑制 B 细胞的增殖、分化和 Ig 的分泌
CD2（IFA-2）	CD58（LFA-3）	95％成熟 T 细胞、50％～70％胸腺细胞、部分 NK 细胞	介导 T 细胞与 APC 或靶细胞之间的黏附，为 T 细胞提供活化信号；绵羊红细胞受体
CD40L（CD154）	CD40	活化的 CD4$^+$T 细胞	促进 APC 活化，促进 T 细胞的活化，促进 B 细胞活化、增殖、分化和抗体生成，诱导记忆性 B 细胞的产生
LFA-1	ICAM-1	T 细胞、APC	介导 T 细胞与 APC 或靶细胞的黏附

四、 丝裂原受体及其他表面分子

T 细胞表面还表达多种丝裂原（mitogen）受体，能使静息 T 细胞活化、增生和分化。T 细胞活化后还表达许多与效应功能有关的分子，如细胞因子受体（IL-1R、IL-2R、IL-4R、IL-6R、IL-7R 和 IFN-γR 等）及可诱导细胞凋亡的 FasL（CD95L）等。

第三节　T 细胞的分类和功能

T 细胞具有高度的异质性，按照不同的分类方法，T 细胞可分为若干亚群，各亚群之间相互调节，共同发挥其免疫学功能。

一、 根据所处的活化阶段分类

（一）初始 T 细胞

初始 T 细胞（naive T cell）是从未接受过抗原刺激的成熟 T 细胞，处于细胞周期的 G$_0$ 期。表达 CD45RA、L-选择素，参与淋巴细胞再循环。其功能是识别抗原。

（二）效应 T 细胞

效应 T 细胞（effector T cell）高表达高亲和力 IL-2R，表达整合素，是行使免疫效应的主要细胞。不参与淋巴细胞再循环，而是向外周炎症部位或某些器官组织组织迁移。

（三）记忆性 T 细胞

记忆性 T 细胞（memory T cell）由效应 T 细胞分化而来，也可由初始 T 细胞接受抗原刺激后直接分化而来。长期存活，可达数年。表达 CD45RO 和黏附分子（如 CD44），介导再次免疫应答，接受相同抗原刺激后可迅速活化，并分化为记忆性 T 细胞和效应 T 细胞。

三种不同阶段的 T 细胞的特性比较见表 10-3。

表 10-3　三种不同阶段的 T 细胞的特性比较

类型	初始 T 细胞	效应 T 细胞	记忆性 T 细胞
抗原刺激	从未接受过抗原刺激	抗原刺激	抗原刺激
表达	CD45RA,高水平 L-选择素 (CD62L^{high})	高水平高亲和力 IL-2R,CD45RO	CD45RO、整合素、CD44
存活	G_0 期,存活期短	存活期较短	G_0 期,存活期长
作用	参与淋巴细胞再循环,主要功能是识别抗原	不参与淋巴细胞再循环,主要向外周炎症组织等部位迁移	向外周炎症组织等部位迁移;介导再次免疫应答可以在 IL-2 低浓度下实现自分泌性增殖
效应细胞	分化为效应 T 细胞 记忆性 T 细胞		分化为效应 T 细胞 记忆性 T 细胞

二、 根据 TCR 类型分类

根据 TCR 类型,T 细胞可分为表达 TCRαβ 的 T 细胞和表达 TCRγδ 的 T 细胞,分别简称 αβT 细胞和 γδT 细胞。

（一） α β T 细胞

αβT 细胞即通常所指的 T 细胞,占脾脏、淋巴结和循环 T 细胞的 95％以上,主要参与免疫应答的 T 细胞。

（二） γ δ T 细胞

γδT 细胞主要分布于皮肤和黏膜组织,其抗原受体缺乏多样性,识别抗原无 MHC 限制性,主要识别 CD1 分子提呈的多种病原体表达的共同抗原成分,包括糖脂、某些病毒的糖蛋白、分枝杆菌的磷酸糖和核苷酸衍生物、热休克蛋白等。大多数 γδT 细胞为 CD4$^-$CD8$^-$,少数可表达 CD8。γδT 细胞具有抗感染和抗肿瘤作用,可杀伤病毒或细胞内细菌感染的靶细胞、表达热休克蛋白和异常表达 CD1 分子的靶细胞以及杀伤某些肿瘤细胞。活化的 γδT 细胞通过分泌多种细胞因子（包括 IL-2、IL-3、IL-4、IL-5、IL-6、GM-CSF、TNF-α、IFN-γ 等）发挥免疫调节作用和介导炎症反应。

表 10-4 比较了 αβT 细胞和 γδT 细胞的特征及功能。

表 10-4　αβT 细胞和 γδT 细胞的比较

特性	αβT 细胞	γδT 细胞
TCR	极大多态性	较少多态性
发育	胸腺(发生晚)	胸腺(发生早)存在胸腺外途径
分布		
外周血	外周血 60％～70％	外周血 5％～15％
组织	外周淋巴组织	皮肤表皮、黏膜上皮
表型		
CD3CD2	100％	100％
CD4$^+$CD8$^-$	60％～65％	＜1％
CD4$^-$CD8$^+$	30％～35％	20％～50％
CD4$^-$CD8$^-$	＜5％	≥50％
识别的抗原	8～17 个氨基酸组成的多肽	多糖、脂类、HSP
MHC 限制性	有	无
杀伤细胞及功能	CTL,特异性杀伤靶细胞	γδT 杀伤活性

三、 根据 CD 分子亚群分类

根据是否表达 CD4 或 CD8，T 细胞分为 CD4$^+$T 细胞和 CD8$^+$T 细胞。

（一）CD4$^+$T 细胞

CD4$^+$T 细胞识别由 13～17 个残基组成的外源性抗原肽，受自身 MHC II 类分子的限制。活化后，分化的效应细胞主要为 Th 细胞，但少数 CD4$^+$T 细胞具有细胞毒和免疫抑制作用。

（二）CD8$^+$T 细胞

CD8$^+$T 细胞识别由 8～10 个残基组成的内源性抗原肽，受自身 MHC I 类分子的限制。活化后，分化的效应细胞为 Tc（CTL）细胞，具有细胞毒作用，特异性杀伤靶细胞。

CD4$^+$T 细胞和 CD8$^+$T 细胞的比较见表 10-5。

表 10-5　CD4$^+$T 细胞和 CD8$^+$T 细胞的比较

TCRαβ	CD4$^+$T 细胞	CD8$^+$T 细胞
CD 分子表型	CD3$^+$CD4$^+$CD8$^-$	CD3$^+$CD4$^-$CD8$^+$
分布	60%～65%αβT 细胞部分 NKT 细胞	30%～35%αβT 细胞部分 γδT 细胞
识别抗原肽	外源性抗原肽 13～17 个氨基酸	内源性抗原肽 8～10 个氨基酸
MHC 限制性	受自身 MHC II 类分子限制	受自身 MHC I 类分子限制
分化的效应细胞	主要为 Th 细胞 通过合成和分泌细胞因子发挥作用；少数 CD4$^+$效应 T 细胞具有细胞毒作用（FasL）	为 CTL/Tc 细胞 具有细胞毒作用；特异性杀伤靶细胞

四、 根据功能特征分亚群

根据功能的不同，T 细胞可分为辅助 T 细胞、细胞毒性 T 细胞和调节性 T 细胞。这些细胞实际上是初始 CD4$^+$T 细胞或初始 CD8$^+$T 细胞活化后分化成的效应细胞。

（一）辅助 T 细胞（helper T cell，Th）

Th 均表达 CD4，通常所称的 CD4$^+$T 细胞即指 Th。未受抗原刺激的 CD4$^+$T 为 Th0。Th0 向不同谱系的分化受抗原的性质和细胞因子等因素的调控，而最重要的影响因素是细胞因子的种类和细胞因子之间的平衡。例如，胞内病原体和肿瘤抗原以及 IL-12、IFN-γ 诱导 Th0 向 Th1 分化，其中 IL-12 主要由 APC 产生。普通细菌和可溶性抗原以及 IL-4 诱导 Th0 向 Th2 分化，其中 IL-4 主要由局部环境中 NKT 细胞以及嗜酸粒细胞和嗜碱粒细胞等所产生。TGF-β、IL-4 和 IL-10 诱导 Th0 向 Th3 分化。TGF-β 和 IL-6 诱导 Th0 向 Th17 分化。TGF-β 和 IL-2 诱导 Th0 分化为 Treg。IL-21 和 IL-6 诱导 Th0 分化为 Tfh。

除细胞因子外，APC 表达的共刺激分子对 Th0 的分化方向亦发挥调节作用。例如，ICOS 可促进 Th2 的分化，而 4-1BB（CD137）可能与 Th1 的分化有关。

1.Th1　主要分泌 Th1 型细胞因子，包括 IL-2、IFN-γ、TNF-β 等。它们能促进 Th1 的进一步增殖，进而发挥细胞免疫的效应，引起炎症反应或迟发型超敏反应，同时还能抑制 Th2 增殖。

Th1 细胞的主要效应是通过分泌的细胞因子增强细胞介导的抗感染免疫，特别是抗胞内病原体的感染。例如，IFN-γ 活化巨噬细胞，增强其杀伤已吞噬的病原体的能力。IFN-γ 还能促进 IgG 的生成。IL-2、IFN-γ 和 IL-12 可增强 NK 细胞的杀伤能力。IL-2 和 IFN-γ 协同刺激 CTL 的增殖和分化。TNF 除了直接诱导靶细胞凋亡外，还能促进炎症反应。另外，Th1 也是迟发型超敏反应中的效应 T 细胞，故也称为迟发型超敏反应 T 细胞（T_{DTH}）。在病理情况下，Th1 参与许多自身免疫病的发生和发展，如类风湿关节炎和多发性硬化等。

2. Th2 主要分泌 Th2 型细胞因子，包括 IL-4、IL-5、IL-6、IL-10 及 IL-13 等。它们能促进 Th2 细胞的增殖，进而辅助诱导 B 细胞增殖分化合成并分泌抗体，引起体液免疫应答，同时抑制 Th1 增殖。

Th2 的主要效应是辅助 B 细胞活化，其分泌的细胞因子也可促进 B 细胞的增殖、分化和抗体的生成。Th2 在变态反应及抗寄生虫感染中也发挥重要作用：IL-4 和 IL-5 可诱导 IgE 生成和嗜酸粒细胞活化。特应性皮炎和支气管哮喘的发病与 Th2 型细胞因子分泌过多有关。

3. Th9 通过分泌特征性细胞因子 IL-9 在过敏性疾病、抗寄生虫感染和自身免疫病中发挥重要作用。Th9 除可在 TGF-β 和 IL-4 共同存在时由 Th0 细胞分化而成，也可由 TGF-β 单独诱导 Th2 细胞分化而成。

4. Th17 通过分泌 IL-17（包括 IL-17A 到 IL-17F）、IL-21、IL-22、IL-26、TNF-α 等多种细胞因子参与固有免疫和某些炎症的发生，在免疫病理损伤，特别是自身免疫病的发生和发展中起重要作用。

5. Th22 是一群 IL-17A-IL-22＋IFN-γ- 的 Th，表达趋化因子受体 CCR4、CCR6 和 CCR10，通过分泌 IL-22、IL-13 和 TNF-α 参与上皮细胞的生理功能和炎性病理过程，特别是在炎性皮肤疾病（如银屑病和特应性皮炎）的免疫病理中发挥作用。

6. Tfh 滤泡辅助 T 细胞（follicular helper T cell，Tfh）是一种存在于外周免疫器官淋巴滤泡的 $CD4^+$ T 细胞，其产生的 IL-21 在 B 细胞分化为浆细胞、产生抗体和 Ig 类别转换中发挥重要作用，是辅助 B 细胞应答的关键细胞。

需要指出的是，不同亚群的 Th 细胞分泌不同的细胞因子只不过反映了这些细胞处于不同分化状态，这种分化并非恒定不变，在一定条件下可以相互转变。

（二）细胞毒性 T 细胞（cytotoxic T lymphocyte，CTL）

CTL 表达 CD8，通常所称的 $CD8^+$ T 细胞即指 CTL，而同样有细胞毒作用的 γδT 细胞和 NKT 细胞不属于 CTL。

CTL 的主要功能是特异性识别内源性抗原肽-MHC Ⅰ类分子复合物，进而杀伤靶细胞（细胞内寄生病原体感染的靶细胞或肿瘤细胞）。杀伤机制主要有两种：①分泌穿孔素、颗粒酶、颗粒溶素等物质直接杀伤靶细胞；②通过 Fas/FasL 途径或 TNF-TNFR 诱导靶细胞凋亡。CTL 在杀伤靶细胞的过程中自身不受伤害，可连续杀伤多个靶细胞。

（三）调节性 T 细胞（regulatory T cell，Treg）

通常所称的 Treg 是 $CD4^+CD25^+Foxp3^+$ 的 T 细胞。Foxp3（forkhead box p3）是一种转录因子，不仅是 Treg 的重要标志，也参与 Treg 的分化和功能。Foxp3 缺陷会使 Treg 减少或缺如，从而导致人、小鼠发生严重自身免疫病。Treg 主要通过两种方式负调控免疫应答：①直接接触抑制靶细胞活化；②分泌 TGF-β、IL-10 等细胞因子抑制免疫应答。在免疫耐受、自身免疫病、感染性疾病、器官移植及肿瘤等多种疾病中发挥重要作用。根据来源，Treg 可分为两类（表 10-6）。

表 10-6 两类调节性 T 细胞的比较

特点	自然调节性 T 细胞	适应性(诱导)调节性 T 细胞
诱导部位	胸腺	外周
CD25 表达	＋＋＋	－/＋

续表

特点	自然调节性 T 细胞	适应性(诱导性)调节性 T 细胞
转录因子 Foxp3	+++	+
抗原特异性	自身抗原(胸腺中)	组织特异性抗原和外来抗原
发挥效应作用的机制	细胞接触,分泌细胞因子	主要依赖细胞因子(Tr1:IL-10 和 TGF-β;Th3:TGF-β),细胞接触
功能	抑制自身反应性 T 细胞介导的免疫应答	抑制自身损伤性炎症反应和移植排斥反应,有利于肿瘤生长
举例	CD4$^+$CD25$^+$ T 细胞	CD4$^+$Tr1 和 Th3

1. 自然调节性 T 细胞（natural Treg，nTreg） 直接从胸腺分化而来，约占外周血 CD4$^+$ T 细胞的 5%～10%。

2. 诱导性调节性 T 细胞（inducible Treg，iTreg） 或称适应性调节性 T 细胞，由初始 CD4$^+$ T 细胞在外周经抗原及其他因素（如 TGF-β 和 IL-2）诱导产生。

Tr1 是 iTreg 的一个主要亚群。Tr1 主要分泌 IL-10 及 TGF-β，主要抑制炎症性自身免疫反应和由 Th1 介导的淋巴细胞增殖及移植排斥反应。此外，Tr1 分泌的 IL-10 可能在防治超敏反应性疾病（如哮喘）中起作用。

3. 其他调节性 T 细胞 在 CD8$^+$ T 细胞中也存在一群 CD8$^+$ 调节性 T 细胞，对自身反应性 CD4$^+$ T 细胞具有抑制活性，并可抑制移植物排斥反应。此外，Th1、Th2、IL-17$^+$ T$_{reg}$、ICOS$^+$ T$_{reg}$、NK、NKT 以及 γδT 细胞等亚群也具有免疫调节活性。

表 10-7 比较了三种 T 细胞亚群表型、MHC 限制性及功能的差异。

表 10-7　T 细胞亚群及其功能

T 亚群		表型	MHC 限制性	功能
Th	Th1	CD4$^+$	MHC Ⅱ	引起炎症反应或迟发型超敏反应
	Th2			辅助抗体产生,参与Ⅰ型超敏反应
Tc		CD8$^+$	MHC Ⅰ	杀死靶细胞(肿瘤细胞或病毒感染细胞)
Treg		CD8$^+$	MHC Ⅰ	抑制体液免疫和细胞免疫

➤❯ 同步练习 ❮◀

一、选择题

1. 区别 T 细胞与 B 细胞的依据是（　　）

　　A. 形态的差异　　　　　　B. 大小的差异　　　　　　C. 胞浆内颗粒的差异

　　D. 细胞核的差异　　　　　E. 膜表面标志的差异

2. T 淋巴细胞不具备的表面标志是（　　）

　　A. CD2　　　　　　　　　B. CD3　　　　　　　　　　C. CD4/CD8

　　D. CD80（B7）　　　　　　E. TCR

3. 全体 T 细胞特有的表面标志是（　　）

　　A. CD21　　　　　　　　 B. CD32　　　　　　　　　C. CD4/CD8

　　D. CD28　　　　　　　　 E. TCR

4. 关于 TCR 的叙述，错误的是（　　　）

    A. 是 T 细胞识别抗原的受体　　　　　　　B. 有 $\alpha\beta$ 和 $\gamma\delta$ 两型

    C. 组成的两条肽链均含可变区和稳定区　　D. 是 T 细胞表面的特有标志

    E. 主要识别游离可溶性抗原

5. 具有稳定 TCR 结构及转导 T 细胞活化信号作用的是（　　　）

    A. CD2　　　　　　　　　　B. CD3　　　　　　　　　　C. CD4

    D. CD8　　　　　　　　　　E. CD28

6. 大多数 CD3 分子的组成形式是（　　　）

    A. $\alpha\beta$、$\gamma\delta$、$\varepsilon\varepsilon$　　　　　　B. $\gamma\delta$、$\varepsilon\zeta$、$\eta\eta$　　　　　　C. $\gamma\varepsilon$、$\delta\varepsilon$、$\zeta\zeta$

    D. $\gamma\varepsilon$、$\delta\varepsilon$、$\zeta\eta$　　　　　E. $\gamma\gamma$、$\delta\varepsilon$、$\zeta\eta$

7. 表达于所有成熟 T 细胞表面的 CD 分子是（　　　）

    A. CD3　　　　　　　　　　B. CD4　　　　　　　　　　C. CD8

    D. CD16　　　　　　　　　　E. CD19

8. 绵羊红细胞能与人成熟 T 细胞形成 E 花环是由于后者表达（　　　）

    A. CD2　　　　　　　　　　B. CD3　　　　　　　　　　C. CD4

    D. CD8　　　　　　　　　　E. CD28

9. 关于 CD8 分子的作用，叙述错误的是（　　　）

    A. 能与 MHC I 分子非多态区结合　　　　B. 增强 Th 细胞与靶细胞的结合

    C. 参与抗原刺激 TCR-CD3 信号转导　　　D. 参与 T 细胞在胸腺内的分化

    E. 与抗原识别无关

10. 可用于鉴定 Th1/Th2 细胞的单克隆抗体是（　　　）

    A. 抗 CD2　　　　　　　　B. 抗 CD3　　　　　　　　C. 抗 CD4

    D. 抗 CD8　　　　　　　　E. 抗 CD28

11. $CD4^+$ T 细胞的表型是（　　　）

    A. $TCR\alpha\beta^+ CD2^- CD3^+ CD4^+ CD8^-$　　B. $TCR\alpha\beta^+ CD2^- CD3^- CD4^+ CD8^-$

    C. $TCR\gamma\delta^+ CD2^- CD3^- CD4^+ CD8^-$　　D. $TCR\gamma\delta^+ CD2^+ CD3^+ CD4^+ CD8^-$

    E. $TCR\alpha\beta^+ CD2^+ CD3^+ CD4^+ CD8^-$

12. 初始 T 细胞和记忆性 T 细胞的区别是初始 T 细胞表达（　　　）

    A. CD2　　　　　　　　　　B. CD3　　　　　　　　　　C. CD45RO

    D. CD45RA　　　　　　　　E. CD45RB

13. T 细胞活化的第一信号是通过 T 细胞与 APC 间的哪组分子的相互作用（　　　）

    A. TCR-CD3 复合物与抗原肽-MHC 复合物　　B. CD28 与 B7（CD80）

    C. LFA-1 与 ICAM-1　　　　　　　　　　　　D. LFA-2（CD2）与 LFA-3

    E. CD40L 与 CD40

14. T 细胞活化的第二信号是指（　　　）

    A. CD4 与 MHC II 分子间的互相作用

    B. CD8 与 MHC I 分子间的互相作用

    C. TCR-CD3 复合物与抗原肽-MHC 复合物间的相互作用

    D. IL-2 与相应受体间的相互作用

    E. 共刺激分子与相应受体间的相互作用

15. 分泌 IL-2、IFN-γ、TNF-β 等细胞因子，促进细胞免疫应答的是（　　　）

A. Th1 细胞   B. Th2 细胞   C. Tc 细胞

D. Ts 细胞   E. NK 细胞

16. 不是 Th2 细胞分泌的细胞因子是（   ）

    A. IL-4   B. IL-5   C. IL-6

    D. IL-10   E. IFN-γ

17. Th0 细胞主要在下列哪种细胞因子的作用下向 Th1 细胞分化（   ）

    A. IL-4   B. IL-5   C. IL-6

    D. IL-10   E. IL-12

18. Th0 细胞主要在下列哪种细胞因子的作用下向 Th2 细胞分化（   ）

    A. IL-4   B. IL-5   C. IFN-γ

    D. IL-12   E. TNF-α

二、名词解释

1. 初始 T 细胞   2. 效应 T 细胞   3. 记忆性 T 细胞

三、问答题

1. T 细胞表面有哪些重要膜分子？它们的功能是什么？

2. T 细胞表面主要的共刺激分子受体有哪些？其配体各是什么？

3. CD8$^+$ 杀伤性 T 细胞是怎样破坏靶细胞的？

4. Th1 细胞和 Th2 细胞各分泌哪些主要细胞因子？其主要作用是什么？

参考答案

一、选择题

1. E   2. D   3. E   4. E   5. B   6. C   7. A   8. A

9. B   10. C   11. E   12. D   13. A   14. E   15. A

16. E   17. E   18. A

二、名词解释

1. 初始 T 细胞：是从未接受过抗原刺激的成熟 T 细胞，处于细胞周期的 G_0 期。表达 CD45RA、L-选择素，参与淋巴细胞再循环。其功能是识别抗原。

2. 效应 T 细胞：高表达高亲和力 IL-2R，表达整合素，是行使免疫效应的主要细胞。不参与淋巴细胞再循环，而是向外周炎症部位或某些器官组织组织迁移。

3. 记忆性 T 细胞：由效应 T 细胞分化而来，也可由初始 T 细胞接受抗原刺激后直接分化而来。长期存活，可达数年。表达 CD45RO 和黏附分子（如 CD44），介导再次免疫应答，接受相同抗原刺激后可迅速活化，并分化为记忆性 T 细胞和效应 T 细胞。

三、问答题

1. 答：T 细胞表面的重要膜分子及其功能如下。

① TCR-CD3 复合物：TCR 特异性识别由 MHC 分子提呈的抗原肽，CD3 稳定 TCR 结构和转导 T 细胞活化的第一信号。

② CD4 和 CD8 分子：能分别与 MHC Ⅱ类和 MHC Ⅰ类分子的非多态区结合，既加强 T 细胞与 APC 或靶细胞的相互作用，又参与抗原刺激 TCR-CD3 信号转导，还参与 T 细胞在胸腺内的发育成熟及分化。

③ 共刺激分子：主要有 CD28、LFA-1、LFA-2 (CD2)、CD40L 等受体，与相应配体结合后提供 T 细胞的活化的第二信号。

④ 结合丝裂原的膜分子：主要有 PHA、ConA、PWM 等丝裂原的受体，丝裂原与相应受体结合可直接使静止状态的 T 细胞活化、增殖、分化为淋巴母细胞。

2. 答：T 细胞表面主要的共刺激分子受体有 CD28、LFA-1、LFA-2(CD2)、CD40L(CD154) 等受体，其相应配体分别为 B7、ICAM-1(CD54)、LFA-3(CD58)、CD40。

3. 答：CD8$^+$ 杀伤性 T 细胞(CTL)通过 TCR 识别靶细胞表面的抗原肽-MHC 分子复合物，在共刺激分子等参与下，与靶细胞紧密接触，通过两种机制杀伤靶细胞。

① 细胞裂解：活化后的 CTL 通过颗粒胞吐释放穿孔素，后者插入靶细胞膜内形成空心管道出现小孔，水分通过小孔进入细胞浆，靶细胞胀裂而死亡。

② 细胞凋亡：活化后的 CTL 通过颗粒胞吐释放颗粒酶(丝氨酸蛋白酶)，后者进入靶细胞，通过一系列酶的级联反应，最终激活靶细胞内源型 DNA 内切酶而导致靶细胞凋亡；活化后的 CTL 大量表达 FasL (配体)，与靶细胞表面 Fas(受体)结合，通过一系列酶的级联反应，最终激活靶细胞内源型 DNA 内切酶而导致靶细胞凋亡。

4. 答：活化的 Th1 细胞主要分泌 IL-2、IFN-γ、TNF-β 等细胞因子，使局部组织产生以淋巴细胞和单核吞噬细胞浸润为主的慢性炎症反应或迟发型超敏反应；活化的 Th2 细胞主要产生 IL-4、IL-5、IL-6、IL-10 等细胞因子，诱导 B 细胞增殖与分化，合成和分泌抗体，引起体液免疫应答或速发型超敏反应。

(宋涛)

第十一章　抗原提呈细胞与抗原的加工及提呈

内容精讲

抗原提呈细胞（antigen presenting cell，APC）是能够加工抗原并以抗原肽-MHC 分子复合物的形式将抗原肽提呈给 T 细胞的一类细胞，在机体的免疫识别、免疫应答与免疫调节中起重要作用。

通过 MHC Ⅱ类分子途径提呈外源性抗原肽给 CD4$^+$ T 细胞的 APC 分为专职性 APC 和非专职性 APC。专职性 APC（professional APC）：包括单核-巨噬细胞、树突状细胞（并指状树突状细胞、朗格汉斯细胞）、B 淋巴细胞，能组成性表达 MHC Ⅱ类分子、共刺激分子和黏附分子，具有直接摄取、加工和提呈抗原的功能；非专职性 APC（non-professional APC）：包括内皮细胞、成纤维细胞、上皮细胞等，正常情况下不表达或低表达 MHC Ⅱ类分子，亦无抗原提呈能力；而只表达 MHC Ⅰ类分子；但在炎症中或受到某些因子刺激后，诱导性表达 MHC Ⅱ类分子、共刺激分子和黏附分子，抗原提呈能力弱。

另有一类被胞内病原体感染而产生病原体抗原或细胞发生突变产生突变蛋白抗原的细胞（又称靶细胞），可通过 MHC Ⅰ类分子途径提呈内源性抗原肽给 CD8$^+$ T 细胞而被识别和杀伤。此类细胞也属抗原提呈细胞。

第一节　专职性抗原提呈细胞的生物学特性

一、树突状细胞

树突状细胞（dendritic cells，DC）是一类成熟时具有许多树突样突起的、能够识别、摄取和加工外源性抗原并将抗原肽提呈给初始 T 细胞并诱导 T 细胞活化增殖的、抗原提呈能力最强的 APC 细胞。DC 不但参与固有免疫应答，还是连接固有免疫和适应性免疫的"桥梁"，是机体适应性免疫应答的始动者。

（一）DC 的类型

DC 主要分为经典 DC（conventional DC，cDC）及浆细胞样 DC（plasmacytoid DC，pDC）两大类。cDC 根据表型和分化发育途径分为不同亚群，主要参与免疫应答的诱导和启动。根据成熟状态，DC 又分为未成熟 DC 和成熟 DC，它们在不同组织中有不同名称。部分 DC 具有负向调控免疫应答、维持免疫耐受的作用，称为调节性 DC（regulatory DC）。

pDC 也能加工提呈抗原，活化后可快速产生大量 I 型干扰素，参与病毒固有免疫应答，在某些情况下也参与自身免疫病的发生发展。pDC 也能加工抗原提呈。

滤泡 DC（follicular DC，FDC）虽然呈树突状形态，但不具备抗原提呈能力。

（二）经典 DC 的成熟过程

从骨髓造血干细胞分化而来的 DC 前体细胞表达多种趋化因子受体，经血液进入各种实体器官和上皮组织，称为未成熟 DC（immature DC），未成熟 DC 在外周组织器官摄取抗原后迁移到外周免疫器官发育为成熟 DC。

1. 未成熟 DC 未成熟 DC 主要存在于各组织器官。包括分布于皮肤和黏膜的朗格汉斯细胞（Langerhans cell，LC）和分布于多种免疫器官组织间质的间质 DC（interstitial DC）等，其特点是：①表达模式识别受体，能有效识别和摄取外源性抗原；②具有很强的抗原加工能力；③低水平表达 MHC II 类分子和共刺激分子、黏附分子，故提呈抗原和激发免疫应答的能力较弱。

2. 迁移期 DC 未成熟 DC 在各组织器官中接触和摄取抗原或受到某些炎性刺激后表达趋化因子受体，在趋化因子的作用下发生迁移。由外周组织器官（获取抗原信号）通过输入淋巴管和（或）血液循环进入外周淋巴器官。未成熟 DC 在迁移的过程中逐渐成熟。

3. 成熟 DC DC 摄取抗原后逐渐成熟，并向引流淋巴组织迁移。其特点是：①表面有许多树突样突起；②低表达模式识别受体，识别和摄取外源性抗原的能力弱；③加工抗原的能力弱；④高水平表达 MHC II 类分子和共刺激分子、黏附分子，故能有效提呈抗原和激活细胞，启动适应性免疫应答。外周免疫器官 T 细胞区的并指状 DC（interdigitating DC，IDC）即属成熟 DC。表 11-1 比较了未成熟 DC 与成熟 DC 的特点。

表 11-1 未成熟 DC 与成熟 DC 的特点比较

特性	未成熟 DC	成熟 DC
Fc 受体的表达	++	−/+
甘露糖受体表达	++	−/+
MHC II 类分子表达	+	++
半衰期	约 10h	>100h
细胞膜表面数目	10^6	7×10^6
共刺激分子的表达	−/+	++
抗原摄取、加工处理的能力	++	−/+
抗原提呈的能力	−/+	++
迁移的倾向性	炎症组织	外周淋巴组织
主要功能	摄取、加工处理抗原	提呈抗原

（三）DC 的功能

1. 识别、摄取和加工抗原，参与固有免疫 DC 表达多种模式识别受体以及 FC 受体，可识别多种病原微生物或抗原-抗体复合物，通过胞饮作用、吞噬作用、受体介导的内吞作用等摄取抗原，行使固有免疫应答功能。pDC 活化后可快速产生大量 I 型干扰素，参与抗病毒作用。

2. 加工和提呈抗原，启动适应性免疫应答 这是 DC 最重要的功能。作为功能最强的专职性 APC，DC 将抗原以抗原肽-MHC II 类分子复合物提呈给 CD4$^+$ T 细胞，提供初始 T 细胞活化的启动信号（第一信号）。成熟 DC 还高表达 CD80、CD86、CD40 等共刺激分子，为 T 细胞充分活化提供第二信号。同时，DC 高表达 ICAM-1 等黏附分子以利于与 T 细胞的进一步结合。DC 是唯一能直接激活初始 T 细胞的专职性 APC。DC 亦能以抗原肽-MHC Ⅰ 类分子复合物提呈给 $CD8^+$ T 细胞并激活之。

此外，DC 还能通过诱导 Ig 类别的转换和释放某些可溶性因子等促进 B 细胞的增殖与分化。

3. 免疫调节作用 DC 能够分泌多种细胞因子和趋化因子，通过细胞间直接接触的方式或者可溶性因子间接作用的方式，可调节其他免疫细胞的功能。

4. 免疫耐受的维持与诱导 未成熟 DC 参与外周免疫耐受的诱导。胸腺 DC 是胸腺内对未成熟 T 细胞进行阴性选择的重要细胞，通过删除自身反应性 T 细胞克隆，参与中枢免疫耐受的诱导。

二、 单核/巨噬细胞

单核细胞（monocyte）来源于骨髓，从血液移行到全身组织器官，成为巨噬细胞（macrophage，Mφ）。单核细胞和 Mφ 表达多种受体，包括补体受体、Fc 受体、清道夫受体、模式识别受体等，通过胞饮作用、吞噬作用、受体介导的内吞作用等摄取抗原，其吞噬和清除病原微生物能力很强。

正常情况下，大多数单核细胞和 Mφ 表达 MHC Ⅰ 类分子、Ⅱ 类分子和共刺激分子水平较低，虽然抗原的摄取和加工处理能力很强，但其抗原提呈能力较弱，在 IFN-γ 等作用下，单核细胞和 Mφ 表达 MHC Ⅰ 类分子、Ⅱ 类分子和共刺激分子水平显著升高，可将抗原肽-MHC Ⅱ 类分子复合物提呈给 $CD4^+$ T 细胞，发挥专职性 APC 的功能。

三、 B 细胞

作为专职性 APC，B 细胞主要以 BCR 识别、浓集和内化抗原，亦可通过胞饮作用摄取抗原。浓集抗原的效应使 B 细胞在抗原浓度较低时仍能够提呈抗原。B 细胞将抗原加工处理成抗原多肽，以抗原肽-MHC Ⅱ 类分子结合形成复合物表达于 B 细胞表面，有效地提呈给 Th。激活 Th 的同时 B 细胞本身也受到 Th 的辅助而活化并对 TD 抗原应答产生抗体。一般情况下，B 细胞不表达 B7 等共刺激分子，但在细菌感染等刺激后可以表达。B 细胞接受 T 细胞提供的第二信号而完全活化，并在 T 细胞产生的细胞因子作用下增殖、分化、产生抗体和发挥体液免疫效应。

三种专职性 APC 特性的比较见表 11-2。

表 11-2 专职性抗原提呈细胞的特性比较

类型	缩写	体内分布	吞噬作用	MHC Ⅱ 类分子	FcR	C3R
巨噬细胞	Mφ	全身组织、器官	+	+	+	+
树突状细胞	DC					
并指状树突状细胞	IDC	胸腺、淋巴样组织依赖区	—	+	—	—
朗格汉斯细胞	LC	皮肤表皮、淋巴结副皮质区	+	+	+	+
B 细胞	无	外周血、淋巴结	—	+	+	+

第二节　抗原的加工和提呈

抗原加工或称抗原处理，指 APC 将摄取入胞内的外源性抗原或者胞内自身产生的内源性抗原降解并加工成一定大小的多肽片段，使抗原肽适合与 MHC 分子结合、抗原肽-MHC 分子复合物再转运到细胞表面的过程。

抗原提呈是表达于 APC 表面的抗原肽-MHC 分子复合物被 T 细胞识别，从而将抗原提呈给 T 细胞，诱导 T 细胞活化的过程。T 细胞只能识别 APC 提呈的抗原肽：$CD4^+$ T 细胞的 TCR 识别 APC 提呈的抗原肽-MHC Ⅱ类分子复合物，$CD8^+$ T 细胞的 TCR 识别 APC 提呈的抗原肽-MHC Ⅰ类分子复合物。

一、APC 提呈抗原的分类

根据来源不同可将提呈的抗原分为两大类：①来源于细胞外的抗原称为外源性抗原（exogenous antigen），如被吞噬的细胞、细菌、蛋白质抗原等；②细胞内合成的抗原称为内源性抗原（endogenous antigen），如被病毒感染的细胞合成的病毒蛋白、肿瘤细胞内合成的肿瘤抗原和某些胞内的自身成分等。

二、APC 加工和提呈抗原的途径

根据抗原的性质和来源不同，APC 通过四种途径进行抗原的加工和提呈：MHC Ⅰ类分子抗原提呈途径（内源性抗原提呈途径或胞质溶胶抗原提呈途径）、MHC Ⅱ类分子抗原提呈途径（外源性抗原提呈途径或溶酶体抗原提呈途径）、非经典的抗原提呈途径（MHC 分子对抗原的交叉提呈途径）、脂类抗原的 CD1 分子提呈途径。这四条抗原提呈途径各有特点，表 11-3 归纳了 MHC Ⅰ类分子抗原提呈途径和 MHC Ⅱ类分子抗原提呈途径的差别。

表 11-3　MHC Ⅰ类分子抗原提呈途径和 MHC Ⅱ类分子抗原提呈途径的比较

项目	MHC Ⅰ类分子抗原提呈途径	MHC Ⅱ类分子抗原提呈途径
抗原的主要来源	内源性抗原	外源性抗原
降解抗原的酶结构	蛋白酶体	溶酶体
加工和提呈抗原的细胞	所有有核细胞	专职性 APC 细胞
抗原与 MHC 分子结合部位	内质网	溶酶体及内体
参与的 MHC 分子	MHC Ⅰ类分子	MHC Ⅱ类分子
伴侣分子和抗原肽转运分子	钙联蛋白、TAP	Ii 链、钙联蛋白
提呈对象	$CD8^+$ T 细胞（主要是 Tc）	$CD4^+$ T 细胞（主要是 Th）

（一）MHC Ⅰ类分子抗原提呈途径

内源性抗原通过 MHC Ⅰ类分子途径加工处理与提呈。由于所有有核细胞均可表达 MHC Ⅰ类分子，故所有有核细胞均具有通过 MHC Ⅰ类分子途径加工处理和提呈抗原的能力。

1. 内源性抗原的加工与转运　胞质中的蛋白抗原型须首先降解成抗原肽，才能进行转运。细胞内蛋白首先与泛素结合，泛素化蛋白呈线性进入蛋白酶体而被降解。降解的抗原肽经内质网（ER）膜上的抗原加工相关转运物（transporter associated with antigen processing，TAP）转移至 ER 腔内与新组装的 MHC Ⅰ类分子结合。TAP 是由两个 6 次跨膜蛋白（TAP1 和 TAP2）组成的异二聚体，共同在 ER 膜上形成孔道。胞质中的抗原肽先于 TAP 结合，TAP 以 ATP 依赖的方式发生构象改变，开放孔道，主动转运抗原肽通过孔道进入 ER 腔内。TAP 可选择性地转运适合与 MHC Ⅰ类分子结合的含 8~16 个氨基酸且 C 端为碱性或疏水氨基酸的抗原肽。TAP 也能将内质网中多余的抗原肽转运到胞质中。

2. MHC Ⅰ类分子的生成与组装　MHC Ⅰ类分子 α 链和 $\beta_2 m$ 在 ER 中合成，α 链立即与伴侣蛋白结合。伴侣蛋白包括钙联蛋白（calnexin）、钙网蛋白（calreticulin）和 TAP 相关蛋白（tapasin），它们参与 α 链的折叠及 α 链与 $\beta_2 m$ 组装成完整的 MHC Ⅰ类分子，保护 α 链不被降解。

3. 抗原肽-MHC Ⅰ类分子复合物的形成与抗原提呈 在伴侣蛋白的参与下，MHC Ⅰ类分子组装为二聚体，其α链的α1和α2功能区构成抗原肽结合槽，与抗原肽结合形成复合物。结合抗原肽的MHC Ⅰ类分子经高尔基体转运至细胞膜上，提呈给CD8$^+$T细胞。

总之，内源性蛋白抗原被蛋白酶体降解后，与TAP结合并由TAP选择性地将8～12个氨基酸的抗原肽转运至ER腔内，与ER内组装的MHC Ⅰ类分子的抗原结合肽槽结合形成抗原肽-MHC Ⅰ类分子复合物，再经高尔基体将此复合物转运至细胞膜上，供CD8$^+$T细胞识别，从而完成抗原提呈过程。

（二）MHC Ⅱ类分子抗原提呈途径

外源性抗原主要通过APC的MHC Ⅱ类分子途径加工处理与提呈。

1. 外源性抗原的摄取与加工 外源性抗原被APC以胞饮作用、吞噬作用、内吞作用和内化等方式摄取。摄取蛋白质抗原形成的囊泡与内体融合，摄取的细菌等颗粒性抗原在胞内形成吞噬体，吞噬体与溶酶体形成吞噬溶酶体。内体和吞噬体又与胞质中的MHC Ⅱ类小室（MHC class Ⅱ compartment，MⅡC）融合。MⅡC是富含MHC Ⅱ类分子的溶酶体样细胞器，与溶酶体中的多种酶类在酸性环境下活化，利于降解抗原，所形成的部分肽段其长度为10～30个氨基酸的短肽，适于与MHC Ⅱ类分子的抗原结合凹槽结合。

2. MHC Ⅱ类分子的合成与转运 在ER中新合成的MHC Ⅱ类分子与Ii形成九聚体，被高尔基体转运到内体，形成富含MHC Ⅱ类分子的MⅡC，在腔内Ii被降解，留下MHC Ⅱ类分子相关的恒定链多肽（class Ⅱ-associated invariant chain peptide，CLIP）。

3. MHC Ⅱ类分子的组装和抗原肽的提呈 HLA-DM分子辅助使CLIP与抗原肽结合槽解离，形成稳定的抗原肽-MHC Ⅱ类分子复合物，转运至细胞膜表面，提呈给CD$_4$$^+$T细胞。

此外，部分外源性抗原也可不通过Ii链依赖性途径与MHC Ⅱ类分子结合，部分短肽直接与表面的空载MHC Ⅱ类分子结合后被提呈。

总之，外源性抗原被APC识别和摄取，在胞内形成内体或吞噬溶酶体，再与MⅡC融合，在MⅡC中抗原被降解为多肽。在ER中合成和组装的$(αβIi)_3$九聚体经高尔基体形成MⅡC。Ii链在MⅡC中被降解而将CLIP留于MHC Ⅱ类分子的抗原肽结合槽中。在HLA-DM的作用下抗原肽结合槽的CLIP被抗原肽所置换，形成稳定的抗原肽-MHC Ⅱ类分子复合物，然后转运至APC表面，供CD4$^+$T细胞所识别，从而完成抗原提呈过程。

（三）非经典的抗原提呈途径（MHC分子对抗原的交叉提呈）

抗原的交叉提呈（cross-presentation）也称为交叉致敏（cross-priming），主要是指抗原提呈细胞能够将外源性抗原摄取、加工和处理并通过MHC Ⅰ类分子抗原提呈途径提呈给CD8$^+$T细胞（CTL），这不同于传统性的外源性抗原是通过MHC Ⅱ类分子抗原提呈途径进行加工、处理和提呈给CD4$^+$T细胞。现已证实，MHC分子对抗原的提呈确实存在交叉提呈现象，除了MHC Ⅰ类分子提呈外源性抗原外，内源性抗原在某些情况下也能通过MHC Ⅱ类分子抗原提呈途径加以提呈。目前认为抗原的交叉提呈参与了机体对于病毒（如疱疹病毒）、细菌（如李斯特菌）感染和大多数肿瘤的免疫应答其过程，但是该途径并不是抗原提呈的主要方式。

（四）脂类抗原的CD1分子提呈途径

脂类抗原不能被MHC限制的T淋巴细胞识别。CD1分子在APC细胞表面-吞噬体或内体-细胞表面的再循环过程中，结合胞外的脂类抗原或结合进入内体的自身脂类抗原，再运至细胞膜表面进行抗原提呈，其中没有明显的抗原加工过程。CD1是一类MHC Ⅰ类样分子，包括CD1a～e五个成员。CD1分子既可以提呈外源性脂类抗原也可以提呈自身脂类抗原。目前认为，

CD1a～c 主要将脂类抗原提呈给特定的 T 细胞以介导对于病原微生物的适应性免疫应答，CD1d 主要将脂类抗原提呈给 NKT 细胞以参与固有免疫应答为主。

同步练习

一、选择题

1. 日前所知机体内功能最强的抗原提呈细胞是（　　）
    A. B 淋巴细胞　　　　　B. NK 细胞　　　　　C. 树突状细胞（DC）
    D. 巨噬细胞　　　　　E. 内皮细胞

2. 与内源性抗原提呈密切相关的分子是（　　）
    A. MHC Ⅰ类分子　　　B. MHC Ⅱ类分子　　　C. FcγR
    D. mIg　　　　　　　E. C3bR

3. 与外源性抗原提呈密切相关的分子是（　　）
    A. MHC Ⅰ类分子　　　B. MHC Ⅱ类分子　　　C. FcγR
    D. mIg　　　　　　　E. C3bR

4. 下列哪一种细胞是机体适应性免疫应答的始动者（　　）
    A. 巨噬细胞　　　　　B. DC　　　　　C. B 淋巴细胞
    D. 内皮细胞　　　　　E. 以上均不是

5. B 淋巴细胞摄取抗原与下列哪一种膜分子有关（　　）
    A. mIg　　　　　　　B. FcR　　　　　C. MHC Ⅰ类分子
    D. 黏附分子　　　　　E. 以上均不是

6. DC 细胞通过分泌下列哪一种细胞因子促使 T 细胞分化为 Th1 细胞（　　）
    A. IL-l0　　　　　　B. IL-4　　　　　C. IL-1
    D. IL-12　　　　　　E. IL-15

7. 在 DC 细胞内抗原肽与 MHC Ⅱ类分子的结合部位主要是（　　）
    A. 吞噬小体　　　　　B. MCⅡC　　　　　C. 溶酶体
    D. 内质网　　　　　E. 蛋白酶体

8. 与 MHC Ⅰ类分子提呈内源性抗原肽转运有关的分子主要是（　　）
    A. HLA-DM 分子　　　B. TAP　　　　　C. 蛋白酶体
    D. ER　　　　　　　E. Ia 相关恒定链（Ii）

9. 与内源性抗原降解为多肽有关的分子是（　　）
    A. HLA-DM 分子　　　B. TAP　　　　　C. 蛋白酶体
    D. ER　　　　　　　E. Ia 相关恒定链（Ii）

10. 内源性抗原肽与 MHC Ⅰ类分子结合的部位是在（　　）
    A. 内质网　　　　　B. 高尔基体　　　　　C. 蛋白酶体
    D. 内体腔　　　　　E. 溶酶体

11. 主要在再次体液免疫应答中起抗原提呈作用的细胞是（　　）
    A. 巨噬细胞　　　　　B. 树突状细胞　　　　　C. NK 细胞

D. B 淋巴细胞　　　　　E. 中性粒细胞

二、名词解释

1. 抗原提呈细胞　2. 抗原提呈　3. 外源性抗原　4. 内源性抗原

三、问答题

1. 简述抗原提呈细胞的概念、种类。

2. 试述巨噬细胞及树突状细胞在处理和提呈抗原方面的特点。

3. 简述 MHC Ⅰ类分子提呈内源性抗原的过程。

4. 简述 MHC Ⅱ类分子提呈外源性抗原的过程。

5. 试对 MHC Ⅰ类分子抗原提呈途径和 MHC Ⅱ类分子抗原提呈途径进行比较。

参考答案

一、选择题

1. C　2. A　3. B　4. B　5. A　6. D　7. B　8. B
9. C　10. A　11. D

二、名词解释

1. 抗原提呈细胞：是能够加工抗原并以抗原肽 - MHC 分子复合物的形式将抗原肽提呈给 T 细胞的一类细胞，在机体的免疫识别、免疫应答与免疫调节中起重要作用。

2. 抗原提呈：是表达于 APC 表面的抗原肽 - MHC 分子复合物被 T 细胞识别、从而将抗原提呈给 T 细胞，诱导 T 细胞活化的过程。

3. 外源性抗原：即来源于细胞外的抗原，如被吞噬的细胞、细菌、蛋白质抗原等。

4. 内源性抗原：即由细胞内合成的抗原，如被病毒感染的细胞合成的病毒蛋白、肿瘤细胞内合成的肿瘤抗原和某些胞内的自身成分等。

三、问答题

1. 答：抗原提呈细胞是能够加工抗原并以抗原肽-MHC 分子复合物的形式将抗原肽提呈给 T 细胞的一类细胞，在机体的免疫识别、免疫应答与免疫调节中起重要作用。抗原提呈细胞根据其功能可分为专职性抗原提呈细胞和非专职性抗原提呈细胞，前者包括单核-巨噬细胞、树突状细胞和 B 细胞；后者包括内皮细胞、成纤维细胞、上皮细胞等。

2. 答：巨噬细胞摄取抗原的方式有吞噬作用、胞饮作用和受体介导的胞吞作用三种方式，可摄入较大的固体物质、极小的颗粒状物质、液态物质等。巨噬细胞表面带有大量不同的受体如 FcR、CR 等，也可通过受体介导将抗原摄取。这些抗原被摄取后，首先在细胞内溶酶体的作用下被降解成小分子的多肽片段，然后与细胞内合成的 MHC Ⅱ类分子结合形成抗原肽-MHC Ⅱ类分子的复合物，提呈给 T 细胞。

树突状细胞摄取抗原的方式有胞饮作用、受体介导的内吞作用和吞噬作用三种方式。可吞入非常大量的液体，也可摄入较大颗粒的抗原性物质。但是树突状细胞与巨噬细胞不同的是，其仅在发育的某些特定的阶段才具有一定的吞噬功能。外来性抗原被树突状细胞摄入后处理成 13～25 个氨基酸的肽段，与 MHC Ⅱ类分子结合后表达在细胞表面，再提呈给 CD4⁺ T 细胞。

3. 答：内源性抗原是指由细胞内合成的抗原。这些抗原在细胞内合成后首先在胞浆内蛋白酶体的作用下降解成小分子的肽段，这些 8～12 个左右氨基酸组成的肽段大小与 MHC Ⅰ类分子肽结合区凹槽相仿，在抗原加工相关转运体(TAP)的作用下转移至内质网腔中，与新组装的 MHC Ⅰ类分子结合，形成抗原肽-MHC Ⅰ类分子复合物。然后通过分泌途径运送至细胞膜表面，提呈给 CD8⁺ T 细胞。

4. 答：外源性抗原是指来自细胞外的抗原。当外源性抗原进入机体后，大部分抗原被抗原提呈细胞以吞噬、胞饮及受体介导的胞吞方式摄入至细胞浆中，被内体及溶酶体中的蛋白酶水解为能与 MHC Ⅱ类分子结合的抗原肽片段。在内质网中新合成的 MHC Ⅱ类分子与抗原肽结合，形成稳定的抗原肽-MHC Ⅱ类分子复合物，然后转运至细胞膜表面，提呈给 CD4⁺ T 细胞。

5. 答：MHC Ⅰ类分子抗原提呈途径和 MHC Ⅱ类分子抗原提呈途径的比较见下表。

项目	MHC Ⅰ类分子抗原提呈途径	MHC Ⅱ类分子抗原提呈途径
抗原的主要来源	内源性抗原	外源性抗原
降解抗原的酶结构	蛋白酶体	溶酶体
加工和提呈抗原的细胞	所有有核细胞	专职性 APC 细胞
抗原与 MHC 分子结合部位	内质网	溶酶体及内体
参与的 MHC 分子	MHC Ⅰ类分子	MHC Ⅱ类分子
伴侣分子和抗原肽转运分子	钙联蛋白、TAP	Ii 链、钙联蛋白
提呈对象	CD8+ T 细胞(主要是 Tc)	CD4+ T 细胞(主要是 Th)

（宋涛）

第十二章　T淋巴细胞介导的适应性免疫应答

 内容精讲

胸腺中发育成熟的初始T细胞（naïve T cell）迁出胸腺后，随血液循环定居于外周淋巴器官，并在体内再循环。当初始T细胞通过其TCR与APC表面的抗原肽-MHC分子复合物（pMHC）特异性结合后，在共刺激信号以及细胞因子共同作用下，活化、增殖并分化为效应T细胞，完成对抗原的清除和对免疫应答的调节。

T淋巴细胞介导的免疫应答也称细胞免疫应答，是一个连续的过程，可分为三个阶段：①T细胞特异性识别抗原阶段；②T细胞活化、增殖和分化阶段；③效应性T细胞的产生及效应阶段。在免疫应答过程中，部分活化T细胞分化为记忆性T细胞（memory T cell）（表12-1）。

表12-1　细胞免疫应答的基本过程

识别阶段	活化、增殖、分化阶段	效应阶段
CD4$^+$T细胞识别抗原	CD4$^+$T细胞活化、增殖、分化	效应Th1释放CKs介导DTH
CD8$^+$T细胞识别抗原	CD8$^+$T细胞活化、增殖、分化	效应CTL杀伤靶细胞

第一节　T细胞对抗原的识别

初始T细胞的TCR与APC提呈的pMHC特异结合的过程称为抗原识别（antigen recognition），这是T细胞特异活化的第一步。TCR在特异性识别APC所提呈的抗原多肽的过程中，必须同时识别与抗原多肽形成复合物的MHC分子，该过程遵循MHC限制性（MHC restriction）。MHC限制性决定了任何T细胞仅识别由同一个体APC提呈的pMHC。

（一）T细胞与APC的非特异结合

从各器官组织摄取抗原并加工和表达pMHC的APC进入外周免疫器官，与定居于胸腺依赖区的初始T细胞相遇，利用其表面的黏附分子对发生短暂的可逆结合，未能识别相应的特异性抗原肽的T细胞随即与APC分离，并可再次进入淋巴细胞循环。能特异性识别pMHC的T细胞则进入特异性结合阶段。

（二）T细胞与APC的特异性结合

TCR特异性识别相应的pMHC后，LFA-1构象改变，增强ICAM-1的亲和力，从而稳定并延长 T 细胞与 APC 间结合的时间。T 细胞与 APC 的结合面形成免疫突触（immunological synapse）的特殊结构。免疫突触的形成是一种主动的过程，形成初期，TCR-pMHC 分散在新形成的突触周围，然后向中央移动，最终形成 TCR-pMHC 位于中央，外围为 CD80/CD86-CD28 等共刺激分子对，最外围为 LFA-1-ICAM-1 等黏附分子对的免疫突触。此结构不仅可增强 TCR 与 pMHC 相互作用的亲和力，还引发细胞膜相关分子的一系列重要的变化，促进 T 细胞信号转导分子的相互作用、信号通路的激活及细胞骨架系统和细胞器的结构及功能变化，从而参与 T 细胞的激活和生物学效应。

T 细胞表面 CD4 和 CD8 是 TCR 的共受体，在 T 细胞与 APC 的特异性结合后，CD4 或 CD8 可分别识别和结合 APC 表面的 MHC Ⅱ类分子或 MHC Ⅰ类分子，增强 TCR 与 pMHC 结合的亲和力和 TCR 信号的转导。

第二节　T 细胞的活化、增殖和分化

一、T 细胞的活化信号

T 细胞的完全活化有赖于抗原信号和共刺激信号的双信号激活以及细胞因子的作用，是 T 细胞增殖和分化的基础。

（一）T 细胞活化的第一信号

APC 将 pMHC Ⅱ提呈给 T 细胞，TCR 特异性识别结合在 MHC 分子槽中的抗原肽，导致 CD3 与共受体（CD4 或 CD8）的胞浆段相互作用，激活与胞浆段尾部相连的蛋白酪氨酸激酶，使 CD3 胞质区 ITAM 中的酪氨酸磷酸化，启动激酶活化的信号转导分子级联反应，最终通过激活转录因子，引起多种膜分子和细胞活化相关基因的激活和转录，使得 T 细胞初步活化。这是 T 细胞活化的第一信号（抗原刺激信号）。同时，与 T 细胞接触的 APC 也被激活，上调表达共刺激分子。

（二）T 细胞活化的第二信号

T 细胞与 APC 细胞表面多对共刺激分子相互作用产生 T 细胞活化的第二信号（共刺激信号）。如 T 细胞缺乏共刺激信号，会导致 T 细胞无能（anergy）。

根据产生效应不同，可将共刺激分子分为正性共刺激分子和负性共刺激分子。如 CD28/B7 是重要的正性共刺激分子，其主要作用是促进 IL-2 合成。与 CD28 分子具有高度同源性的 CTLA-4，其配体也是 B7，但 CTLA-4 与 B7 的结合则介导了负性信号的传导，是重要的负性共刺激分子，启动抑制性信号从而有效地调节了适度的免疫应答。

（三）细胞因子促进 T 细胞的增殖和分化

除上述双信号外，T 细胞的充分活化还有赖于多种细胞因子的参与。活化的 APC 和 T 细胞可分泌 IL-1、IL-2、IL-4、IL-6、IL-10、IL-12、IL-15 和 IFN-γ 等多种细胞因子，它们在 T 细胞增殖和分化中发挥重要作用。其中 IL-1 和 IL-2 对 T 细胞增殖至关重要。

二、T 细胞活化的信号转导途径

TCR 活化信号的转导途径主要有 PLC-γ 活化途径和 Ras-MAP 激酶活化途径。经过一系列信号转导分子的级联反应，最终导致转录因子 NFAT、NFκB、AP-1 等的活化并进入核内调节相关靶基因的转录。

在 T 细胞活化早期，第一信号诱导转录因子和膜相关的共刺激分子和黏附分子基因表达，T 细胞活化后 4h，多种细胞因子及其受体基因的转录水平明显升高；12h 左右表达 T 细胞自分泌生长因子 IL-2 等。IL-2 对 T 细胞的增殖和分化是必需的。增殖的 T 细胞进一步分化成为具有不同功能的效应细胞，部分细胞分化为记忆性 T 细胞。

三、抗原特异性 T 细胞的增殖和分化

初始 T 细胞经双信号活化后，在局部微环境细胞因子等因素作用下增殖，分化成为效应细胞并形成不同的功能亚群，然后发挥辅助功能（Th）或随血液循环到达特异性抗原部位发挥效应功能（CTL）。

1. CD4$^+$ T 细胞的增殖分化　初始 CD4$^+$ T 细胞（Th0）在局部微环境中受不同细胞因子的调控向不同方向分化，介导免疫应答的类型。IL-12 和 IFN-γ 等可诱导 Th0 向 Th1 分化，主要介导细胞免疫应答；IL-4 等可诱导 Th0 向 Th2 分化，主要促进体液免疫应答。IL-2、TNF-β 可诱导 Th0 向 Treg 分化，主要通过分泌细胞因子或者细胞直接接触等方式发挥负性免疫调节作用，在维持自身免疫耐受中发挥重要作用。TNF-β 和 IL-6（小鼠）或 IL-1β 和 IL-6（人）等可诱导 Th0 向 Th17 分化。经树突状细胞活化的 CD4$^+$ T 细胞表达 ICOS，活化 B 细胞通过表面 ICOSL 与之结合诱导其进一步分化为高表达 CXCR5 的 Tfh，在 CXCL13（CXCR5 的配体）的趋化作用下迁入淋巴滤泡。

2. CD8$^+$ T 细胞的增殖分化　初始 CD8$^+$ T 细胞的激活和分化主要有两种方式。第一种方式是 Th 细胞依赖性的，CD8$^+$ T 细胞作用的靶细胞一般低表达或不表达共刺激分子，不能有效激活初始 CD8$^+$ T 细胞，而需要 APC 和 CD4$^+$ T 细胞的辅助。第二种方式为 Th 细胞非依赖性的，主要是高共刺激分子的病毒感染 DC，可不需要 Th 细胞的辅助而直接刺激 CD8$^+$ T 细胞产生 IL-2，诱导 CD8$^+$ T 细胞自身增殖并分化为 CTL。

第三节　T 细胞的免疫效应和转归

不同效应 T 细胞亚群具有不同的特点和效应（表 12-2）。

表 12-2　不同效应 T 细胞亚群及其效应分子

	CD4$^+$ Th1	CD4$^+$ Th2	CD4$^+$ Th17	CD4$^+$ Tfh	CD8$^+$ CTL
TCR 识别的配体	抗原肽-MHC Ⅱ 类分子复合物	抗原肽-MHC Ⅱ 类分子复合物	抗原肽-MHC Ⅱ 类分子复合物	抗原肽-MHC Ⅱ 类分子复合物	抗原肽-MHC Ⅰ 类分子复合物
诱导分化的关键细胞因子	IL-12、IFN-γ	IL-4	IL-1β（人）、TGF-β（小鼠）、IL-6、IL-23	IL-21、IL-6	IL-2、IL-6
产生细胞因子和其他效应分子	IFN-γ、LTα、TNF-α、IL-2、IL-3、GM-CSF	IL-4、IL-5、IL-10、IL-13、GM-CSF	IL-17	IL-21、IL-4、IFN-γ	IFN-γ、TNF-γ、LTα、穿孔素、颗粒酶、FasL
介导免疫应答类型	参与和辅助细胞免疫	辅助体液免疫	固有免疫	辅助体液免疫	参与细胞免疫
免疫保护	胞内感染病原微生物（如结核杆菌）	清除蠕虫等	抗细菌、真菌和病毒	自身免疫	病毒感染细胞和肿瘤细胞
参与病理应答	Ⅳ 型超敏反应、实验性变态反应性脑脊髓膜炎、类风湿关节炎、炎性肠病	哮喘等变态反应性疾病	银屑病、炎症肠病、多发性硬化、类风湿关节炎	自身免疫病	Ⅳ 型超敏反应、移植排斥反应

一、 Th 和 Treg 的免疫效应

（一）Th1 的效应

Th1 主要有两种效应：一是通过直接接触诱导 CTL 分化；二是通过释放的细胞因子募集和活化单核/巨噬细胞和淋巴细胞，诱导细胞免疫反应，又称为单个核细胞浸润为主的炎症反应或迟发型炎症反应。

1. Th1 细胞对巨噬细胞的作用　Th1 细胞在宿主抗胞内病原体感染中起重要作用。Th1 可通过活化巨噬细胞及释放各种活性因子增强巨噬细胞清除胞内寄生病原体的能力。

（1）Th1 细胞可产生多种细胞因子激活巨噬细胞　Th1 细胞通过其产生 IFN-γ 等细胞因子，以及 Th1 细胞表面 CD40L 与巨噬细胞表面 CD40 结合，向巨噬细胞提供激活信号。另一方面，活化的巨噬细胞也可通过上调表达一些免疫分子和分泌细胞因子增强 Th1 细胞的效应，如激活的巨噬细胞高表达 B7 和 MHC Ⅱ 类分子，从而具有更强的提呈抗原和激活 CD4$^+$T 细胞的能力，激活的巨噬细胞分泌 IL-12，可促进 Th0 细胞向 Th1 细胞分化，增强 Th1 的效应。

（2）诱生并募集巨噬细胞　Th1 产生 IL-3 和 GM-CSF，促进骨髓造血干细胞分化为单核细胞；Th1 产生 TNF-α、LTα 和 MCP-1 等，可分别诱导血管内皮细胞高表达黏附分子，促进单核细胞和淋巴细胞黏附于血管内皮细胞，继而穿越血管壁趋化到局部组织。

2. Th1 对淋巴细胞的作用　Th1 细胞产生 IL-2 等细胞因子，可促进 Th1 细胞、Th2 细胞、CTL、中性粒细胞和 NK 细胞等细胞的活化和增殖，从而放大免疫效应；Th1 细胞分泌的 IFN-γ 可促进 B 细胞产生具有调理作用的抗体，进一步增强巨噬细胞对病原体的吞噬。

3. Th1 细胞对中性粒细胞的作用　Th1 产生的淋巴毒素和 TNF-α，可活化中性粒细胞，促进其杀伤病原体。

（二）Th2 细胞的生物学活性

1. 辅助体液免疫应答　Th2 细胞通过直接接触辅助 B 细胞活化，通过产生 IL-4、IL-5、IL-10、IL-13 等细胞因子，协助和促进 B 细胞的增殖和分化为浆细胞，产生抗体。

2. 参与超敏反应性炎症　Th2 细胞分泌的 IL-5 等细胞因子可激活肥大细胞、嗜碱性粒细胞和嗜酸性粒细胞，参与超敏反应的发生和抗寄生虫感染。

（三）Th17 细胞的生物学活性

Th17 通过分泌 IL-17、IL-21 和 IL-22 等细胞因子发挥效应，通过诱导中性粒细胞为主的炎症反应，吞噬和杀伤细菌和真菌等病原，以及维持消化道等上皮免疫屏障的完整性，在固有免疫应答中发挥作用。Th17 也是参与炎症和自身免疫病的重要成分。

（四）Tfh 的效应

Tfh 分泌 IL-21，并通过表达的 CD40L 和 ICOS 与 B 细胞表达的 CD40 和 ICOSL 相互作用，辅助 B 细胞在生发中心的存活、增殖，促进 B 细胞向浆细胞分化、抗体类别转换和抗体亲和力成熟。

（五）Treg 的效应

Treg 细胞可通过多种机制发挥负性免疫调控作用。

二、 CTL 细胞的效应功能

CTL 可高效、特异性地杀伤胞内寄生病原体（病毒和某些胞内寄生菌等）的宿主细胞、肿瘤细胞等靶细胞，而不损害正常组织。CTL 细胞的效应过程包括识别与结合靶细胞、胞内细

器重新定向，颗粒胞吐和靶细胞崩解。CTL 也能产生细胞因子调节免疫应答。

（一）CTL 杀伤靶细胞的过程

1. 效-靶细胞结合　CD8$^+$T 细胞在外周免疫器官内活化、增殖、分化为效应性 CTL，在趋化因子作用下离开淋巴组织向感染或肿瘤部位聚集。CTL 高表达黏附分子（如 LFA-1、CD2等），可有效结合表达相应配体（ICAM-1、LFA-3 等）的靶细胞。TCR 识别靶细胞提呈的pMHC Ⅰ 后形成免疫突触，使 CTL 分泌的效应分子在局部形成很高的浓度，从而选择性杀伤所接触的靶细胞，而不影响邻近正常细胞。

2. CTL 的极化　极化是指细胞膜分子或胞内成分聚集于细胞一端的现象。CTL 的 TCR 识别靶细胞表面 pMHC Ⅰ 后，TCR 和共受体向效-靶细胞接触部位聚集，导致 CTL 内某些细胞器的极化。

3. 致死性攻击　CTL 胞质颗粒中的效应分子释放到效-靶结合面，效应分子对靶细胞进行致死性攻击。然后，CTL 脱离靶细胞，寻找下一个目标；而靶细胞在杀伤机制的作用下凋亡。

（二）CTL 杀伤靶细胞的机制

CTL 主要通过下列两条途径杀伤靶细胞。

1. 穿孔素/颗粒酶途径　穿孔素（perforin）均贮存于胞浆颗粒中，穿孔素结构类似于补体C9，单体可插入靶细胞膜，在钙离子存在的情况下，多个穿孔素聚合成内径约为 16nm 的孔道，使颗粒酶等细胞毒蛋白迅速进入细胞。颗粒酶（granzyme）是一类丝氨酸蛋白酶，进入靶细胞后可激活凋亡相关的酶系统而诱导靶细胞凋亡。

2. Fas/FasL 途径　效应 CTL 可表达膜型 FasL 以及可溶型 FasL（sFasL），或分泌 TNF-α 等效应分子，这些分子可分别与靶细胞表面的 Fas 和 TNF 受体结合，通过激活胞内半胱天冬蛋白酶（caspase）参与的信号转导途径，诱导靶细胞凋亡。

三、 T 细胞介导的免疫应答的生物学意义

1. 抗感染　T 细胞介导的细胞免疫应答主要是针对细胞内寄生病原体感染，如胞内寄生细菌、病毒等，以及真菌或寄生虫感染。

2. 抗肿瘤　特异性细胞免疫是主要的抗肿瘤因素，包括 CTL 对肿瘤细胞的杀伤、细胞因子对肿瘤的直接抗肿瘤作用、细胞因子激活巨噬细胞或 NK 细胞的细胞毒作用以及细胞因子的其他抗肿瘤作用等。

3. 免疫病理作用　T 细胞介导的细胞免疫效应与迟发型超敏反应、移植排斥反应密切相关，还参与某些自身免疫病的发生和发展。

4. 免疫调节作用　CD4$^+$Th 亚群之间的平衡有助于调控机体产生合适类型和强度的免疫应答；Treg 则通过多种机制抑制过度免疫应答和及时终止免疫应答，从而在清除抗原的同时保持机体的免疫平衡状态，并预防自身免疫病的发生。

四、 活化 T 细胞的转归

通常，机体对特定抗原的免疫应答和免疫效应不会持久进行，一旦抗原清除，免疫系统恢复平衡。

（一）效应 T 细胞的抑制或清除

1. Treg 的免疫抑制作用　Treg 通常在免疫应答的晚期被诱导产生，它们通过多种机制抑制免疫应答。

2. 活化诱导的细胞死亡　活化诱导的细胞死亡（activation-induced cell death，AICD）指免

疫细胞活化并发挥免疫效应后，诱导的一种自发的细胞凋亡。活化细胞表达 Fas 增加，与多种细胞表达的 FasL 结合，启动活化 T 细胞的凋亡信号，诱导细胞凋亡。AICD 对机体清除可能由对抗原发生交叉反应而产生的自身反应性 T 细胞克隆，从而防止自身免疫病，维持自身免疫耐受至关重要。

（二）记忆性 T 细胞的形成和作用

免疫记忆是适应性免疫应答的重要特征之一，表现为在免疫系统针对已接触过的抗原能启动更为迅速和更为有效的免疫应答。记忆性 T 细胞（memory T cell，Tm）是指对特异性抗原有记忆能力、寿命较长的 T 淋巴细胞。一般认为 Tm 由初始 T 细胞或由效应 T 细胞分化而来，机制未明。

1. Tm 的表型　人 Tm 细胞为 CD45RA$^-$ CD45RO$^+$，初始 T 细胞是 CD45RA$^+$ CD45RO$^-$。

2. Tm 的作用特定　免疫记忆可产生更快、更强、更有效的再次免疫应答。因为 Tm 细胞比初始 T 细胞更易被激活，相对较低浓度的抗原即可激活 Tm 细胞；与初始 T 细胞相比，Tm 细胞的再活化对共刺激信号（如 CD28/B7）的依赖性较低，Tm 细胞分泌更多的细胞因子，且对细胞因子作用的敏感性更高。

同步练习

一、选择题

1. TCR 识别抗原的信号传递是通过下列哪个分子（　　）

    A. CD2　　　　　　　　　　B. CD3　　　　　　　　　　C. CD4

    D. Igα、Igβ　　　　　　　　E. CD8

2. 下列哪些细胞间作用时不受 MHC 限制（　　）

    A. CTL 细胞与肿瘤细胞　　B. NK 细胞与肿瘤细胞　　C. 巨噬细胞与 Th 细胞

    D. Th 细胞与 B 细胞　　　　E. 朗格汉斯细胞与 Th 细胞

3. TCR 的双识别是指（　　）

    A. 同时识别 MHC I 类分子和 MHC II 类分子

    B. 同时识别抗原分子的 T 细胞表位和 B 细胞表位

    C. 同时识别抗原肽和 mIg 的复合物

    D. 同时识别抗原肽和 MHC 分子

    E. 同时识别 Igα 和 Igβ

4. CD4$^+$ T 细胞活化时，第二信号中最重要的一对分子是下列哪一对（　　）

    A. CD2 与 LFA-3　　　　　B. CD8 与 MHC I 类分子　　C. CD4 与 MHC II 类分子

    D. CD28 与 B7-1　　　　　E. TCR 与 CD3

5. T 细胞活化时，只有第一信号，缺乏第二信号，其结果是（　　）

    A. 导致 T 细胞分裂　　　　B. T 细胞立即死亡　　　　C. T 细胞处于免疫应答无能状态

    D. 导致 T 细胞克隆扩增　　E. 以上都不是

6. Th 细胞在 CTL 细胞的活化过程中的作用主要是（　　）

    A. 协助传递第一信号

    B. Th 细胞分泌促进增殖、分化的细胞因子

    C. Th 细胞能促进 CTL 细胞的 TCR 表达

    D. Th 细胞促进 CTL 细胞表达 MHC II 类分子

E. Th 细胞促进 CTL 细胞释放穿孔素

7. CTL 细胞杀伤靶细胞时下列哪项是正确的 (　　)

　　A. CTL 细胞无需与靶细胞接触　　　B. 靶细胞被溶解时，CTL 细胞同时受损

　　C. CTL 细胞具特异性杀伤作用　　　D. 穿孔素诱导靶细胞凋亡

　　E. 一个 CTL 细胞只能杀伤一个靶细胞

8. 能通过自分泌和旁分泌形式促进 T 细胞增殖的细胞因子是 (　　)

　　A. IL-1　　　　　　　　　B. IL-2　　　　　　　　　C. IL-4

　　D. TNF-β　　　　　　　　E. TNF-α

9. 活化的 $CD4^+$ Th1 细胞释放的 TNF-α 的作用是 (　　)

　　A. 促进抗原提呈细胞表达 MHC I 类分子

　　B. 促进骨髓干细胞分裂

　　C. 促进血管内皮细胞高表达黏附分子

　　D. 促进 IL-2 的进一步释放从而促进 T 细胞增殖

　　E. 加强 IFN-γ 的作用

10. 下列哪种受体的表达是 Th 细胞活化的标志 (　　)

　　A. IL-1R　　　　　　　　B. IL-2R　　　　　　　　C. TNFR

　　D. IFN-γR　　　　　　　E. IL-3R

二、名词解释

1. MHC 限制性　　2. 免疫突触

三、问答题

1. T 细胞识别抗原的特点是什么?

2. 效应 T 细胞的主要功能是什么?

参考答案

一、选择题

　　1. B　2. B　3. D　4. D　5. C　6. B　7. C　8. B

　　9. C　10. B

二、名词解释

　　1. MHC 限制性：T 细胞表面的 TCR 在特异性识别 APC 所提呈的抗原肽的过程中，必须同时识别与抗原肽形成复合物的 MHC 分子。

　　2. 免疫突触：是 T 细胞与 APC 相互作用时在细胞与细胞接触部位形成的一个特殊结构：TCR-pMHC 位于中央，周围形成由 LFA-1 和 ICAM-1 等分子相互结合的环状结构。

三、问答题

　　1. 答：T 细胞只能特异性识别表达于 APC 表面并与 MHC 分子结合成复合物的抗原肽-MHC 分子，此即 TCR 的双识别。即 TCR 在特异性识别 APC 所提呈的抗原肽的过程中，必须同时识别与抗原肽形成复合物的 MHC 分子。也就是说，T 细胞对抗原的识别受 MHC 分子种类的限制。

　　2. 答：特异性细胞免疫的效应 T 细胞主要有两类：$CD4^+$ Th1 细胞和 $CD8^+$ CTL 细胞。$CD4^+$ Th1 细胞活化后，可通过释放包括 IL-2、IL-3、IFN-γ、GM-CSF 等多种细胞因子，活化巨噬细胞，在宿主抗胞内病原体感染中起重要作用；此外产生以单核细胞及淋巴细胞浸润为主的免疫损伤效应。$CD8^+$ CTL 细胞则主要通过穿孔素/颗粒酶途径及 Fas/FasL 途径杀伤靶细胞。

(宋涛)

第十三章 B淋巴细胞介导的特异性免疫应答

📖 **学习目标**

1. **掌握** B细胞的活化的第一信号和第二信号。
2. **熟悉** B细胞的分化。
3. **了解** TI抗原的种类。

📷 **内容精讲**

机体免疫系统对于细胞外液微环境稳态的保护主要通过体液免疫应答来完成。病原体及其抗原成分进入机体后可诱导抗原特异性B细胞活化、增殖并最终分化为浆细胞,产生特异性抗体进入体液。通过抗体的中和作用、调理作用、补体的活化作用而阻止机体内病原体的吸附、感染。依据抗原种类和成分的不同,B细胞介导的免疫应答可分为对胸腺依赖抗原(TD-Ag)的免疫应答和对胸腺非依赖性抗原(TI-Ag)的免疫应答。在免疫应答过程中,TD-Ag需要T细胞的辅助,TI-Ag不需要。

第一节 B细胞对TD抗原的免疫应答

一、B细胞对TD抗原的识别

BCR识别抗原对B细胞的激活有两个相互关联的作用:BCR特异性结合抗原,产生B细胞活化的第一信号;B细胞内化BCR所结合的抗原,并对抗原进行加工,形成pMHC Ⅱ复合物,提呈给Th识别,Th活化后通过表达的CD40L与B细胞表面CD40结合,提供B细胞活化的第二信号。

二、B细胞活化需要的信号

(一)B细胞活化的第一信号

B细胞活化的第一信号又称抗原刺激信号,由BCR复合物和共受体分子共同完成。

1.BCR-CD79a/CD79b信号 BCR辅助识别抗原表位,CD79a/CD79b负责向胞内传递信号。

2.BCR共受体的增强作用 由CD19/CD21/CD81组成,增强B细胞活化信号。

(二)B细胞活化的第二信号

B细胞活化的第二信号又称共刺激信号,由与活化的B细胞相互作用的辅助性T细胞提供;最重要的活化信号由CD40L-CD40分子相互作用提供。如果只有第一信号没有第二信号,B细胞不仅不能活化,反而会进入失能的耐受状态。

(三)细胞因子的作用

辅助性T细胞分泌的多种细胞因子(IL-21、IL-4等)参与B细胞的活化过程。

（四）T 细胞、B 细胞的相互作用

B 细胞对 TD 抗原的应答需要 T 细胞辅助，体现在两方面：①T 细胞表面的共刺激分子提供 B 细胞活化必需的第二信号；②T 细胞分泌的细胞因子促进 B 细胞的活化、增殖和分化。

T 细胞、B 细胞间的作用又是双向的：一方面，B 细胞作为 APC 加工、提呈 pMHC Ⅱ 活化 T 细胞，诱导 T 细胞表达多种膜分子和细胞因子；另一方面活化的 T 细胞表达 CD40L 为 B 细胞提供活化的第二信号，CD40/CD40L 结合可诱导静止期 B 细胞进入细胞增殖周期；活化 T 细胞分泌的细胞因子诱导 B 细胞进一步增殖和分化。多个黏附分子对（如 LFA/CD3、ICAM/LFA1、MHC Ⅱ类分子/CD4 等）形成免疫突触，促使 T 细胞、B 细胞牢固结合。

三、B 细胞的增殖和终末分化

在 B 细胞活化的双信号的刺激下，B 细胞迅速增殖分化，并形成生发中心。根据发育阶段不同，生发中心 B 细胞可分为生发中心母细胞和生发中心细胞。根据解剖结构，生发中心可分为暗区和明区，生发中心 B 细胞在明区和暗区反复循环，在此过程中完成体细胞高频突变、抗体亲和力成熟和类别转换等关键过程，进而分化为浆细胞或记忆性 B 细胞，发挥体液免疫功能。滤泡树突状细胞（FDC）和滤泡辅助性 T 细胞（Tfh）在生发中心反应中发挥重要的调节作用。

（一）B 细胞的滤泡外活化

血液循环中的 B 细胞穿过高内皮静脉进入外周淋巴器官的滤泡的过程中，滤泡树突状细胞（FDC）或巨噬细胞将抗原提呈给 B 细胞识别。另一种滤泡辅助性 T 细胞（Tfh）与 B 细胞分化密切相关。微生物或病毒抗原通过淋巴液进入淋巴结，或进入脾脏，大部分经过补体的调理作用，被 FDC 或巨噬细胞表面的补体受体识别、捕获，滞留在淋巴滤泡内，作为 B 细胞活化的第一信号。

（二）初级聚合灶的形成

在 B 细胞和 T 细胞初次接触 2～3 天后，B 细胞下调 CCR7 的表达，离开 T 细胞、B 细胞交界区，向滤泡间区、淋巴窦或 T 细胞区与红髓交界处（脾脏）迁移。B 细胞在这些区域进一步增殖和分化，形成初级聚合灶。初级聚合灶一般在初次免疫应答 5 天后形成。B 细胞在初级聚合灶中存活数天，介导第一阶段的免疫应答。部分 T 细胞在初级聚合灶中分化成为浆母细胞，经历 Ig 类别转换并分泌抗体。

（三）生发中心的形成

生发中心又称为次级淋巴滤泡，是 B 细胞对 TD 抗原应答的重要场所，由活化 B 细胞在接受抗原刺激后 1 周左右快速分裂增殖所形成。分裂增殖的 B 细胞称生发中心母细胞。生发中心母细胞分裂增殖产生的子代细胞体积小，称为生发中心细胞。随着生发中心细胞扩增，生发中心可分为两个区域：一个是暗区（dark zone），分裂增殖的生发中心母细胞在此紧密集聚；另一个为明区（light zone），细胞较为松散，在光镜下透光度高，为 B 细胞与 FDC、Tfh 细胞相互作用的区域。在明区，生发中心细胞在 FDC 和 Tfh 协同作用下继续分化，经过阳性选择完成亲和力成熟过程，只有表达高亲和力 mIg 的 B 细胞才能继续分化发育，大多数生发中心细胞发生凋亡。B 细胞最终形成浆细胞及记忆性 B 细胞。

（四）体细胞高频突变、Ig 亲和力成熟和阳性选择

生发中心母细胞的轻链和重链 V 基因可发生高频率的点突变，称为体细胞高频突变（somatic hypermutation）。体细胞高频突变与 Ig 基因重排导致的多样性一起，导致 BCR 多样性及体液免疫应答中抗体的多样性。体细胞高频突变在抗原诱导下发生。

体细胞高频突变后，B细胞进入明区，大多数突变B细胞克隆中BCR亲和力降低甚至不表达BCR，不能结合FDC表面的抗原，进而无法将抗原提呈给Tfh获取第二信号而发生凋亡；少数部分突变B细胞克隆的BCR亲和力提高，表达凋亡蛋白而继续存活，这是B细胞成熟过程中的阳性选择。

在初次应答时，大量抗原可激活表达不同亲和力BCR的B细胞克隆，产生多种不同亲和力的抗体。当大量抗原被清除，或再次免疫应答仅有少量抗原出现时，表达高亲和力BCR的B细胞克隆会优先结合抗原并得到扩增，最终产生高亲和力的抗体，此为抗体亲和力成熟（affinity maturation）。

（五）Ig 的类别转换

B细胞在Ig V区基因重排完成后，其子代细胞均表达同一个Ig V区基因，但Ig C基因（恒定区基因）的表达在子代细胞受抗原刺激而成熟并增殖的过程中是可变的。每个B细胞开始时一般均表达IgM，在免疫应答中首先分泌IgM，但随后可表达IgG、IgA或IgE，而其Ig V区不发生改变，这种可变区相同而Ig类别发生变化的过程称为Ig的类别转换（class switching）或同种型转换（isotype switching）。类别转换的遗传学基础是同一V区基因与不同重链C基因的重排。在C基因的5′端内含子中含有一段称之为转换区（switching region，S区）的序列，不同的转换区之间可发生重组。

Ig的类别转换在抗原诱导下发生，而Th细胞分泌的多种细胞因子则直接调节Ig转换的类别。

（六）浆细胞的形成

浆细胞又称抗体形成细胞（antibody forming cell，AFC），能合成和分泌特异性抗体，是B细胞分化的终末细胞，浆细胞富含粗面内质网，利于抗体生成。浆细胞不再表达BCR和MHC Ⅱ类分子。生发中心产生的浆细胞大部分迁入骨髓，并在较长时间内持续产生抗体。

（七）记忆性 B 细胞的产生

生发中心中存活下来的B细胞，或分化发育成浆细胞，或成为记忆性B细胞（memory B cell，Bm），大部分Bm离开生发中心进入血液参与再循环。Bm不产生Ig，但再次与同一抗原相遇时可迅速活化，产生大量抗原特异的Ig。Bm表达CD27，并较初始B细胞表达较高水平的CD44。

第二节　B细胞对TI抗原的免疫应答

TI抗原能直接激活初始B细胞而无需Th的辅助，根据激活B细胞的方式不同，TI抗原又可分为TI-1抗原和TI-2抗原两类。

（一）B 细胞对 TI-1 抗原的应答

TI-1抗原因能通过其丝裂原成分与B细胞上的受体结合，因而又称为B细胞丝裂原，如LPS，可激活成熟和不成熟的B细胞，诱导产生低亲和力的。IgM。TI-1抗原诱导的免疫应答较早，在抗某些胞外病原体感染中发挥重要作用。

高浓度的TI-1抗原经丝裂原受体与B细胞诱导多克隆B细胞增殖和分化，低浓度TI-1抗原则能激活抗原特异性B细胞。

（二）B 细胞对 TI-2 抗原的应答

TI-2抗原多为细菌胞壁与荚膜多糖，具有多个重复的表位。仅可激活成熟的B细胞，以B1

细胞为主。TI-2 抗原诱导产生的抗体（IgM 或 IgG）可通过调理作用，促进吞噬细胞对病原体的吞噬清除，以及抗原特异性 T 细胞的活化。

B 细胞对 TD 抗原和 TI 抗原的应答有多个方面的不同（表 13-1）。

表 13-1 TD 抗原和 TI 抗原的异同

项目	TD 抗原	TI-1 抗原	TI-2 抗原
诱导婴幼儿抗体应答	+	+	−
刺激无胸腺小鼠产生抗体	−	+	+
无 T 细胞下的抗体应答	−	+	−
T 细胞辅助	+	−	−
多克隆 B 细胞激活	−	+	−
对重复序列的需要	−	−	+
举例	白喉毒素、PPD、病毒血凝素	细菌多糖、多聚蛋白、LPS	肺炎球菌荚膜多糖、沙门菌多聚鞭毛

第三节 体液免疫应答产生抗体的一般规律

根据发生的时相早晚，特异性体液免疫应答可分为：初次应答和再次应答。初次应答指抗原初次刺激抗体所引发的应答；初次应答中所形成的记忆性细胞再次接触相同抗原刺激后产生迅速、高效、持久的应答，即再次应答。

（一）初次应答

在初次应答中，B 细胞产生的抗体数量少，亲和力低，其产生过程分为潜伏期、对数期、平台期、下降期四个阶段。

其特点有：刺激 B 细胞免疫应答所需抗原量多，应答潜伏期相对较长；B 细胞产生抗体量少，亲和力低，主要抗体类型为 IgM；初次应答后可产生少量的针对特异抗原类型的记忆性 B 细胞。

（二）再次应答

由于初次应答后免疫记忆性 B 细胞的存在，机体可迅速产生高效、特异的再次应答。与初次应答相比，再次应答特点表现为：所需抗原刺激量少，可迅速启动免疫应答；抗体产量多，维持时间长，主要为高亲和力的 IgG。再次应答的强弱主要取决于两次抗原刺激的间隔长短。

初次应答与再次应答的不同特点见表 13-2。

表 13-2 初次应答与再次应答的不同特点

特点	初次应答	再次应答
抗原提呈细胞	非 B 细胞	B 细胞
潜伏期	较长（约 5～10 天）	短（约 1～3 天）
产生抗体的量	少	多
在体内维持时间	短	长
亲和力	低	高
抗体类别	主要为 IgM	主要为 IgG

同步练习

一、选择题

1. B 细胞作为抗原提呈细胞，其表面主要具有的第二信号作用的分子是（　　）
　　A. CD28　　　　　　　　B. CD40　　　　　　　　C. CD40L
　　D. B7　　　　　　　　　E. MHC Ⅱ 类分子

2. 活化的 Th 细胞活化 B 细胞时，B 细胞表面主要产生第二信号的分子是（　　）
　　A. CD28　　　　　　　　B. CD40　　　　　　　　C. CD40L
　　D. B7　　　　　　　　　E. MHC Ⅱ 类分子

3. B 细胞活化所需的活化信号 1 由下列哪种分子传入细胞内（　　）
　　A. CD2　　　　　　　　B. CD3　　　　　　　　C. CD4
　　D. Igα/Igβ　　　　　　E. CD8

4. 初次应答时，B 细胞活化的第二信号产生主要是（　　）
　　A. BCR 识别抗原肽-MHC Ⅰ 类分子复合物
　　B. BCR 识别抗原肽-MHC Ⅱ 类分子复合物
　　C. B 细胞上的 CD40 与 Th 细胞上的 CD40L 结合
　　D. B 细胞上的 B7 与 Th 细胞上的 CD28 结合
　　E. BCR 与抗原结合

5. 再次免疫应答的特点是（　　）
　　A. 抗原提呈细胞是巨噬细胞　　　　B. 抗体产生快，维持时间短
　　C. 抗体主要是 IgM 和 IgG　　　　　D. 抗体为高亲和性抗体
　　E. TD 抗原和 TI 抗原都可引起再次免疫应答

6. 初次免疫应答的特点是（　　）
　　A. 抗原提呈细胞是 B 细胞　　　　　B. 抗体产生慢，维持时间短
　　C. 抗体滴度较高　　　　　　　　　D. 所需抗原浓度低
　　E. TI 抗原可引起初次免疫应答和再次免疫应答

7. TI 抗原激活 B 淋巴细胞产生抗体需要哪种细胞参与（　　）
　　A. 巨噬细胞　　　　　　　B. Th 细胞　　　　　　　C. NK 细胞
　　D. TDTH 细胞　　　　　　E. 以上均不需要

8. BCR 能识别（　　）
　　A. 天然蛋白质抗原决定簇　　　B. 线性决定簇
　　C. 连续决定簇　　　　　　　　D. Ag 肽-MHC 复合物
　　E. 特异性抗原

9. 在抗体产生过程中，下列哪项是错误的（　　）
　　A. Th 与 B 细胞的相互作用受 MHC 限制
　　B. B 细胞是产生抗体的细胞
　　C. APC 表面的共刺激分子与 T 细胞上的相应受体结合是启动 Th 活化的信号之一
　　D. MHC 分子与外来抗原肽复合物是启动 Th 活化的信号
　　E. Ig 的类别转换不需要细胞因子的参与

10. BCR 识别抗原的特点是（　　）

A. 受 MHC Ⅰ类分子的限制性　　B. 受 MHC Ⅱ类分子的限制性

C. 识别抗原的线性决定簇　　　　D. 直接捕获外源性抗原

E. 受 MHC 样分子的限制

11. 初次体液免疫应答产生的抗体主要是（　　　）

A. IgG　　　　　　　　　　　B. IgA　　　　　　　　C. IgE

D. IgM　　　　　　　　　　　E. IgD

12. 再次体液免疫应答产生的抗体主要是（　　　）

A. IgG　　　　　　　　　　　B. IgA　　　　　　　　C. IgE

D. IgM　　　　　　　　　　　E. IgD

13. 免疫应答过程不包括（　　　）

A. APC 对抗原的处理和提呈

B. 免疫活性细胞对抗原的特异性识别

C. T 细胞在胸腺内分化成熟

D. T 细胞和 B 细胞的活化、增殖与分化

E. 效应细胞和效应分子的产生和作用

二、名词解释

1. 初次应答　　2. 再次应答

三、问答题

1. 体液免疫应答的一般规律包括哪两个方面？各有何特点？

2. Th 细胞如何辅助 B 细胞的免疫应答？

3. B 细胞对 TD 抗原、TI-1 抗原及 TI-2 抗原免疫应答的异同。

参考答案

一、选择题

1. D　2. B　3. D　4. C　5. D　6. B　7. E　8. A

9. E　10. D　11. D　12. A　13. C

二、名词解释

1. 初次应答：B 细胞在初次接受 TD 抗原的刺激所产生的应答过程称为初次应答。初次应答产生的抗体浓度通常较低，并主要是 IgM 类抗体，亲和力较低。

2. 再次应答：当 B 细胞第二次接受相同的 TD 抗原刺激后所产生的应答过程为再次应答，又称回忆应答。与初次应答相比，产生再次应答所需的抗原剂量小，抗体浓度高，持续时间长，主要为 IgG 类抗体，且亲和力高。

三、问答题

1. 答：体液免疫应答过程中，B 细胞对抗原刺激的应答可分为两种不同的情况，即在初次接受抗原刺激时，机体发生初次应答；再次接受相同抗原刺激，机体产生再次应答。初次应答与再次应答的特点见下表。

特点	初次应答	再次应答
抗原提呈细胞	非 B 细胞	B 细胞
潜伏期	较长（约 5～10 天）	短（约 1～3 天）
产生抗体的量	少	多
在体内维持时间	短	长
亲和力	低	高
抗体类别	主要为 IgM	主要为 IgG

2. 答：①Th 细胞提供 B 细胞活化的第二信号，活化的 T 细胞表达的 CD40L 与 B 细胞表面 CD40 分子结合产生第二活化信号；②Th 细胞产生细胞因子的作用，激活 Th 细胞产生多种细胞因子，如 IL-4、IL-5、IL-6 等，可辅助 B 细胞活化、增生与分化。

3. 答：B 细胞对 TD 抗原的应答需要 Th 细胞的辅助作用，可分为初次应答与再次应答。并且 B 细胞在抗原刺激下，迁徙入生发中心，发生抗原受体编辑、体细胞高频突变、抗原受体亲和力成熟及类别转换，最后分化成熟为浆细胞或记忆性细胞。

B 细胞对 TI-1 抗原的应答无需 Th 细胞预先致敏和克隆扩增，比对 TD 抗原的应答早，但 TI-1 抗原单独不能诱导 Ig 类别转换、抗原亲和力成熟及记忆性 B 细胞形成。TI-2 抗原则只能激活成熟 B 细胞发生应答。

（宋涛）

第十四章　固有免疫系统及其介导的免疫应答

学习目标

1. **掌握**　固有免疫系统的组成和固有免疫细胞的分类。
2. **熟悉**　模式识别受体的概念、种类及其识别的病原相关模式分子；巨噬细胞表面受体/分子及其主要作用；NK 细胞识别杀伤病毒感染或肿瘤靶细胞的作用机制；肥大细胞、B1 细胞的主要特征和生物学作用。
3. **了解**　固有淋巴样细胞、NKT 细胞、γδT 细胞的主要特征和生物学作用；固有免疫应答的作用时相和特点。

内容精讲

固有免疫亦称非特异性免疫，是机体固有免疫细胞和分子在识别病原体及其产物或体内凋亡、畸变细胞等非己抗原性异物后，迅速活化并有效吞噬、杀伤、清除病原体或体内非己物质，产生非特异性免疫防御、监视、自稳等保护作用的生理过程。参与固有免疫应答的物质主要包括：组织屏障，固有免疫细胞，固有免疫分子如补体、细胞因子及具有抗菌作用的多肽、蛋白和酶类物质。

第一节　固有免疫系统概述

一、组织屏障及其主要作用

（一）皮肤黏膜屏障

1. 物理屏障　由致密上皮细胞组成的皮肤和黏膜组织具有机械屏障作用，在正常情况下可有效阻挡病原体侵入体内。

2. 化学屏障　皮肤和黏膜分泌物中含有多种杀菌、抑菌物质，主要包括：皮脂腺分泌的不饱和脂肪酸，汗腺分泌的乳酸，胃液中的胃酸，以及唾液、泪液、呼吸道、消化道和泌尿生殖道黏液中的溶菌酶、抗菌肽和乳铁蛋白等。

3. 微生物屏障　寄居在皮肤和黏膜表面的正常菌群，可通过与病原体竞争结合上皮细胞和营养物质的作用方式，或通过分泌某些杀菌、抑菌物质对病原体产生抵御作用。

（二）体内屏障

1. 血-脑屏障　由软脑膜、脉络丛的毛细血管壁和包在壁外的星形胶质细胞形成的胶质膜，其组织结构致密，能阻挡血液中的病原体和其他大分子物质进入脑组织及脑室，从而对中枢神经系统产生保护作用。

2. 血-胎屏障　由母体子宫内膜的基蜕膜和胎儿的绒毛膜滋养层细胞共同构成。血-胎屏障不妨碍母子间营养物质的交换，正常情况下可防止母体内病原体和有害物质进入胎儿体内，从而保护胎儿免遭感染，使之正常发育。

二、　固有免疫细胞种类

固有免疫细胞存在于血液和组织中，主要包括：来源于骨髓共同髓样前体（common myeloid progenitor）的经典固有免疫细胞，如单核细胞、巨噬细胞、经典树突状细胞、中性粒细胞、嗜酸性粒细胞、嗜碱性粒细胞和肥大细胞等。来源于骨髓共同淋巴样前体（common lymphoid pro-genitor）的固有淋巴样细胞（innate lymphoid cell，ILCs）如 NK 细胞（属 ILC1 亚群）、ILC2、ILC3 和固有淋巴细胞（innate-like lymphocytes，ILLs）如 NKT 细胞、γδT 细胞、B1 细胞。

三、　固有免疫细胞表达的模式识别受体及其识别结合的相关配体

1. 模式识别受体（pattern recognition receptor，PRR）　是指广泛存在于固有免疫细胞表面、胞内器室膜上、胞浆和血液中的一类能够直接识别外来病原体及其产物或宿主畸变和衰老凋亡细胞某些共有特定模式分子结构的受体。种类包括：①甘露糖受体（mannose receptor，MR）；②清道夫受体（scavenger receptor，SR）；③Toll 样受体（Toll like receptor，TLR）。

2. 病原相关模式分子（pathogen associated molecular pattern，PAMP）　是指某些病原体或其产物所共有的高度保守且对病原体生存和致病性不可或缺的特定分子结构。病原相关模式分子（PAMP）是模式识别受体（PRR）识别结合的配体分子。

四、　固有免疫分子及其主要作用

（一）补体系统

补体系统是参与固有免疫应答的重要免疫效应分子。

（二）细胞因子

细胞因子是参与固有免疫应答和适应性免疫应答的重要效应和调节分子。

（三）其他抗菌物质

1. 抗菌肽　是一组耐受蛋白酶的一类富含精氨酸的小分子多肽，对细菌、真菌和某些包膜病毒具有直接杀伤作用。

2. 溶菌酶　是一种不耐热的碱性蛋白质，广泛存在于各种体液、外分泌液和吞噬细胞溶酶体中。溶菌酶能够裂解 G^+ 菌细胞壁中 N-乙酰葡萄糖胺与 N-乙酰胞壁酸之间的 β-1,4 糖苷键，使细胞壁的重要组分肽聚糖破坏，从而导致菌细胞溶解。

3. 乙型溶酶　是血清中一种对热较稳定的碱性多肽，在血浆凝固时由血小板释放。

第二节　固有免疫细胞及其主要作用

一、　经典固有免疫细胞

经典固有免疫细胞主要包括单核细胞、巨噬细胞、经典树突状细胞、中性粒细胞、嗜酸性粒细胞、嗜碱性粒细胞和肥大细胞等。

（一）单核细胞

单核细胞（monocyte）由骨髓中粒细胞/巨噬细胞前体分化而成，约占外周血白细胞总数的 3%～8%。单核细胞通常在血液中停留 12～24h 后迁移至全身组织器官分化发育为巨噬细胞。在局部微环境中病原体或不同类型细胞因子刺激诱导下，单核细胞可分化发育为功能特性各不相同的 M1 和 M2 两个巨噬细胞亚群。

（二）巨噬细胞

巨噬细胞由定居和游走两类细胞组成：定居在不同组织中的巨噬细胞有不同的命名，如肝脏

中的库普弗细胞、中枢神经系统中的小胶质细胞、骨组织中的破骨细胞等。游走巨噬细胞广泛分布于结缔组织中，具有很强的变形运动及识别吞噬和杀伤清除病原体等抗原性异物的能力；作为专职性抗原提呈细胞，具有摄取、加工提呈抗原启动适应性免疫应答的能力。

1. 巨噬细胞表面受体

（1）模式识别受体 主要包括甘露糖受体、清道夫受体和 Toll 样受体。

（2）调理性受体 IgG FcR 介导的调理作用，补体受体。

（3）趋化和活化相关的细胞因子受体 如 MIP-1α/βR、MIP-3βR、IFN-γR、GM-CSFR、TNF-α/βR 等。

（4）抗原加工提呈和诱导产生共刺激信号的分子 如 MHCⅡ/Ⅰ类分子、CD80/CD86（B7-1/B7-2）和 CD40 等共刺激分子。

2. 巨噬细胞的主要生物学功能

（1）吞噬杀伤病原体

① 氧依赖性杀菌系统的构成：反应性氧中间物作用系统（reactive oxygen intermediates，ROI）、反应性氮中间物作用系统（reactive nitrogen intermediates，RNI）。

② 氧非依赖性杀菌系统：不需氧分子的杀菌系统。

③ 病原体等抗原性异物的消化和清除。

（2）杀伤胞内寄生菌和肿瘤等靶细胞。

（3）参与炎症反应。

（4）加工提呈抗原启动适应性免疫应答。

（5）免疫调节作用。

（三）树突状细胞

树突状细胞（dendritic cells，DC）1973 年被发现，为机体内功能最强的 APC。最大特点是显著刺激（提呈抗原给）初始 T 细胞，在免疫应答中是始动者。

（1）来源于骨髓共同髓样前体的经典 DC 摄取、加工和提呈抗原，激活初始 T 细胞启动适应性免疫应答。

（2）来源于骨髓淋巴样前体的浆细胞样 DC 接受病毒刺激产生 Ⅰ型干扰素，发挥抗病毒感染作用。

（3）来源于间充质祖细胞的滤泡 DC 识别捕获病原体、抗原-抗体等免疫复合物，供 B 细胞识别介导适应性体液免疫应答。

（四）粒细胞和肥大细胞

粒细胞来源于骨髓中的粒细胞/巨噬细胞前体，主要分布于血液和黏膜结缔组织中，包括中性粒细胞、嗜酸性粒细胞和嗜碱性粒细胞。粒细胞是参与炎症反应、抗寄生虫感染和过敏反应的主要效应细胞。

肥大细胞主要存在于黏膜和结缔组织，是参与过敏性炎症反应的主要效应细胞。

二、 固有淋巴样细胞

固有淋巴样细胞（innate lymphoid cells，ILCs）不表达特异性/泛特异性抗原受体，可通过表达一系列与其活化或抑制相关的受体，接受某些病毒感染/肿瘤靶细胞表面相关配体或感染部位组织细胞产生的细胞因子刺激而被激活，并通过释放一系列细胞毒性介质使相关靶细胞裂解破坏，或通过分泌不同类型的细胞因子参与抗感染免疫或过敏性炎症反应。

固有淋巴样细胞（ILCs）是由来源于骨髓共同淋巴样前体的转录因子 ID2+ 固有淋巴样前体

发育分化而成，包括 ILC1、ILC2、ILC3 三个亚群。

（一）ILC1 亚群

激活巨噬细胞杀伤胞内病原菌，参与肠道炎症反应。

（二）ILC2 亚群

抗寄生虫感染，参与过敏性炎症反应（哮喘）。

（三）ILC3 亚群

抗胞外细菌和真菌感染，参与肠道炎症反应。

（四）自然杀伤细胞

自然杀伤细胞（NK 细胞）是一类表面标志为 CD3⁻ CD19⁻ CD56⁺ CD16⁺ 和胞内转录因子 E4BP4⁺ 的固有淋巴样细胞。分布于血液、外周淋巴组织、肝、脾等脏器中。

NK 细胞的生物学作用：①NK 细胞表面具有 IgG Fc 受体（FcγRⅢA/CD16），也可通过 AD-CC 效应杀伤病毒感染或肿瘤靶细胞；②NK 细胞表达多种与其趋化和活化相关的细胞因子受体，可被招募到肿瘤或病原体感染部位，在局部微环境中 IL-12 和 IL-18 等细胞因子协同作用下活化，使其抗肿瘤/抗病毒作用显著增强；③活化 NK 细胞通过合成分泌 IFN-γ 为主的 Th1 型细胞因子发挥抗感染和免疫调节作用。

NK 细胞表面的杀伤活化受体和杀伤抑制受体包括：

（1）识别 HLA Ⅰ类分子的 NK 细胞受体

① 杀伤细胞免疫球蛋白样受体（KIR）。

② 杀伤细胞凝集素样受体（KLR）。

（2）识别非 HLA Ⅰ类分子活化性受体　这类受体为具有自然细胞毒作用的受体，通常在 KIR/KLR 丧失识别自我能力时发挥作用。

① NKG2D：NKG2D 是 NKG2 家族成员，与 DNP10 非共价结合获得转导活化信号的功能。

② 自然细胞毒性受体：包括 NKp46、NKp30、NKp44；均为 IgSF；彼此无同源性；NK 特有标志。

三、固有淋巴细胞

（一）自然杀伤 T 细胞（NKT）

NKT 细胞是指表面具有 NK1.1 和 TCR-CD3 复合受体分子的 T 细胞，主要分布于肝、骨髓和胸腺。

作用特点：NKT 细胞 TCR 缺乏多样性，抗原识别谱窄，可识别不同靶细胞表面 CD1 分子提呈的共有脂类和糖脂类抗原，且不受 MHC 限制。

NKT 细胞的主要生物学功能：①非特异性杀伤肿瘤、病毒或胞内寄生菌感染的靶细胞，其杀伤机制与 CD8⁺ CTL 类似；②分泌 IL-4、IFN-7 及 MCP-1α 和 MIP-1β 等细胞因子参与免疫调节和介导炎症反应。

（二）γδT 细胞

γδT 细胞是执行非特异免疫作用的 T 细胞，主要分布于黏膜和上皮组织。

作用特点：①γδT 细胞表面抗原受体缺乏多样性，识别的抗原种类有限，主要是某些病原微生物或感染/突变细胞表达的共同抗原，如感染后产生或表达于感染细胞表面的热休克蛋白、CD1 提呈的脂类抗原、某些磷酸化抗原和病毒蛋白等；②它们对抗原的识别也与 αβT 细胞不同，即可直接识别结合某些完整的多肽抗原，且不受 MHC 限制。

γδT 细胞的生物学功能：是皮肤黏膜局部抗病毒感染的重要效应细胞，对肿瘤细胞也有一定的杀伤作用，其杀伤机制与 CD8$^+$ CTL 基本相同。此外，活化 γδT 细胞还可通过分泌多种细胞因子参与免疫调节。

（三）B1 细胞

B1 细胞是指表面具有 CD5 和单体 IgM 分子的 B 细胞（CD5$^+$ mIgM$^+$ B 细胞），来源于胚肝，主要存在于腹腔、胸腔和肠壁固有层，具有自我更新能力。

作用特点：B1 细胞抗原受体缺乏多样性，抗原识别谱较窄，主要识别某些细菌表面共有的多糖类抗原。B1 细胞接受相应多糖抗原刺激后，48h 内即可产生以 IgM 为主的低亲和力抗体，但不发生 Ig 类别转换，也不产生免疫记忆。

第三节　固有免疫应答的作用时相和作用特点

一、固有免疫应答的作用时相

1. 即刻固有免疫应答阶段　即刻固有免疫应答发生于感染 0～4h 之内。

（1）皮肤黏膜及其分泌液中的抗菌物质和正常菌群作为物理、化学和微生物屏障，可阻挡外界病原体对机体的入侵，具有即刻免疫防御作用。

（2）当少量病原体突破机体屏障结构，进入皮肤或黏膜下组织后，可被局部存在的巨噬细胞迅速吞噬清除。有些病原体如 G$^-$ 菌可通过直接激活补体旁路途径而被溶解破坏；补体活化产物 C3b/Cb 可介导调理作用，显著增强吞噬细胞的吞噬杀菌能力；C3a/C5a 则可直接作用于组织中肥大细胞，使之脱颗粒释放组胺、白三烯和前列腺素 D2 等血管活性胺类物质和炎性介质，导致局部血管扩张通透性增强。

（3）中性粒细胞是机体抗细菌、抗真菌感染的主要效应细胞，中性粒细胞浸润是细菌感染性炎症反应的重要特征。在感染部位组织细胞产生的促炎细胞因子（IL-8、IL-1 和 TNF 等）和其他炎性介质作用下，局部血管内中性粒细胞可被活化，并迅速穿过血管内皮细胞进入感染部位，发挥强大吞噬杀菌效应，通常绝大多数病原体感染终止于此时相。

2. 早期固有免疫应答阶段　早期固有免疫应答发生于感染后 4～96h 之内。此时，在某些细菌成分如脂多糖（LPS）和感染部位组织细胞产生的 IFN-γ、MIP-1α 和 GM-CSF 等细胞因子的作用下，感染周围组织中的巨噬细胞被募集到炎症反应部位，并被活化，以增强局部抗感染免疫应答能力。与此同时，活化巨噬细胞又可产生大量促炎细胞因子和其他低分子量炎性介质如白三烯、前列腺素和血小板活化因子等，进一步增强扩大机体固有免疫应答能力和炎症反应。

3. 适应性免疫应答诱导阶段　适应性免疫应答诱导发生于感染 96h 之后。此时，活化巨噬细胞和树突状细胞作为专职性抗原提呈细胞，可将摄入的病原体等外源性抗原或内源性抗原加工处理为具有免疫原性的小分子多肽，并以抗原肽-MHC 分子复合物的形式表达于细胞表面，同时表面共刺激分子（如 B7 和 ICAM 等）表达上调，为特异性免疫应答的启动做好准备；然后经淋巴、血液循环进入外周免疫器官，通过与抗原特异性淋巴细胞之间的相互作用，诱导产生特异性免疫应答。

二、固有免疫应答的作用特点

固有免疫应答由固有免疫细胞和分子介导，其主要特点是：①固有免疫细胞识别多种"非己"异物共同表达的分子，而不是抗原表位，因而，对多种病原微生物或其产物均可应答，并迅速产生免疫效应；②固有免疫细胞受趋化并聚集在感染部位，迅速发挥免疫效应；③固有免疫细胞参与适应性免疫全过程，可通过产生不同细胞因子影响免疫应答类型；④固有免疫细胞寿命较短，在对病原微生物的应答过程中不产生免疫记忆，通常也不会形成免疫耐受。

同步练习

一、选择题

1. 具有非特异性细胞毒作用的细胞是（ ）
   A. 单核细胞   B. Th 细胞   C. CTL 细胞
   D. NK 细胞   E. B 细胞

2. 下述关于 NK 细胞的正确叙述是（ ）
   A. IL-3 能增强其杀菌活性   B. 来源于骨髓的髓样细胞系
   C. 可通过 ADCC 效应杀伤靶细胞   D. 表面具有 mIg
   E. 发挥作用具有特异性

3. 表达 FcεR 的细胞为（ ）
   A. T 细胞   B. 嗜碱性粒细胞   C. 嗜中性粒细胞
   D. 单核细胞   E. 巨噬细胞

4. 发育早期的 NK 细胞的特有标志是（ ）
   A. CD3 分子   B. IKAROS 基因   C. CD16 分子
   D. CD56 分子   E. CD15 分子

5. 促进 NK 细胞杀伤活性的是（ ）
   A. KIR   B. KAR   C. CSF
   D. TCR   E. CDR

6. NK 细胞主要存在于（ ）
   A. 血液和淋巴样组织，特别是脾脏   B. 血液和淋巴样组织，特别是肝脏
   C. 血液和淋巴样组织，特别是肾脏   D. 血液和淋巴样组织，特别是肌肉
   E. 血液和淋巴样组织，特别是皮下

7. NK 淋巴细胞在外周血淋巴细胞比例为（ ）
   A. 10%～15%   B. 5%～10%   C. 5%～15%
   D. 10%～20%   E. 15%～20%

8. 天然免疫系统免疫细胞包括（ ）
   A. 树突状细胞   B. B 细胞   C. T 细胞
   D. 造血干细胞   E. NK 细胞

9. 吞噬细胞主要包括（ ）
   A. NK 细胞和单核-巨噬细胞   B. 单核-巨噬细胞和中性粒细胞
   C. 中性粒细胞和树突状细胞   D. NK 细胞和中性粒细胞
   E. 中性粒细胞和 APC

10. 作为组织中的巨噬细胞的是（ ）
    A. 内皮细胞   B. NK 细胞   C. 库普弗细胞
    D. APC   E. 肥大细胞

11. 活化巨噬细胞表达的膜分子是（ ）
    A. KAR   B. BCR   C. TCR

D. CR　　　　　　　　　　　E. FcεR

12. 巨噬细胞的免疫学功能包括（　　　）

　　A. 分泌特异性抗体　　　　B. 抗原提呈作用　　　　C. 介导Ⅲ型超敏反应

　　D. 介导Ⅰ型超敏反应　　　E. 特异性细胞毒作用

13. 关于中性粒细胞正确的叙述是（　　　）

　　A. 来源于淋巴样前体细胞　　　　　　B. 含有嗜天青颗粒

　　C. 主要功能为巡视、清除病原微生物　　D. 在慢性炎症中起关键作用

　　　E. 可与IgE结合

14. 关于巨噬细胞的正确叙述是（　　　）

　　A. 来源于淋巴样前体细胞　　　　　B. 具有特异性吞噬杀伤作用

　　C. 静止时表达高水平MHC－Ⅱ类分子　D. 具有ADCC效应

　　E. 介导Ⅰ型超敏反应的发生

二、名词解释

1. 模式识别受体　2. 病原相关模式分子

三、问答题

1. 单核-巨噬细胞主要有哪些受体？

2. 试述单核-巨噬细胞主要的生物学功能。

3. 简述NK细胞的受体。

参考答案

一、选择题

1. D　2. C　3. B　4. D　5. B　6. A　7. B　8. E

9. B　10. C　11. D　12. B　13. C　14. D

二、名词解释

1. 模式识别受体：是指广泛存在于固有免疫细胞表面、胞内器室膜上、胞浆和血液中的一类能够直接识别外来病原体及其产物或宿主畸变和衰老凋亡细胞某些共有特定模式分子结构的受体。

2. 病原相关模式分子：是指某些病原体或其产物所共有的高度保守且对病原体生存和致病性不可或缺的特定分子结构。病原相关模式分子(PAMP)是模式识别受体(PRR)识别结合的配体分子。

三、问答题

1. 答：①模式识别受体：主要包括甘露糖受体、清道夫受体和Toll样受体。

② 调理性受体：IgG FcR介导的调理作用，补体受体。

③ 趋化和活化相关的细胞因子受体：如MIP-1α/βR、MIP-3βR、IFN-γR、GM-CSFR、TNF-α/βR等。

④ 抗原加工提呈和诱导产生共刺激信号的分子：如MHCⅡ/Ⅰ类分子、CD80/CD86（B7-1/B7-2）和CD40等共刺激分子。

2. 答：①吞噬杀伤病原体；②杀伤胞内寄生菌和肿瘤等靶细胞；③参与炎症反应；④加工提呈抗原启动适应性免疫应答；⑤免疫调节作用。

3. 答：(1)识别HLAⅠ类分子的NK细胞受体

① 杀伤细胞免疫球蛋白样受体（KIR）。

② 杀伤细胞凝集素样受体（KLR）。

(2)识别非HLAⅠ类分子活化性受体　这类受体具有自然细胞毒作用的受体，通常在KIR/KLR丧失识别自我能力时发挥作用。

① NKG2D：NKG2D是NKG2家族成员，与DNP10非共价结合获得转导活化信号的功能。

② 自然细胞毒性受体：包括NKp46、NKp30、NKp44；均为IgSF；彼此无同源性；NK特有标志。

（黄彬红）

第十五章 黏膜免疫

 内容精讲

黏膜免疫系统是机体免疫系统重要的组成部分之一，其主要功能是清除通过黏膜表面入侵机体的病原微生物。黏膜免疫系统广泛分布于呼吸系统、消化系统、泌尿生殖系统、黏膜组织和一些外分泌腺体，是局部特异性免疫应答的主要场所。

第一节 黏膜免疫系统的组成

一、黏膜免疫系统的组织结构

黏膜免疫系统的组织结构包括：①黏膜上皮组织；②黏膜相关淋巴组织（mucosal-associated lymphoid tissue，MALT）；③肠道共生菌群。

二、黏膜组织屏障

1. 黏液 含有黏蛋白，阻止微生物附着于上皮。

2. 抗微生物肽 包括防御素（α-防御素、β-防御素）、溶菌酶类（溶菌酶、PLA2、过氧化物酶、乳铁蛋白）、隐窝素及肺表面活性蛋白。

3. 肠上皮细胞之间紧密连接 直径大于 $0.6\sim1.2nm$ 的抗原物质不能进入。

4. 胃内酸性环境 抵御病原微生物。

5. 肠蠕动、呼吸道纤毛运动 清除病原微生物。

三、黏膜相关淋巴组织

黏膜相关淋巴组织是黏膜免疫系统的主要组成部分，包括肠相关淋巴组织（gut－associated lymphoid tissue，GALT）、鼻咽相关淋巴组织（nasopharynx－associated lymphoid tissue，NALT）、支气管相关淋巴组织（bronchus－associated lymphoid tissue，BALT）。

四、肠道共生菌群

健康的肠道正常情况下聚居着上千种不同的非致病菌，称为肠道共生菌群（commensal microorganisms/microbiota），机体不针对共生菌群产生有害的免疫应答。

肠道共生菌的作用：①辅助营养物质的消化吸收；②形成屏障作用；③与致病菌竞争空间及养料；④保证肠道微环境稳定；⑤调控免疫细胞的分化。

第二节 黏膜免疫系统的细胞及功能

一、 黏膜上皮组织及其固有免疫功能

1. 肠细胞

（1）转吞作用 两种受体介导：①多聚 Ig 受体（poly-Ig receptor，pIgR），从基底面向黏膜面单向运送聚合体形式的 IgA（pIgA）和 IgM（pIgM）。②FcRn（neonatal FcR），FcRn 与 IgG 类抗体结合，可双向转运 IgG。

（2）通过模式识别受体（PRR）识别病原相关分子模式（PAMP）。

（3）分泌多种细胞因子。

（4）具有抗原处理和提呈功能。

2. 微褶皱细胞（microfold cells，M 细胞） 是滤泡相关上皮（follicle-associated epithelium，FAE）中特化的、对抗原具有"胞吞转运"作用的上皮细胞。M 细胞特点：不分泌黏液和消化酶，肠腔面有皱褶，无绒毛，直接接触抗原，高效胞吞转运抗原，基底侧口袋状，含 T、B、DC，无抗原提呈功能。

二、 黏膜淋巴细胞及适应性免疫

（一） 黏膜上皮内淋巴细胞

黏膜上皮内淋巴细胞是一类与其他外周淋巴细胞极其不同的穿插分布在上皮细胞间的较小的淋巴细胞。参与维持黏膜上皮组织稳态和局部的免疫平衡。是针对病毒、细菌、寄生虫等感染的杀伤性效应细胞。

（二） 黏膜固有层淋巴细胞

1. 黏膜效应 T 细胞（CD4[+] 和 CD8[+]） 针对食物和肠道菌群的活化的效应淋巴细胞。对稳定宿主与肠道共生菌群的共生关系十分重要。

2. 黏膜调节性 T 细胞 稳态情况下，肠道微环境有利于 CD4[+] Treg 的分化，可抑制 Th1、Th17 及 IEL 的活化及功能，调节肠道炎症反应。

3. 固有淋巴细胞 ①淋巴样组织诱导细胞（lymphoid tissue inducer，LTi）；②表达 NK 细胞受体 NKp44 的细胞，可维持肠上皮组织稳态、抗感染、诱导外周淋巴组织及器官的形成。

4. 黏膜 B 细胞 B2 细胞向 IgA 进行类别转换，分化为 T 细胞依赖抗原特异性的 IgA[+] 浆细胞；B1 细胞分化为针对非 T 细胞依赖抗原 IgA[+] 浆细胞。

5. 黏膜淋巴细胞的再循环 黏膜局部受抗原刺激产生的抗原特异性 T 细胞和 B 细胞可以从局部免疫应答部位迁出，并最终归巢至体内不同的黏膜效应部位。

（三） 黏膜组织特有的 DC

DC 在维持肠道黏膜稳态及诱导对致病菌的免疫应答中起必不可少的作用。

第三节 黏膜免疫耐受的形成

黏膜免疫耐受的形成是口服耐受，经口腔进入的蛋白质抗原的默认应答方式为口服耐受，是"外周耐受"的一种形式，使全身及黏膜的免疫系统对同一抗原产生不反应性，对各种蛋白抗原的口服耐受的机制不同。

第四节　黏膜相关炎症性疾病

炎性肠病（inflammatory bowel disease，IBD）是肠道的慢性炎症性疾病，发病慢，病程长并可反复发作，包括克罗恩病和溃疡性结肠炎。病因：多种因素相互作用造成，包括遗传、环境及肠道菌群的改变。

同步练习

一、选择题

1. sIgA 在黏膜免疫中的主要作用是（　　）
   A. ADCC
   B. 中和作用
   C. CDC
   D. 调理
   E. 激活补体经典途径
2. 以下哪个与 M 细胞无关（　　）
   A. 缺乏微绒毛
   B. 无黏液覆盖
   C. 摄取抗原
   D. 降解抗原
   E. 转运抗原

二、名词解释

1. 黏膜相关淋巴组织　2. M 细胞

三、问答题

1. 简述黏膜免疫系统的组成。
2. 简述黏膜免疫系统的特征。

参考答案

一、选择题

1. B　2. D

二、名词解释

1. 黏膜相关淋巴组织：是黏膜免疫系统的主要组成部分，包括肠相关淋巴组织、鼻咽相关淋巴组织、支气管相关淋巴组织。

2. M 细胞：微褶皱细胞（microfold cells，M 细胞）是滤泡相关上皮中特化的、对抗原具有"胞吞转运"作用的上皮细胞。

三、问答题

1. 答：黏膜免疫系统由黏膜上皮组织、黏膜相关淋巴组织和肠道共生菌群组成。

2. 答：黏膜免疫系统是机体免疫系统的重要组成部分之一，其主要功能是清除通过黏膜表面入侵机体的病原微生物，是机体抵抗感染的第一道防线，黏膜免疫系统还对机体的免疫应答具有重要的调控作用。

（黄彬红）

第十六章　免疫耐受

📚 **学习目标**

1. **掌握**　免疫耐受的概念和分类；免疫耐受形成机制。
2. **熟悉**　诱导或打破免疫耐受在临床实践中的应用。
3. **了解**　影响免疫耐受形成的因素。

📖 **内容精讲**

在生理条件下，机体免疫系统对外来抗原进行"免疫正应答"，以清除病原，对体内组织细胞表达的自身抗原，却表现为"免疫不应答"或"免疫负应答"，不引起自身免疫病。这种对抗原特异应答的 T 细胞与 B 细胞，在抗原刺激下，不能被激活产生特异免疫效应细胞，从而不能执行免疫正应答效应的现象，称为免疫耐受（immunological tolerance）。

第一节　免疫耐受的形成及表现

在胚胎发育期，不成熟的 T 细胞及 B 细胞接触抗原，不论是自身抗原或外来抗原，形成对所接触抗原的免疫耐受，出生后再遇相同抗原，不予应答，或不易应答。原则上，这种免疫耐受长期持续，不会轻易被打破。在后天过程中，原本对抗原应答的 T 细胞及 B 细胞克隆，受多种因素影响，发生耐受，这类耐受能持续一段时间，部分耐受可能随诱导因素的消失，耐受亦逐渐解除，重新恢复对相应抗原的免疫应答能力。

一、胚胎期及新生期接触抗原所致的免疫耐受

（一）胚胎期嵌合体形成中的耐受

Owen 于 1945 年首先报道了在胚胎期接触同种异型抗原所致免疫耐受的现象。他观察到异卵双胎小牛的胎盘血管相互融合，血液自由交流，呈自然联体共生。出生后，两头小牛体内均存在两种不同血型抗原的红细胞，构成红细胞嵌合体（chimeras），互不排斥，且将一头小牛的皮肤移植给其孪生小牛，亦不产生排斥。然而，将无关小牛的皮肤移植给此小牛，则被排斥，故这种耐受具有抗原特异性，是在胚胎期接触同种异型抗原所致。

（二）在胚胎期人工诱导的免疫耐受

根据 Owen 的观察，Medawar 等设想，可能是在胚胎期接触同种异型抗原诱导了免疫耐受的产生。Medawar 等的实验，证实了 Owen 的观察，即在胚胎发育期，不成熟的自身免疫应答细胞接触自身抗原后，会被克隆清除，形成对自身抗原的耐受。

二、后天接触抗原导致的免疫耐受

（一）抗原因素

1. 抗原剂量　Mitchison 将抗原剂量太低及太高引起的免疫耐受，分别称为低带（low-zone）

耐受及高带 (high-zone) 耐受。抗原剂量过低，不足以激活 T 细胞及 B 细胞，不能诱导免疫应答，致（抗原）低带耐受。抗原剂量太高，则诱导应答细胞凋亡，或可能诱导抑制性 T 细胞活化，抑制免疫应答，呈现为特异负应答状态，致高带耐受。T 细胞与 B 细胞一旦形成耐受，会持续一段时间。通常 T 细胞耐受易于诱导，所需抗原量低 (10μg)，耐受持续时间长（数月～数年）；而诱导 B 细胞耐受，需要较大剂量的抗原 (1～10mg)，B 细胞耐受持续持续时间较短（数周）。

2. 抗原类型及剂型 天然可溶性蛋白中存在有单体 (monomer) 分子及聚体 (aggregates) 分子。蛋白单体不易被巨噬细胞 (Mφ) 吞噬处理，不能被 APC 提呈，T 细胞不能被活化。蛋白聚体则易被 Mφ 吞噬处理，APC 提呈，Th-B 协同，B 细胞产生相应抗体。

3. 抗原免疫途径 静脉注射及口服易致全身耐受。口服抗原，经胃肠道诱导派氏集合淋巴结及小肠固有层 B 细胞，产生分泌型 IgA，形成局部黏膜免疫，但却致全身的免疫耐受。

4. 抗原持续存在 在无活化 APC 提供的共刺激信号下，单纯被自身抗原反复刺激的特异应答 T 细胞，易发生活化而凋亡，致对自身抗原的特异耐受。

5. 抗原表位特点 某些抗原表位在特定宿主更倾向于诱导免疫耐受，这种能诱导 Treg 细胞活化的抗原表位，称为耐受原表位 (tolerogenic epitopes)。

（二）机体因素

1. 机体免疫系统的成熟度（年龄） 免疫耐受的诱导一般在胚胎期最易，新生期次之，而成年动物产生免疫耐受比较困难。

2. 生理状态 免疫抑制状态有利于诱导耐受。

3. 遗传背景 某些遗传背景对特定抗原呈先天耐受。

第二节 免疫耐受机制

免疫耐受按其形成时期的不同，分为中枢耐受及外周耐受。中枢耐受 (central tolerance) 是指在胚胎期及出生后 T 细胞与 B 细胞发育的过程中，遇自身抗原所形成的耐受；外周耐受 (peripheral tolerance) 是指成熟的 T 细胞及 B 细胞，遇内源性或外源性抗原，不产生正免疫应答。两类耐受诱因及形成机制有所不同。

一、中枢耐受

当 T 细胞在胸腺微环境中发育，至表达功能性抗原识别受体 (TCR-CD3) 阶段，TCR 与微环境基质细胞表面表达的自身抗原肽-MHC 分子复合物呈高亲和力结合时，引发阴性选择，启动细胞程序性死亡，致克隆消除。B 细胞发育到不成熟 B 细胞阶段，其细胞表达 mIgM-Igα/Igβ BCR 复合物，当它们在骨髓及末梢中与自身抗原呈高亲和力结合时，亦被克隆消除。表达对自身抗原识别的 BCR 的克隆，亦可因受体编辑，形成新的 BCR 的 B 细胞克隆，不再对自身抗原应答。

二、外周耐受

诱导外周 T 细胞及 B 细胞发生免疫耐受的抗原，分自身抗原及非自身抗原两类，其耐受形成机制不尽相同。

（一）克隆清除

自身反应性淋巴细胞在外周遭遇自身抗原后，高水平、持续的抗原刺激导致 T 细胞被反复活化，后者随后上调 Fas 及其配体 FasL 的表达，而 Fas 结合自身或临近细胞表达的 FasL 后将激活受体介导的细胞凋亡通路，该现象称作为活化诱导的细胞凋亡。类似的，如果高水平的自身抗原导致 B 细胞受体广泛交联，同时却缺失 T 细胞提供的辅助信号，B 细胞也将被诱导发生凋亡。

（二）免疫忽视

如果自身抗原表达水平很低，或与 TCR 或 BCR 亲和性较低，它将不能有效活化对应的 T 细胞或 B 细胞，称为免疫忽视。如果自身抗原水平或者是共刺激信号强度发生显著改变，这类潜伏的自身反应性细胞有可能从免疫忽视状态转变为免疫应答状态。

（三）克隆失能及失活

在缺少共刺激信号时，单独 TCR 刺激不能使 T 细胞充分活化，反而会诱导其进入一种克隆失能状态，以至于后来即使在有第二信号存在条件下对抗原刺激也没有反应性。如果自身抗原特异性 T 细胞处于失能状态，对应的 B 细胞即使受到适宜的抗原刺激也不能被有效活化，从而呈现免疫无反应状态。此外，B 细胞长期暴露于可溶性抗原时，后者常以单体形式存在，虽能与 B 细胞表面 BCR 结合，但不能使 BCR 交联，因而导致 B 细胞失能。

（四）免疫调节细胞的作用

多种免疫调节细胞参与外周免疫耐受的维持，起最主要作用的是 Treg，包括胸腺细胞发育中自然产生的 nTreg 和在外周诱导产生的 iTreg。前者一般通过细胞-细胞间的直接接触发挥免疫抑制作用；后者则主要通过分泌 IL-10 及 TGF-β 等细胞因子发挥免疫抑制功能。

除调节性 T 细胞外，近年来还发现多种其他类型的免疫调节细胞，如调节性 B 细胞、调节性 DC、髓源性抑制细胞等。

（五）免疫隔离部位的抗原在生理条件下不致免疫应答

免疫豁免效应产生原因包括：①生理屏障（如血-脑屏障）令隔离部位的细胞不能进入淋巴循环及血液循环，而免疫效应细胞亦不能进入这些隔离部位；②局部微环境易于诱导免疫偏离，促进 Th2 型反应，而抑制 Th1 型反应；③通过表达 Fas 配体，诱导 Fas[+] 淋巴细胞凋亡；④产生 TGF-β 为主的抑制性细胞因子或通过表达 PD-1 配体抑制 T 细胞应答。

由于针对免疫豁免部位自身抗原的淋巴细胞依然存在，一旦这类抗原因外伤、感染等原因释放出来，仍能诱导特异性免疫应答，使之成为自身攻击的靶点。交感性眼炎是一个最典型的例子。

第三节　免疫耐受与临床医学

一、诱导免疫耐受

1. 口服或静脉注射抗原　口服抗原可在肠道黏膜局部诱导特异性免疫应答，同时却可能抑制全身性应答，此外，静脉注射抗原，尤其是可溶性抗原，也易导致耐受。

2. 使用变构肽配体　对 T 细胞表位肽中与 TCR 直接接触部位的氨基酸进行替换，如此获得的变构肽能模拟表位肽与 MHC 分子形成复合物，并被 TCR 识别，但却不能有效启动 TCR 下游的信号转导和激活特异性 T 细胞。

3. 阻断共刺激信号　T 细胞、B 细胞活化均需要共刺激信号，通过阻断共刺激信号可成功诱导出对多种抗原的耐受，如用 CTLA-4/Ig 融合蛋白阻断 CD80/86-CD28 相互作用，用抗 CD40L 抗体阻断 CD40-CD40L 分子间相互作用，以及用 CD58-IgG1 融合蛋白阻断 CD2-CD58 相互作用等。

4. 诱导免疫偏离　一些细胞因子能抑制 Th1 和 Th17 细胞分化和功能，避免其造成的病理损伤；同时诱导免疫反应向 Th2 型偏离，发挥保护作用。

5. 骨髓和胸腺移植　给患者移植骨髓及胚胎胸腺，可部分建立正常免疫系统的网络调节功能，减轻或缓解自身免疫病。

6. 过继输入抑制性免疫细胞　在体外扩增调节性 T 细胞，然后再输入到受者体内，有助于自身免疫病的控制。

二、 打破免疫耐受

1. 检查点阻断　CTLA-4、PD-1 等免疫负调控分子不适当的活化参与了肿瘤和慢性感染的病理发生，其阻断抗体在肿瘤治疗中显示出良好的效果。

2. 激活共刺激信号　采用共刺激分子 CD40、4-1BB、GITR、OX-40 等的激动性抗体可以增强抗原特异性的 T 细胞应答。

3. 抑制 Treg 功能　利用抗 CD25 或 CTLA-4 抗体，可以部分去除体内的 Treg 细胞，增强免疫应答。

4. 增强 DC 功能　免疫佐剂刺激可促进 DC 的成熟，上调细胞表面 MHC Ⅱ类分子和共刺激分子 CD80/86 的表达，使得耐受信号转变为激活信号。

5. 细胞因子及其抗体的合理使用

① IFN-γ：上调 MHC Ⅱ类分子，促进 IL-12 产生。

② GM-CSF：诱导粒细胞/单核细胞生成，促进 DC 功能成熟。

③ TGF-β 抗体：拮抗 TGF-β 的免疫抑制作用。

➤➤ 同步练习 ➤➤

一、选择题

1. 最易引起免疫耐受的途径是（　　　）

  A. 静脉注射　　　　　　　　B. 腹腔注射　　　　　　　　C. 皮下注射

  D. 口服　　　　　　　　　　E. 肌内注射

2. 最易诱导耐受的时期是（　　　）

  A. 胚胎期　　　　　　　　　B. 新生儿期　　　　　　　　C. 儿童期

  D. 青年期　　　　　　　　　E. 老年期

3. 首先发现天然免疫耐受现象的是（　　　）

  A. Richard　　　　　　　　　B. Jerne　　　　　　　　　　C. Medawar

  D. Owen　　　　　　　　　　E. Burnet

4. 下列哪一项属于天然耐受现象（　　　）

  A. 机体对改变的自身组织成分不发生免疫应答

  B. 机体对任何抗原不发生免疫应答

  C. 机体对自身组织成分不发生免疫应答

  D. 机体对非己抗原不发生免疫应答

  E. 机体对抗原免疫应答的能力下降

5. 大剂量的 TD-Ag 能诱导下列哪些细胞产生耐受（　　　）

A. B 细胞　　　　　　　　B. T 细胞　　　　　　　　C. T 细胞和 B 细胞

D. B 细胞和巨噬细胞　　　E. T 细胞和巨噬细胞

6. 最易诱导免疫耐受的抗原是（　　　）

    A. 大分子聚合状态抗原　　　　　　　B. 颗粒性抗原

    C. 可溶性抗原　　　　　　　　　　　D. 可溶性抗原致敏免疫惰性颗粒后

    E. 细菌、细胞

7. B 细胞耐受有何特点（　　　）

    A. 产生速度快　　　　　　B. 持续时间短　　　　　　C. 需 TD-Ag 诱导

    D. 为低带耐受　　　　　　E. 需 TI-Ag 诱导

8. 关于免疫耐受的特点，下列哪一项是正确的（　　　）

    A. T 细胞只能诱导低带耐受

    B. B 细胞只能诱导低带耐受

    C. T 细胞可诱导低带耐受和高带耐受

    D. B 细胞不能诱导低带耐受和高带耐受

    E. T 细胞和 B 细胞产生耐受的情况大致相同

9. 在 I 型超敏反应中，皮下多次注射小剂量变应原，可诱导下列哪一种细胞因子产生，以达脱敏目的（　　　）

    A. IL-2　　　　　　　　　B. IL-4　　　　　　　　　C. GM-CSF

    D. IFN-γ　　　　　　　　E. IL-10

10. 关于免疫耐受的描述，下列哪一项是正确的（　　　）

    A. 可由放射线照射引起

    B. B 细胞较 T 细胞易诱导耐受

    C. 成年机体易诱导耐受

    D. 免疫耐受是因免疫系统先天发育缺陷引起的免疫无应答

    E. 免疫耐受是由某种抗原诱导的特异性无应答状态

11. 自身反应性 B 细胞克隆被清除是由于（　　　）

    A. 自身反应性 B 细胞发生了程序性细胞死亡

    B. 自身反应性 B 细胞缺乏辅助细胞而不能激活

    C. 大量多价抗原使未成熟 B 细胞表面受体交联"冻结"

    D. 细胞表面受体封闭

    E. 缺乏共刺激信号

12. 维持免疫耐受必要的因素是（　　　）

    A. 耐受原的持续存在　　B. 免疫系统的成熟程度　　C. 免疫抑制剂的应用

    D. 耐受原的性质　　　　E. 注射的途径

13. 自身反应性 T 细胞克隆清除主要发生在（　　　）

    A. 骨髓　　　　　　　　　B. 胸腺　　　　　　　　　C. 淋巴结

    D. 脾脏　　　　　　　　　E. 黏膜淋巴组织

14. 自身反应性 T 细胞通过哪一种机制被排除（　　　）

    A. 阴性选择　　　　　　　B. 阳性选择　　　　　　　C. MHC 分子

    D. 免疫忽视　　　　　　　E. 受体交联

15. 维持外周 T 细胞对外来 Ag 耐受的主要机制是 （   ）

    A. 传染性耐受　　　　　　B. Fas/FasL 介导的细胞凋亡　　C. 阳性选择

    D. 免疫忽视　　　　　　　E. 阴性选择

16. 胚胎期易于诱导免疫耐受，其原因是 （   ）

    A. 免疫系统处于免疫抑制状态　　　　　B. 免疫系统处于异常活跃状态

    C. 免疫系统尚未发育成熟　　　　　　　D. 具有从母体获得的 IgG 抗体

    E. 免疫系统已发育成熟

17. T 细胞形成免疫耐受的特点是 （   ）

    A. 所需诱导时间长　　　　　　　B. 耐受持续时间短

    C. 可由高剂量 TI-Ag 诱导　　　　D. 可由低剂量 TD-Ag 诱导

    E. 所有抗原不易诱导

18. 关于低带耐受的描述，下列哪一项是错误的 （   ）

    A. 只有 T 细胞参与　　　B. 产生速度快　　　　C. 持续时间长

    D. 耐受原都是 TD-Ag　　E. 只有 B 细胞参与

二、名词解释

1. 免疫耐受　2. 低带耐受　3. 高带耐受　4. 中枢耐受　5. 外周耐受

三．问答题

1. 简述免疫耐受的特点及生物学作用。

2. 简述免疫耐受形成的主要机制。

参考答案

一、选择题

1. A　2. A　3. D　4. C　5. C　6. C　7. B　8. C

9. D　10. E　11. A　12. A　13. B　14. A　15. B

16. C　17. D　18. E

二、名词解释

1. 免疫耐受：对抗原特异应答的 T 细胞与 B 细胞，在抗原刺激下，不能被激活产生特异免疫效应细胞，从而不能执行免疫正应答效应的现象，称为免疫耐受。

2. 低带耐受：低剂量抗原诱导的耐受称为低带耐受，仅能诱导 T 细胞耐受。

3. 高带耐受：高剂量抗原诱导的耐受称为高带耐受，T 细胞/B 细胞均可致耐受。

4. 中枢耐受：是指在胚胎期及出生后 T 细胞、B 细胞分别在胸腺及骨髓环境内发育的过程中，遇自身抗原所形成的耐受。

5. 外周耐受：指外周免疫器官内的 T 细胞、B 细胞遇自身抗原和非自身抗原所形成的耐受。

三、问答题

1. 答：免疫耐受是指机体对特异性抗原刺激表现为免疫不应答现象。免疫耐受具有特异性，即只对特定的抗原不应答，对未引起耐受的抗原，仍能进行良好的免疫应答。按照免疫耐受形成的特点，可分为天然与获得两种。天然的生理性免疫耐受对自身抗原不应答，不发生自身免疫病。同时还可以通过人工建立或恢复免疫耐受来帮助治疗某些疾病，如减少器官移植中的排斥反应；脱敏治疗Ⅰ型超敏反应疾病等。另一方面，对于通过打破某些病理性免疫耐受，使适宜的特异性免疫应答得以进行，则能起到抗感染及抗肿瘤的作用。

2. 答：对自身抗原的免疫耐受是免疫系统的正常功能，其形成的主要机制是：①在 T 细胞及 B 细胞发育过程中，对自身抗原应答的细胞被克隆消除(中枢耐受)；②在外周器官，对组织特异自身抗原应答的 T 细胞及 B 细胞，因克隆清除、免疫忽视、克隆失能和失活、免疫调节作用及免疫隔离部位的抗原，生理状态下不致免疫应答。

（黄彬红）

第十七章　免疫调节

内容精讲

免疫调节（immunoregulation）指在免疫应答过程中免疫细胞间、免疫细胞与免疫分子间以及免疫系统与机体其他系统间相互作用，构成一个相互协调与制约的网络，感知机体免疫应答并实施调控，从而维持机体的内环境稳定。

第一节　免疫分子的免疫调节作用

一、抗体或免疫复合物对免疫应答的调节作用

1. 免疫复合物的免疫调节作用

（1）免疫复合物激活补体系统，通过 Fc 受体和补体受体相互作用，持续提供抗原供 B 细胞识别，诱发免疫应答。

（2）抗体负反馈调节体液免疫应答。

2. 独特型的免疫调节作用

（1）独特型　针对抗体可变区的抗抗体。

（2）独特型免疫调节的机制　独特型主要从削弱和增强第一抗体 Ab1 的免疫应答两方面调节机体免疫功能。

（3）独特型免疫调节的意义　第二抗体代替抗原，进行免疫干预。

二、炎症因子分泌的反馈调节

1. Toll 样受体（TLR）与病原体相关分子模式（PAMP）　TLR 与 PAMP 结合后，通过相关信号途径，引起多种促炎症因子基因的激活，通过炎症反应清除病原体感染。

2. 激活相关信号途径　诱导多种促炎症因子基因的激活，引起炎症反应。

三、补体对免疫应答的调节作用

1. 与巨噬细胞表面补体受体结合，发挥免疫调理作用，促进吞噬　C3b、C4b 和 iC3b 与 CR1、CR3 或 CR4。

2. 与 B 细胞表面补体受体结合，促进 B 细胞的活化　C3d、iC3b、C3dg 以及 C3b-Ag-Ab 与 CR2。

3. 与 APC 表面补体受体结合，提高 APC 抗原提呈效率　CR2 与 Ag-Ab-C3b。

四、 免疫细胞表面活化性受体和抑制性受体的免疫调节

（一）免疫细胞激活信号转导的调控

1. 信号转导中两类功能相反的分子　蛋白酪氨酸激酶（PTK）使蛋白质分子上酪氨酸残基发生磷酸化启动信号转导。蛋白酪氨酸磷酸酶（PTP）将磷酸化酪氨酸分子上的磷酸根去除（脱磷酸化）抑制信号转导。

2. 免疫细胞活化中两类功能相反的免疫受体

① 活化性免疫受体：活化性免疫受体胞内段带有免疫受体酪氨酸激活基序（ITAM），该结构的酪氨酸发生磷酸化后，可被 PTK 分子或连接蛋白上的 SH2 结构域所结合，被招募的 PTK 和连接蛋白活化后，参与激活信号的转导。

② 抑制性免疫受体：抑制性免疫受体胞内段带有免疫受体酪氨酸抑制基序（ITIM），该结构中的酪氨酸磷酸化后，被带有 SH2 结构的 PTP 所结合，PTP 被招募并进一步活化，从而抑制由 PTK 介导的激活信号，发挥负调节作用。

（二）各种免疫细胞的抑制性受体及其反馈调节

1. 共刺激信号分子对 T 细胞增殖的反馈调节　如共抑制分子 CTLA-4 的诱导性表达及其对 T 细胞活化的反馈性调节。CTLA-4 属于抑制性受体，胞内段带有 ITIM，CTLA-4 的表达是在 T 细胞活化约 24h 之后，针对已激活的 T 细胞，目标是下调已经出现的高强度特异性免疫应答。

2. B 细胞通过 FcγRⅡb 受体实施对特异性体液应答的反馈调节　BCR 和 FcγRⅡb 交联启动对抗体产生的反馈性调节。

3. 杀伤细胞抑制性受体调节 NK 细胞活性　NK 细胞受活化性和抑制性受体的调控。

4. 其他免疫细胞的调节性受体　肥大细胞的抑制性受体为 FcγRⅡb。

各种免疫细胞的活化性受体和抑制性受体见表 17-1。

表 17-1　各种免疫细胞的活化性受体和抑制性受体

免疫细胞类型	活化性受体（ITAM⁺）	抑制性受体（ITIM⁺）
T 细胞	TCR-CD3、CD28	CTLA-4、PDL-1、BTLA
B 细胞	BCR-Igα/Igβ KIR-S⁺ DAP12	FcγRⅡb、CD22
NK 细胞	CD94/NKG2C⁺ DAP12 NKG2D⁺ DAP10 NCR⁺ ζ/FcεR1γ CD16⁺ ζ/FcεR1γ	KIR-L CD94/NKG2A ILT-2
肥大细胞	FcεRⅠ	FcγRⅡb
γδT 细胞	TCRγδ	CD94/NKG2A

第二节　免疫细胞的免疫调节作用

一、 调节性 T 细胞的免疫调节作用

Treg 的免疫调节机制如下。

（1）干扰抑制 T 细胞的代谢。

（2）表达高亲和力 IL-2 受体，竞争性消耗 IL-2，从而使 T 细胞凋亡。

（3）分泌抑制性细胞因子，抑制 T 细胞活化增殖。

（4）以颗粒酶 B 或穿孔素依赖的方式发挥溶细胞作用，抑制免疫应答。

（5）减弱共刺激信号，抑制抗原提呈作用。

不同类型的调节性 T 细胞的特征见表 17-2。

表 17-2 不同类型的调节性 T 细胞的特征

细胞类型	nTreg	iTreg	Tr1
诱导分化的因子	胸腺内细胞的相互作用	TGF-β	IL-10
主要效应分子	CTLA-4	IL-10、TGF-β	IL-10、TGF-β
CD25 表达水平	+++	+++	+/−
专一性转录因子	Foxp3	Foxp3	?
IL-10/TGF-β 介导抑制	+/−	+++	+++
CTLA-4 介导抑制	+++	+/−	−
发挥功能方式	细胞接触	分泌细胞因子	分泌细胞因子

二、 Th1、 Th2 和 Th17 的免疫调节作用

（1）Th1 产生的 IFN-γ 可激活 Th1 亚群专一性转录因子 T-bet 从而抑制 IL-4 基因转录。

（2）Th2 产生的 IL-4 可激活 Th2 亚群专一性转录因子 Gata-3，促进 IL-4 基因转录而抑制 IFNG 基因转录。

（3）Th17 分泌大量 IL-17 和 IL-22，诱导中性粒细胞，在清除胞外病原体及抗真菌感染中发挥作用。

三、 M2 型巨噬细胞的免疫调节作用

（1）巨噬细胞主要可分为 M1 型和 M2 型巨噬细胞。

（2）M2 型巨噬细胞仅有较弱抗原提呈能力，主要通过分泌抑制性细胞因子，下调免疫应答，在免疫调节中发挥重要作用。

（3）在肿瘤抑制性微环境中，巨噬细胞大多数为 M2 型肿瘤相关巨噬细胞，它们在免疫逃逸中发挥重要作用。

第三节 其他形式的免疫调节

一、 活化诱导的细胞死亡对效应功能的调节

（一）活化诱导的细胞死亡的机制

活化诱导的细胞死亡（activation induced cell death，AICD）指免疫细胞活化并发挥免疫效应后，诱导的一种自发性细胞凋亡。

AICD 的机制：免疫细胞活化后表达 Fas 增加，活化的细胞大量表达和分泌 FasL，FasL 与免疫细胞表面的 Fas 结合，诱导细胞凋亡。

（二）AICD 的失效引发临床疾病

自身免疫性淋巴细胞增生综合征是由于 Fas 或 FasL 基因发生突变，AICD 反馈调节无效引起的病理性自身反应性淋巴细胞增殖失控导致的全身性免疫损伤。

二、 神经-内分泌-免疫系统的相互作用和调节

1. 神经-内分泌系统和免疫系统调节网络　是通过神经递质、神经肽、内分泌激素、细胞因子及其各自的受体相互作用实现的。

2. 糖皮质激素在应激情况下的免疫抑制

（1）应激情况下机体会启动针对创伤的防御性免疫反应。

（2）过度的免疫应答可能导致器官、组织的损伤，甚至影响到全身各脏器的功能。

（3）炎症因子会刺激下丘脑-垂体-肾上腺皮质轴系的兴奋，生成更多的糖皮质激素，产生保护性免疫抑制。

三、 免疫应答的遗传控制

（1）MHC 基因多态性是控制免疫应答水平的主要遗传因素。

（2）自然选择在群体水平上的免疫调节。

（3）除基因之外的非编码核酸对免疫应答的调节作用。

同步练习

一、选择题

1. 哪些受体同时被交联可被抑制 B 细胞的增殖（　　）

A. TCR 和 BCR　　　　B. BCR 和 FcγRⅡ-B　　　　C. BCR 和 CR2

D. BCR 和 FcαR　　　　E. TCR 和 FcγR

2. B 细胞间相互作用的免疫调节依赖于识别（　　）

A. MHC 分子　　　　B. 独特型抗原决定基　　　　C. Fc 受体

D. 分化 Ag　　　　E. 补体受体

3. 抑制 Th2 细胞功能的细胞因子是（　　）

A. IL-2　　　　B. IFN-γ　　　　C. IL-4

D. IL-5　　　　E. IL-10

4. 抑制 Th1 细胞功能的细胞因子是（　　）

A. IL-2、IL-10　　　　B. IFN-γ、IL-4　　　　C. IL-4、IL-7

D. IL-8、IL-10　　E. IL-10、IL-4

5. 临床上应用抗 Rh^+ 抗体预防新生儿溶血症发生的原理是（　　）

A. 抗体的负反馈调节作用　　B. 抗体的正反馈调节作用　　C. 独特型免疫网络学说

D. 补体的调节作用　　　　E. 以上都不是

6. 以下哪一种补体可与 B 细胞表面的 CD21 结合，促进 B 细胞的活化（　　）

A. C1　　　　B. C2a　　　　C. C3a

D. C3d　　　　E. C4

7. 抗原刺激机体发生免疫应答是（　　）

A. 由 APC 和 Th 细胞的相互作用开始

B. 由 APC 和 Ts 细胞的相互作用开始

C. 由 Th 和 Ts 细胞的相互作用开始

D. 由 Th 和 Tc 细胞的相互作用开始

E. 由 Th1 和 Th2 细胞的相互作用开始

8. 下列哪一种细胞因子对免疫应答起负调节作用 (　　)

　　A. IL-2、IL-4、IL-5　　　　B. IL-2、IL-8、IL-10　　　　C. IL-1、IL-6、TGF-β

　　D. IL-10、TGF-β　　　　　E. INF-γ、TNF-β

9. B 细胞对免疫应答的调节主要通过 (　　)

　　A. 分泌的淋巴因子发挥作用　　　　　　B. 分化形成抑制或辅助细胞发挥作用

　　C. 活化巨噬细胞发挥作用　　　　　　　D. 神经-内分泌系统的调节

　　E. 分泌的 Ab 发挥作用

10. 免疫应答发生的前提是 (　　)

　　A. 抗原的存在　　　　　　　　　　　　B. 抗体的存在

　　C. 抗原-抗体复合物的存在　　　　　　　D. 补体的存在

　　E. 神经-内分泌系统对免疫系统调节的存在

11. 群体水平免疫调节的基础主要是 (　　)

　　A. MHC 多态性

　　B. 神经-内分泌-免疫系统网络的调节

　　C. AICD 对特异性应答的反馈调节

　　D. 独特型网络的调节

　　E. 免疫细胞激活信号转导中的反馈调节

12. 关于抗原对特异性免疫性应答的调节作用，下列哪一项是错误的 (　　)

　　A. 抗原的存在是免疫应答的前提

　　B. 结构相似的抗原具有相互干扰特异性抗体应答的能力

　　C. 一定范围内，应答水平与抗原的量呈正相关

　　D. 抗原的量与免疫应答的发生与否有关

　　E. 抗原的质与免疫应答的发生与否无关

13. 关于免疫应答的调节，下列哪一项是错误的 (　　)

　　A. 免疫应答不受遗传基因的制约

　　B. 免疫调节影响免疫应答的发生的强弱

　　C. 免疫应答的调节可分为免疫系统内调节和免疫系统外及个体和群体水平的调节

　　D. 神经-内分泌-免疫系统网络参与免疫应答的调节

　　E. 免疫调节机制失控或异常可导致免疫疾病的发生

14. 关于细胞因子在免疫调节中的作用，下列哪一项是错误的 (　　)

　　A. IL-1、IL-2 对于 T 细胞、B 细胞的分化、增殖和活化是必需的

　　B. IFN-γ 具有调节抗体产生、增强 NK 细胞活性的作用

　　C. 多数细胞因子作用于靶细胞时，受 MHC 限制

　　D. 免疫调节是细胞因子的主要功能

　　E. 细胞因子通过与细胞表面的细胞因子受体结合发挥调节作用

15. 关于免疫调节作用，下列哪一项是错误的 (　　)

　　A. 免疫调节只在免疫系统内进行　　　　B. 抗原有免疫调节作用

　　C. 抗原-抗体复合物有免疫调节作用　　　D. T 细胞参与免疫应答的调节

　　E. 抗体参与免疫应答的调节

16. 关于免疫细胞的调节，下列哪一项是错误的 (　　)

　　A. 单核-巨噬细胞参与免疫应答的调节

B. Th2 细胞通过分泌 IFN-γ 抑制 Th0 分化成 Th1 细胞

C. CD8$^+$ T 细胞具有杀伤和抑制作用

D. Th1 和 Th2 互为抑制细胞

E. CD4$^+$ T 细胞/CD8$^+$ T 细胞的比值上升，提示免疫应答正调节占优势

17. 关于细胞凋亡对免疫应答的调节作用，下列哪一项是错误的 （　　　）

　A. 活化的 CTL 表达 FasL

　B. Caspase 的级联反应导致细胞凋亡

　C. AICD 可促进效应细胞的短寿性

　D. Fas 和 FasL 基因突变可导致自身免疫病

　E. Fas 启动的 AICD 上调细胞免疫应答和体液免疫应答

18. 关于细胞因子对 Th1、Th2 细胞的调节作用，下列哪一项是错误的 （　　　）

　A. IL-12 促进 Th0 分化为 Th1 细胞　　　B. IL-10 促进 Th0 分化为 Th2 细胞

　C. IL-4 促进 Th0 分化为 Th1 细胞　　　D. IL-4 促进 Th0 分化为 Th2 细胞

　E. IFN-γ 促进 Th0 分化为 Th2 细胞

二、名词解释

1. 免疫调节　 2. 活化诱导的细胞死亡

三、问答题

1. 简述 Th1 和 Th2 的免疫调节作用。

2. 试述免疫细胞活化中两种功能相反的免疫受体。

参考答案

一、选择题

1. B　2. B　3. B　4. E　5. A　6. D　7. A　8. D

9. E　10. A　11. A　12. E　13. A　14. C　15. A

16. B　17. E　18. C

二、名词解释

1. 免疫调节：指在免疫应答过程中免疫细胞间、免疫细胞与免疫分子间以及免疫系统与机体其他系统间相互作用，构成一个相互协调与制约的网络，感知机体免疫应答并实施调控，从而维持机体的内环境稳定。

2. 活化诱导的细胞死亡：指免疫细胞活化并发挥免疫效应后，诱导的一种自发性细胞凋亡。

三、问答题

1. 答：Th1 产生的 IFN-γ 可激活 Th1 亚群专一性转录因子 T-bet 从而抑制 IL-4 基因转录。

Th2 产生的 IL-4 可激活 Th2 亚群专一性转录因子 Gata-3，促进 IL-4 基因转录而抑制 IFNG 基因转录。

2. 答：① 活化性免疫受体：活化性免疫受体胞内段带有免疫受体酪氨酸激活基序 （ITAM），该结构的酪氨酸发生磷酸化后，可被 PTK 分子或连接蛋白上的 SH2 结构域所结合，被招募的 PTK 和连接蛋白活化后，参与激活信号的转导。

② 抑制性免疫受体：抑制性免疫受体胞内段带有免疫受体酪氨酸抑制基序 （ITIM），该结构中的酪氨酸磷酸化后，被带有 SH2 结构的 PTP 所结合，PTP 被招募并进一步活化，从而抑制由 PTK 介导的激活信号，发挥负调节作用。

（黄彬红）

第十八章 超敏反应

 学习目标

1. **掌握** 超敏反应的概念；Ⅰ、Ⅱ、Ⅲ、Ⅳ型超敏反应的发生机制。
2. **熟悉** 各型超敏反应的常见疾病。
3. **了解** Ⅰ型超敏反应的防治原则。

内容精讲

超敏反应（hypersensitivity）又称为变态反应（allergy），是指机体受到某些抗原刺激时，出现生理功能紊乱或组织细胞损伤的异常适应性免疫应答。根据超敏反应发生机制和临床特点，将其分为Ⅰ、Ⅱ、Ⅲ、Ⅳ四型。

第一节　Ⅰ型超敏反应

Ⅰ型超敏反应是由 IgE 介导，肥大细胞和嗜碱性粒细胞释放生物活性介质引起的局部或全身反应；发生快，消退亦快。常引起生理功能紊乱，少部分可发生严重组织细胞损伤。具有明显个体差异和遗传倾向。

一、参与Ⅰ型超敏反应的主要成分

（一）变应原

变应原（allergens）是指能诱导机体产生 IgE，引起Ⅰ型超敏反应的抗原物质。临床常见的变应原主要有：①某些药物或化学物质，如青霉素、磺胺、普鲁卡因、有机碘化合物等。其本身有抗原性，但没有免疫原性，进入机体后其抗原表位与某种蛋白结合而获得免疫原性，成为变应原。②吸入性变应原，如花粉颗粒、尘螨排泄物、真菌菌丝及孢子、昆虫毒液、动物皮毛等。③食物变应原，如奶、蛋、鱼虾、蟹贝等食物蛋白或部分肽类物质。④某些酶类物质，例如：尘螨中的半胱氨酸蛋白可引起呼吸道过敏反应；细菌酶类物质（如枯草菌溶素）可引起支气管哮喘。

（二）IgE 及其受体

1. IgE 针对某种变应原的特异性 IgE 型抗体是引起Ⅰ型超敏反应的主要因素。IgE 主要由鼻咽、扁桃体、气管和胃肠道黏膜下固有层淋巴组织中的 B 细胞产生，这些部位也是变应原易于侵入引发过敏反应的部位。Th2 细胞受变应原刺激活化，分泌 IL-4、IL-5 等细胞因子，可诱导变应原特异性 B 细胞增殖分化成浆细胞，产生特异性 IgE 抗体。

IgE 为亲细胞抗体，可通过其 Fc 段与肥大细胞和嗜碱性粒细胞表面 IgE Fc 受体（FcεRⅠ）结合，而使机体处于致敏状态。

2. IgE 受体 有两种不同的 IgE 受体，即 FcεRⅠ和 FcεRⅡ（CD23）。FcεRⅠ为高亲和力受体，表达于肥大细胞和嗜碱性粒细胞表面。FcεRⅡ为低亲和力受体，分布比较广泛。

（三）肥大细胞、嗜碱性粒细胞和嗜酸性粒细胞

1. 肥大细胞和嗜碱性粒细胞 肥大细胞和嗜碱性粒细胞在形态学上非常类似，均来源于骨髓髓样前体细胞。肥大细胞主要分布于呼吸道、胃肠道和泌尿生殖道的黏膜上皮下及皮肤下的结缔组织内靠近血管处。嗜碱性粒细胞主要分布于外周血中，数量较少，但也可被招募到变态反应发生部位发挥作用。两种细胞表面都表达有高亲和力的 $FceR I$，胞质中含有嗜碱性颗粒，储存有肝素、白三烯（leukotrienes，LTs）、组胺和嗜酸性粒细胞趋化因子等生物活性介质。

2. 嗜酸性粒细胞 嗜酸性粒细胞来源于骨髓髓样前体细胞。主要分布于呼吸道、消化道和泌尿生殖道黏膜上皮下的结缔组织内，循环血中仅有少量存在。某些因子可刺激嗜酸性粒细胞活化释放一系列生物活性介质。

二、I型超敏反应发生机制

（一）机体致敏

变应原进入机体后，可选择诱导变应原特异性 B 细胞产生 IgE 类抗体应答。IgE 类抗体与 IgG 类抗体不同，它们可在不结合抗原的情况下，以其 Fc 段与肥大细胞或嗜碱性粒细胞表面相应的 $FceR I$ 结合，而使机体处于对该变应原的致敏状态。表面结合特异性 IgE 的肥大细胞和嗜碱性粒细胞，称为致敏的肥大细胞和致敏的嗜碱性粒细胞。通常致敏状态可维持数月甚至更长。如长期不接触相应变应原，致敏状态可逐渐消失。

（二）IgE 受体交联引发细胞活化

处于对某变应原致敏状态的机体再次接触相同变应原时，变应原与致敏的肥大细胞或致敏的嗜碱性粒细胞表面 IgE 抗体特异性结合，使细胞活化释放生物活性介质。研究表明，只有变应原与致敏细胞表面的两个或两个以上相邻 IgE 抗体结合，发生 $FceR I$ 交联，才能启动活化信号，并通过受体的 γ 链引发信号转导，使胞内各种酶活化，钙离子内流，导致细胞脱颗粒和新介质的合成。

（三）生物活性介质介导的效应

1. 生物活性介质的种类 储存介质、新合成介质。

2. 主要生物活性介质的生物学效应 平滑肌收缩，毛细血管扩张，黏膜腺体分泌增加。

（四）局部或全身性 I 型超敏反应的发生

1. 速发相反应特点 发生迅速；多为功能紊乱；经过紧急治疗可完全恢复；储存介质主要参与早期反应。

2. 迟发相反应特点 发生较慢；伴有炎性改变；新合成介质、细胞因子及嗜酸性粒细胞等主要参与迟发相反应。

三、遗传因素与环境因素

（一）遗传因素

1. 5q31～33 为促 IgE 类别转换、嗜酸性粒细胞存活和肥大细胞增殖的基因群。

2. 11q12～13 为编码高亲和性 $FceR I β$ 亚单位的基因。

（二）环境因素

卫生假说。

四、 临床常见疾病

（一）全身过敏性反应

1. 药物过敏性休克 以青霉素引发最为常见，此外头孢菌素、链霉素、普鲁卡因等也可引起。

2. 血清过敏性休克 临床应用动物免疫血清（如破伤风抗毒素、白喉抗毒素）进行治疗或紧急预防时，有些患者可因曾经注射过相同的动物血清制剂已被致敏，而发生过敏性休克，重者可在短时间内死亡。

（二）局部过敏反应

1. 呼吸道过敏反应 常因吸入花粉、尘螨、真菌和毛屑等变应原或呼吸道病原微生物感染引起。

2. 消化道过敏反应 少数人进食鱼、虾、蟹、蛋、奶等食物后可发生过敏性胃肠炎，出现恶心、呕吐、腹痛和腹泻等症状，严重者也可发生过敏性休克。

3. 皮肤过敏反应 皮肤过敏反应主要包括荨麻疹、特应性皮炎（湿疹）和血管神经性水肿。这些皮肤过敏反应可由药物、食物、肠道寄生虫或冷热刺激等引起。

五、 防治原则

（一）查明变应原， 避免接触

查明变应原，避免与之接触是预防Ⅰ型超敏反应发生最有效的方法。临床检测变应原最常采用的方法是皮肤试验。

（二）脱敏治疗

1. 异种免疫血清脱敏疗法 抗毒素皮试阳性但又必须使用者，可采用小剂量、短间隔（20～30min）多次注射抗毒素血清的方法进行脱敏治疗。

2. 特异性变应原脱敏疗法 对已查明而难以避免接触的变应原如花粉、尘螨等，可采用小剂量、间隔较长时间、反复多次皮下注射相应变应原的方法进行脱敏治疗。

（三）药物防治

1. 抑制生物活性介质合成和释放的药物 阿司匹林为环氧合酶抑制剂，色甘酸钠可稳定细胞膜，肾上腺素、异丙肾上腺素和前列腺素 E 可通过激活腺苷酸环化酶促进 cAMP 合成，甲基黄嘌呤和氨茶碱则可通过抑制磷酸二酯酶阻止 cAMP 分解。

2. 生物活性介质拮抗药 这类药物主要包括苯海拉明、氯苯那敏、异丙嗪等抗组胺药物。

3. 改善效应器官反应性的药物 肾上腺素不仅可解除支气管平滑肌痉挛，还可使外周毛细血管收缩升高血压，因此在抢救过敏性休克时具有重要作用。

（四）免疫生物疗法

在人们认识 IgE 介导Ⅰ型超敏反应和有关 IgE 产生调控机制的基础上，试图应用一些免疫新方法对Ⅰ型超敏反应进行治疗。

第二节　Ⅱ型超敏反应

Ⅱ型超敏反应是由 IgG 或 IgM 类抗体与靶细胞表面相应抗原结合后，在补体、吞噬细胞和 NK 细胞参与下，引起的以细胞溶解或组织损伤为主的病理性免疫反应。

一、 发生机制

（一）诱导Ⅱ型超敏反应的靶抗原

正常组织细胞、改变的自身组织细胞和被抗原或抗原表位结合修饰的自身组织细胞，均可成为Ⅱ型超敏反应中被攻击杀伤的靶抗原。靶抗原主要包括：①正常存在于血细胞表面的同种异型抗原，如 ABO 血型抗原、Rh 抗原和 HLA 抗原；②外源性抗原与正常组织细胞之间具有的共同抗原，如链球菌胞壁的成分与心脏瓣膜、关节组织之间的共同抗原；③感染和理化因素所致改变的自身抗原；④结合在自身组织细胞表面的药物抗原表位或抗原-抗体复合物。

（二）损伤机制

参与Ⅱ型超敏反应的抗体主要是 IgG 和 IgM 类抗体。针对靶细胞表面抗原的抗体通过与补体和效应细胞（巨噬细胞、中性粒细胞和 NK 细胞）相互作用，杀伤靶细胞。其主要杀伤机制如下。

（1）IgG 或 IgM 抗体与靶细胞表面抗原结合后，通过结合补体活化的经典途径，以及通过补体裂解产物 C3b、C4b、iC3b 介导的调理作用，使靶细胞溶解破坏。

（2）IgG 抗体与靶细胞特异性结合后，通过其 Fc 段与效应细胞表面存在的 Fc 受体结合，调理吞噬和（或）ADCC 作用，溶解破坏靶细胞。

此外，抗细胞表面受体的自身抗体与相应受体结合，可导致细胞功能紊乱，表现为受体介导的对靶细胞的刺激或抑制作用。

二、 临床常见疾病

1. 输血反应 多发生于 ABO 血型不符的输血。如将 A 型供血者的血误输给 B 型受血者，由于 A 型血红细胞表面有 A 抗原，受者血清中有天然抗 A 抗体（IgM），两者结合后激活补体可使红细胞溶解破坏引起溶血反应。

2. 新生儿溶血症 母子间 Rh 血型不符是引起新生儿溶血症的主要原因。血型为 Rh⁻ 的母亲由于输血、流产或分娩等原因接受红细胞表面 Rh 抗原刺激后，可产生 Rh 抗体，此类血型抗体为 IgG 类抗体，可通过胎盘。当体内产生 Rh 抗体的母亲再次妊娠，且胎儿血型为 Rh⁺ 时，母体内的 Rh 抗体便可通过胎盘进入胎儿体内，与其红细胞结合使之溶解破坏，引起流产或发生新生儿溶血症。初次分娩后，72h 内给母体注射 Rh 抗体，及时清除进入母体内的 Rh⁺ 红细胞，可有效预防再次妊娠时发生新生儿溶血症。母子间 ABO 血型不符引起的新生儿溶血症也不少见，但症状较轻，目前尚无有效的预防办法。

3. 自身免疫性溶血性贫血 服用甲基多巴类药物，或某些病毒（如流感病毒、EB 病毒）感染机体后，能使红细胞膜表面成分发生改变，从而刺激机体产生红细胞自身抗体。这种抗体与自身改变的红细胞特异性结合，可引起自身免疫性溶血性贫血。

4. 药物过敏性血细胞减少症 青霉素、磺胺、安替比林、奎尼丁和非那西丁等药物抗原表位能与血细胞膜蛋白或血浆蛋白结合获得免疫原性，从而刺激机体产生药物抗原表位特异性的抗体。这种抗体与药物结合的红细胞、粒细胞或血小板作用，或与药物结合形成抗原-抗体复合物后，再与具有 FcγR 的血细胞结合，可引起药物性溶血性贫血、粒细胞减少症和血小板减少性紫癜。

5. 肺出血-肾炎综合征 （即 Goodpasture 综合征）。该病产生针对基底膜抗原的自身 IgG 类抗体，如抗Ⅳ型胶原的抗体。肺泡基底膜和肾小球基底膜之间存在共同抗原，此种抗体可同两种组织的基底膜结合，激活补体或通过调理作用，导致肺出血和肾炎。

6. 甲状腺功能亢进症 又称 Graves 病，是一种特殊的Ⅱ型超敏反应，即抗体刺激型超敏反应。该病患者体内可产生针对甲状腺细胞表面甲状腺刺激素（thyroid stimulating hormone，TSH）受体的自身抗体。该种抗体与甲状腺细胞表面 TSH 受体结合，可刺激甲状腺细胞合成分泌甲状腺素，引起甲状腺功能亢进，而不是使甲状腺细胞破坏。因此将此类超敏反应可视为特殊的Ⅱ型超敏反应。

第三节　Ⅲ型超敏反应

Ⅲ型超敏反应是由可溶性免疫复合物沉积于局部或全身多处毛细血管基底膜后，通过激活补体和在一些效应细胞（如血小板、嗜碱性粒细胞、中性粒细胞等）参与作用下，引起的以充血水肿、局部坏死和中性粒细胞浸润为主要特征的炎症反应和组织损伤。

一、发生机制

（一）可溶性免疫复合物的形成与沉积

存在于血液循环中的可溶性抗原与相应的IgG或IgM类抗体结合，可形成可溶性抗原-抗体复合物（即免疫复合物）。正常状态下，免疫复合物的形成有利于机体通过单核-巨噬细胞吞噬将抗原性异物清除。但在某些情况下，受到一些因素的影响，可溶性免疫复合物不能有效地被清除，可沉积于毛细血管基底膜引起炎症反应和组织损伤。

多种因素能影响可溶性免疫复合物的清除和组织内的沉积。

1. 导致清除可溶性免疫复合物能力降低的因素　可包括：补体功能障碍或补体缺陷；免疫复合物的量过大，吞噬细胞功能异常或缺陷，不能有效将其清除等。

2. 易于使免疫复合物沉积的因素

（1）血管通透性增加　免疫复合物可激活补体产生过敏毒素（C3a和C5a）和C3b，使肥大细胞、嗜碱性粒细胞和血小板活化，也可直接与血小板表面FcγR结合使之活化，释放组胺等血管活性物质。高浓度血管活性物质可使血管内皮细胞间隙增大，血管通透性增加，有助于免疫复合物向组织内沉积。

（2）血管内高压及形成涡流　肾小球基底膜和关节滑膜等处的毛细血管血压较高，约为其他部位毛细血管的4倍，血流缓慢；动脉交叉口、脉络膜丛和眼睫状体等易产生涡流。血管高压与涡流也有助于免疫复合物向组织内沉积，引起组织损伤。

（二）免疫复合物沉积引起的组织损伤机制

1. 补体的作用　免疫复合物通过经典途径激活补体，产生裂解片段C3a和C5a。C3a和C5a与肥大细胞或嗜碱性粒细胞上的C3a和C5a受体结合，使其释放组胺等炎性介质，致局部毛细血管通透性增加，渗出增多，出现水肿。C3a和C5a同时又可趋化中性粒细胞至免疫复合物沉积部位。

2. 中性粒细胞的作用　聚集的中性粒细胞在吞噬免疫复合物的同时，还释放许多溶酶体酶，包括蛋白水解酶、胶原酶和弹性纤维酶等，可水解血管及周围组织。

3. 血小板的作用　肥大细胞或嗜碱性粒细胞活化释放的PAF，可使局部血小板集聚、激活，促进血栓形成，引起局部出血、坏死。血小板活化还可释放血管活性胺类物质，进一步加重水肿。

二、临床常见疾病

（一）局部免疫复合物病

1. Arthus反应　是一种实验性局部Ⅲ型超敏反应。1903年Arthus发现用马血清经皮下反复免疫家兔数周后，当再次注射马血清时，可在注射局部出现红肿、出血和坏死等剧烈炎症反应。此种现象被称为Arthus反应。

2. 类Arthus反应　可见于胰岛素依赖型糖尿病患者。局部反复注射胰岛素后可刺激机体产生相应 IgG 类抗体，若此时再次注射胰岛素，即可在注射局部出现红肿、出血和坏死等与 Arthus 反应类似的局部炎症反应。

（二）全身性免疫复物合病

1. 血清病 通常是在初次大量注射抗毒素（马血清）后 1～2 周发生，其主要临床症状是发热、皮疹、淋巴结肿大、关节肿痛和一过性蛋白尿等。这是由于患者体内针对抗毒素抗体已经产生而抗毒素尚未完全排除，二者结合形成可溶性免疫复合物所致。血清病具有自限性，停止注射抗毒素后症状可自行消退。有时应用大剂量青霉素、磺胺等药物也可引起类似血清病样的反应。

2. 链球菌感染后肾小球肾炎 一般发生于 A 族溶血性链球菌感染后 2～3 周。此时体内产生抗链球菌抗体，与链球菌可溶性抗原结合形成循环免疫复合物，沉积在肾小球基底膜上，可引起免疫复合物型肾炎。由免疫复合物引起的肾炎也可在其他病原微生物（如葡萄球菌、肺炎双球菌、乙型肝炎病毒或疟原虫）感染后发生。

第四节　Ⅳ型超敏反应

Ⅳ型超敏反应是抗原诱导的一种细胞性免疫应答。效应 T 细胞与特异性抗原结合作用后，引起的以单个核细胞浸润和组织损伤为主要特征的炎症反应。此型超敏反应发生较慢，通常在接触相同抗原后 24～72h 出现炎症反应，因此又称迟发型超敏反应。此型超敏反应的发生与抗体和补体无关，而与效应 T 细胞和吞噬细胞及其产生的细胞因子或细胞毒性介质有关。

一、诱导Ⅳ型超敏反应的靶抗原

引起 Ⅳ 型超敏反应的抗原主要有胞内寄生菌、病毒、寄生虫和化学物质。这些抗原物质经抗原提呈细胞（APC）摄取、加工处理成抗原肽-MHC 分子复合物，表达于 APC 表面，提供给具有特异性抗原受体的 T 细胞识别，并使之活化和分化成为效应性 T 细胞。效应性 T 细胞主要为 $CD4^+$ Th1 细胞，但也有 $CD8^+$ CTL 的参与。

二、发生机制

（一）Th1 细胞介导的炎症反应和组织损伤

效应性 Th1 细胞识别抗原后活化，释放多种细胞因子，如 IFN-γ、TNF、LT-α、IL-3、GM-GSF、MCP-1 等。其中 IL-3 和 GM-GSF 可刺激骨髓新生成单核细胞，使巨噬细胞数量增加；MCP-1 可趋化单个核细胞到达抗原部位；TNF 和 LT-α 可使局部血管内皮细胞黏附分子的表达增加，促进巨噬细胞和淋巴细胞至抗原存在部位聚集，可直接对靶细胞及其周围组织细胞产生细胞毒作用，引起组织损伤；IFN-γ 和 TNF 可使巨噬细胞活化，活化的巨噬细胞进一步释放前炎症细胞因子 IL-1、IL-6、IL-8 和 TNF-α 等加重炎症反应。

（二）CTL 介导的细胞毒作用

效应 CTL 细胞与特异性抗原结合被活化，通过释放穿孔素和颗粒酶等介质，使靶细胞溶解或凋亡；或通过其表面表达的 FasL 与靶细胞表面的 Fas 结合，导致靶细胞凋亡。

三、临床常见的Ⅳ型超敏反应

1. 感染性迟发型超敏反应 多发生于胞内寄生物感染，如结核杆菌等分枝杆菌和某些原虫感染等。胞内感染结核杆菌的巨噬细胞在 Th1 细胞释放的 IFN-γ 作用下被活化，可将结核杆菌杀死。如果结核杆菌抵抗活化巨噬细胞的杀伤效应，则可发展为慢性炎症，形成肉芽肿（granuloma）。肉芽肿中心是由巨噬细胞融合成的巨细胞构成，在缺氧和巨噬细胞的细胞毒作用下，可形成干酪样坏死。结核菌素试验为典型的实验性感染性迟发型超敏反应。

2. 接触性迟发型超敏反应 接触性皮炎为典型的接触性迟发型超敏反应。通常是由于接触小分子半抗原物质,如油漆、染料、农药、化妆品和某些药物(磺胺和青霉素)等引起。小分子的半抗原与体内蛋白质结合成完全抗原,经朗格汉斯细胞摄取提呈给 T 细胞,并刺激细胞活化、分化为效应 T 细胞。机体再次接触相应抗原可发生接触性皮炎,导致局部皮肤出现红肿、皮疹、水疱,严重者可出现剥脱性皮炎。

同步练习

一、选择题

1. 介导Ⅰ型超敏反应的生物活性物质主要是由下列哪一种细胞释放 (   )
   - A. 巨噬细胞
   - B. 单核细胞
   - C. 肥大细胞
   - D. B 细胞
   - E. 中性粒细胞

2. 哪些细胞表达高亲和力的 FcεRⅠ (   )
   - A. 单核细胞、巨噬细胞
   - B. 中性粒细胞、肥大细胞
   - C. 中性粒细胞、嗜碱性粒细胞
   - D. 肥大细胞、嗜碱性粒细胞
   - E. 嗜酸性粒细胞、嗜碱性粒细胞

3. 参与Ⅰ型超敏反应的抗体是 (   )
   - A. IgE
   - B. IgD
   - C. IgM
   - D. IgA
   - E. IgG

4. Ⅰ型超敏反应可通过下列哪一种成分被动转移 (   )
   - A. 致敏淋巴细胞
   - B. 患者的血清
   - C. 特异性转移因子
   - D. 生物活性介质
   - E. 特异性 IgE 形成细胞

5. 关于Ⅳ超敏反应,下列哪一项是正确的 (   )
   - A. 以中性粒细胞浸润为主的炎症
   - B. 抗原注入后 4h 达到反应高峰
   - C. 补体参与炎症的发生
   - D. 能通过血清 Ig 被动转移
   - E. 以单核细胞浸润为主的炎症

6. 下列哪一种属于Ⅳ型超敏反应的机制 (   )
   - A. 过敏性休克
   - B. 血清病
   - C. 类风湿关节炎
   - D. 结核菌素皮肤试验阳性
   - E. 系统性红斑狼疮

7. Ⅳ型超敏反应可经过下列哪一种成分被动转移 (   )
   - A. 巨噬细胞
   - B. 致敏淋巴细胞
   - C. 血清 Ig
   - D. 血清补体
   - E. 中性粒细胞

8. 下列哪一种物质可以引起Ⅲ型超敏反应 (   )
   - A. 细胞因子
   - B. 单核吞噬细胞
   - C. 补体
   - D. 免疫球蛋白
   - E. 免疫复合物

9. 属于Ⅱ型超敏反应的疾病是 (   )
   - A. 新生儿溶血症
   - B. 系统性红斑狼疮
   - C. 血清病
   - D. 接触性皮炎
   - E. 青霉素过敏性休克

10. 属于Ⅲ型超敏反应的疾病是 (   )
    - A. 新生儿溶血症
    - B. 输血反应
    - C. 血清病

　　D. 接触性皮炎　　　　　　　　　　E. 青霉素过敏性休克

11. 属于Ⅳ型超敏反应的疾病是（　　　）

　　A. 新生儿溶血症　　　　　　　B. 支气管哮喘　　　　　　　C. 血清病

　　D. 接触性皮炎　　　　　　　　E. 青霉素过敏性休克

12. 抗体介导的超敏反应有（　　　）

　　A. Ⅰ、Ⅱ、Ⅳ型超敏反应　　　B. Ⅰ、Ⅱ、Ⅲ型超敏反应　　C. Ⅰ、Ⅲ、Ⅳ型超敏反应

　　D. Ⅱ、Ⅲ、Ⅳ型超敏反应　　　E. Ⅱ、Ⅳ型超敏反应

13. 下列哪一种疾病变应原是半抗原（　　　）

　　A. 系统性红斑狼疮　　　　　　　　　　B. 农民肺

　　C. 青霉素治疗后发生的溶血性贫血　　　D. 风湿性关节炎

　　E. 对移植肾的排斥反应

14. 预防Rh血型不合的新生儿溶血症的方法是（　　　）

　　A. 用抗Rh血清给新生儿进行人工被动免疫

　　B. 给胎儿输入母亲的红细胞

　　C. 用过量的抗原中和母亲的抗Rh球蛋白

　　D. 用免疫抑制剂抑制母亲产生抗Rh抗体

　　E. 分娩72h内给产妇注射抗Rh免疫血清

15. 青霉素可以引起哪些类型超敏反应（　　　）

　　A. Ⅰ、Ⅱ型超敏反应　　　　B. Ⅰ、Ⅱ、Ⅲ型超敏反应　　C. Ⅱ、Ⅳ型超敏反应

　　D. Ⅰ、Ⅱ、Ⅲ、Ⅳ型超敏反应　　E. Ⅰ、Ⅱ、Ⅳ型超敏反应

16. 下列哪种因素出现时可能发生血清病（　　　）

　　A. 存在抗肾小球基底膜抗体　　　　　B. 大量IgE产生

　　C. 补体水平升高　　　　　　　　　　D. 中等大小可溶性免疫复合物形成

　　E. 巨噬细胞功能亢进

17. 以下哪一项不属于迟发型超敏反应（　　　）

　　A. 接触性皮炎　　　　　　　B. 肺结核　　　　　　　C. 移植排斥反应

　　D. 血清病　　　　　　　　　E. 结核菌素皮肤实验阳性

18. 引起Arthus反应的主要原因是（　　　）

　　A. Th1释放的淋巴因子的作用　　　　　B. 单个核细胞浸润引起的炎症

　　C. 肥大细胞脱颗粒　　　　　　　　　　D. IgE抗体大量产生

　　E. IC引起的补体活化

19. 引起Ⅲ型组织损伤的主要原因是（　　　）

　　A. 巨噬细胞　　　　　　　B. 血小板　　　　　　　C. 淋巴细胞

　　D. 中性粒细胞　　　　　　E. NK细胞

20. 下列哪一种因素与免疫复合物病发病无关（　　　）

　　A. 血管活性物质的释放　　　　　　　B. 免疫复合物在血管壁沉积

　　C. 激活补体产生大量C3a、C5a　　　　D. 大量IC形成

　　E. 大量淋巴细胞局部浸润

21. 能使胎儿Rh^+红细胞发生溶解破坏的抗体是（　　　）

　　A. 免疫抗体IgM　　　　　B. 天然抗体IgM　　　　　C. 单价免疫IgG抗体

　　D. 双价免疫IgG抗体　　　E. 亲细胞性IgE抗体

22. 一般不引起迟发型超敏反应的物质是（　　）
　　　A. 豚草花粉　　　　　　　　B. 油漆　　　　　　　　C. 化妆品
　　　D. 青霉素　　　　　　　　　E. 结核菌素

23. 下列哪一种物质与Ⅰ型超敏反应无关（　　）
　　　A. 组胺　　　　　　　　　　B. 备解素　　　　　　　C. 激肽
　　　D. 白三烯　　　　　　　　　E. 前列腺素

24. Ⅲ型超敏反应的重要病理学特征是（　　）
　　　A. 巨噬细胞浸润　　　　　　B. 淋巴细胞浸润　　　　C. 嗜酸性粒细胞浸润
　　　D. 中性粒细胞浸润　　　　　E. 红细胞浸润

25. 与Ⅱ型超敏反应发生无关的成分是（　　）
　　　A. 补体　　　　　　　　　　B. 吞噬细胞　　　　　　C. 肥大细胞
　　　D. IgG　　　　　　　　　　E. IgM

二、名词解释

1. 超敏反应　　2. 变应原

三、问答题

1. 简述Ⅰ型超敏反应的特点。

2. 简述Ⅱ型超敏反应的特点。

3. 简述Ⅲ型超敏反应的特点。

4. 简述Ⅳ型超敏反应的特点。

5. 以青霉素引起的过敏性休克为例，说明Ⅰ型超敏反应的机制。

6. 以新生儿溶血症为例，说明Ⅱ型超敏反应的机制。

参考答案

一、选择题

1. C　2. D　3. A　4. B　5. E　6. D　7. B　8. E
9. A　10. C　11. D　12. B　13. C　14. E　15. D
16. D　17. D　18. E　19. D　20. E　21. D　22. A
23. B　24. D　25. C

二、名词解释

1. 超敏反应：又称为变态反应，是指机体受到某些抗原刺激时，出现生理功能紊乱或组织细胞损伤的异常适应性免疫应答。

2. 变应原：是指能诱导机体产生 IgE，引起Ⅰ型超敏反应的抗原物质。

三、问答题

1. 答：Ⅰ型超敏反应的特点：①反应发生快，消退也快；②参与 Ab 为结合在细胞膜上的 IgE；③主要表现为生理功能紊乱；④有明显的个体差异和遗传倾向；⑤没有补体参与。

2. 答：Ⅱ型超敏反应的特点：①Ag 在细胞膜表面;②参与 Ab 为 IgM、IgG，Ag 与 Ab 在细胞表面结合；③需要补体、巨噬细胞、NK 细胞参与；④结果造成靶细胞溶解破坏。

3. 答：Ⅲ型超敏反应的特点：①Ag、Ab 均在血循环中，形成 IC 沉积于毛细血管基底膜；②参与 Ab 以 IgG 为主，也有 IgM、IgA；③需要补体参与；④以中性粒细胞浸润为主的炎症；⑤血小板、肥大细胞和嗜碱性粒细胞参与反应。

4. 答：Ⅳ型超敏反应的特点：①细胞免疫为基础的超敏反应；②迟发型；③个体差异小；④引起单核-巨噬细胞浸润为主的炎症；⑤无补体、抗体参与。

5. 答：青霉素具有抗原表位，本身无免疫原性，但其降解产物青霉噻唑醛酸或青霉烯酸，与体内组织蛋白共价结合形成青霉噻唑酸蛋白或青霉烯酸蛋白后，可刺激机体产生特异性 IgE 抗体，IgE 的 Fc 段与肥大细胞或嗜碱性粒细胞表面的 FcεRⅠ 结合，使肥大细胞和嗜碱性粒细胞致敏。当再次接触与青霉噻唑醛酸或青霉烯酸共价结合的蛋白时，即可通过结合靶细胞表面特异性 IgE 分子致使膜表面的 FcεRⅠ 交联，而触发过敏反应，重者可发生过敏性休克甚至死亡。

6. 答：血型为 Rh⁻ 的母亲由于输血、流产或分娩等原因接受红细胞表面 RhAg 刺激后，可产生抗 RhAb，可通过胎盘。当体内产生抗 RhAb 的母亲妊娠或再次妊娠，且胎儿血型为 Rh⁺ 时，母体内的抗 RhAb 便可通过胎盘进入胎儿体内，与胎儿红细胞结合使之溶解破坏，引起流产或新生儿溶血症。

(黄彬红)

第十九章　自身免疫病

学习目标

1. **掌握**　自身免疫病的特征；自身免疫病的损伤机制。
2. **熟悉**　自身免疫病的致病因素。
3. **了解**　自身免疫病的治疗原则。

内容精讲

　　自身免疫（autoimmunity）是机体免疫系统对自身成分发生免疫应答的能力，存在于所有的个体，在通常情况下不对机体产生伤害。自身免疫病（autoimmune disease）是机体对自身成分发生免疫应答而导致的疾病状态。

第一节　自身免疫病发生的相关因素

　　对于启动自身免疫病的确切原因目前仍不很清楚，但下述因素与自身免疫病的发生相关。

一、抗原方面的因素

　　1. 免疫隔离部位抗原的释放　在人体，脑、睾丸、眼球、心肌和子宫存在着免疫隔离部位（immunologically privileged sites），其中的某些抗原成分和免疫系统相对隔离。在免疫系统发育的过程中，针对这些隔离抗原的淋巴细胞克隆未经历诱导免疫耐受的过程。在正常状态下，隔离抗原不进入血液循环和淋巴液；自身反应性淋巴细胞也不能进入免疫隔离部位。在某些情况下，如手术、外伤、感染时，免疫隔离部位的抗原可释放入血液或淋巴液，得以与免疫系统接触，刺激自身反应性淋巴细胞发生免疫应答，引发自身免疫病。

　　2. 自身抗原的改变　生物、物理、化学以及药物等因素可以使自身抗原发生改变，引起自身免疫病。

　　3. 分子模拟　有些微生物与人的细胞或细胞外成分有相同或类似的抗原表位，在感染人体后激发的针对微生物抗原的免疫应答，也能攻击含有相同或类似表位的人体细胞或细胞外成分，这种现象被称为分子模拟（molecular mimicry）。分子模拟可引发多种自身免疫病。

二、免疫系统方面的因素

　　1. MHC Ⅱ类分子的异常表达　除了抗原提呈细胞之外，正常细胞几乎不表达 MHC Ⅱ类分子。若某些因素使非抗原提呈细胞表达出较高水平的 MHC Ⅱ分子，这种细胞就可能成为自身反应性 T 淋巴细胞的靶细胞。

　　2. 免疫忽视的打破　免疫忽视（immunological ignorance）是指免疫系统对低水平抗原或低亲和力抗原不发生免疫应答的现象。在胚胎发育的过程中，由于免疫忽视，针对低水平表达的或低亲和力的自身抗原的淋巴细胞克隆并未被删除，而保持着对这些自身抗原的反应性，是潜在的自身反应性淋巴细胞。

多种因素可打破这些淋巴细胞克隆对自身抗原的免疫忽视，如在微生物感染的情况下，树突状细胞（DC）可被激活并表达高水平的共刺激分子，该 DC 若提呈被免疫忽视的自身抗原就可能激活自身反应性的淋巴细胞克隆，引起自身免疫病。多克隆刺激剂如细菌超抗原可激活处于耐受状态的 T 淋巴细胞，使其向 B 淋巴细胞发出辅助信号刺激其产生自身抗体，进而引发自身免疫病。对自身抗原的免疫忽视也可通过 TLR 的激活被打破。

3. 调节性 T 细胞的功能失常 CD4$^+$CD25$^+$调节性 T 细胞（Treg）的免疫抑制功能异常是自身免疫病发生的一种原因。CD4$^+$CD25$^+$Treg 功能缺陷小鼠易发生自身免疫病，将正常小鼠的 CD4$^+$CD25$^+$Treg 过继给这种小鼠可抑制其自身免疫病的发生。

4. 活化诱导的细胞死亡发生障碍 免疫应答都以大部分效应淋巴细胞的死亡，少数效应淋巴细胞分化为记忆性淋巴细胞为结局。激活的效应性淋巴细胞在行使效应功能后死亡的现象称为活化诱导的细胞死亡（AICD）。AICD 相关基因缺陷的个体易患自身免疫病。如 Fas 基因突变的个体可发生系统性自身免疫综合征（systemic autoimmunity syndrome），其临床表现与系统性红斑狼疮相似。

5. 淋巴细胞的多克隆激活 B 淋巴细胞的多克隆激活可引起自身抗体的产生，这些自身抗体可识别并结合自身抗原，造成人体的免疫损伤。

6. 表位扩展 一个抗原分子可能有多种表位，存在优势表位（dominant epitope）和隐蔽表位（cryptic epitope）。优势表位，也称原发性表位（primary epitopes），是在一个抗原分子的众多表位中首先激发免疫应答的表位。隐蔽表位，也称继发性表位（secondary epitopes），是在一个抗原分子的众多表位中后续刺激免疫应答的表位。免疫系统针对一个优势表位发生免疫应答后，可能对隐蔽表位相继发生免疫应答，这种现象被称为表位扩展（epitope spreading）。

表位扩展是自身免疫病发生发展的一种机制。针对自身抗原隐蔽表位的免疫细胞克隆在淋巴细胞发育过程中可能未经历在骨髓或胸腺中的阴性选择，成为自身反应性淋巴细胞克隆。

三、遗传方面的因素

1. HLA 等位基因的基因型与人类自身免疫病的易感性相关 如 HLA Ⅱ类分子 DR3 与重症肌无力、系统性红斑狼疮、胰岛素依赖糖尿病、突眼性甲状腺肿；DR4 与类风湿关节炎、寻常性天疱疮、胰岛素依赖糖尿病；B27 与强直性脊柱炎；DR2 与肺出血-肾炎综合征、多发性硬化；DR5 与桥本甲状腺炎（淋巴瘤性甲状腺肿）等。

2. 与自身免疫病发生相关的其他基因 补体成分 C1q 和（或）C4 基因缺陷的个体清除免疫复合物的能力明显减弱，体内的免疫复合物的含量增加，易发生系统性红斑狼疮。DNA 酶基因缺陷的个体，由于清除凋亡颗粒的功能发生障碍，可能通过表位扩展的机制等引发系统性红斑狼疮。有一种突变的 CTLA-4 等位基因编码活性缺陷的 CTLA-4，携带该基因的个体易发生糖尿病、甲状腺疾病和原发性胆管硬化。

3. 性别与某些自身免疫病的发生相关 女性发生多发性硬化和系统性红斑狼疮的可能性比男性大 10～20 倍。有些自身免疫病在男性多发，如患强直性脊柱炎的男性约为女性的 3 倍。

第二节 自身免疫病的免疫损伤机制

自身抗体和/或自身反应性 T 淋巴细胞介导的对自身成分发生的获得性免疫应答是自身免疫病发生的原因。自身免疫病实际上是由自身抗体、自身反应性 T 淋巴细胞或二者共同引起的针对自身抗原的超敏反应性疾病，超敏反应的发病机制也是自身免疫病的发病机制。

一、 自身抗体引起的自身免疫病

1. 自身抗体引起的细胞破坏性自身免疫病　一些自身抗体可以启动自身细胞的破坏而引发自身免疫病。

自身抗体可通过下述方式引起的自身细胞的破坏：①自身抗体识别和结合细胞膜上的抗原性物质后激活补体系统，在膜表面形成膜攻击复合物而破坏细胞；②结合自身抗体的细胞在脾脏由表达 Fc 受体的吞噬细胞清除；③自身抗体包被的细胞被自然杀伤细胞等通过抗体依赖的细胞介导的细胞毒（ADCC）作用杀伤；④自身抗体包被细胞（抗原抗体复合物）激活补体系统，在此过程中产生的有趋化作用的因子 C5a，招募中性粒细胞到达并释放酶和介质引起细胞损伤。

脾脏是清除包被自身抗体的红细胞、血小板和中性粒细胞的主要场所。因此，脾脏切除是治疗自身免疫性溶血性贫血、自身免疫性血小板减少性紫癜和自身免疫性中性粒细胞减少症的一种疗法。

2. 细胞表面受体自身抗体引起的自身免疫病　有些自身抗体可激动细胞表面的受体引发自身免疫病。有些自身抗体可阻断细胞受体的功能引发自身免疫病。

3. 细胞外成分自身抗体引起的自身免疫病　细胞外抗原的自身抗体也可引起自身免疫病。

4. 自身抗体-免疫复合物引起的自身免疫病　在有些情况下，机体有核细胞普遍表达的抗原可刺激自身抗体的产生，这种自身抗体和相应抗原结合形成的免疫复合物可引起自身免疫病。

二、 自身反应性 T 淋巴细胞引起的自身免疫病

体内存在的针对自身抗原的自身反应性 T 淋巴细胞在一定条件下可引发自身免疫病。

有的自身免疫病的发生是自身抗体和自身反应性 T 淋巴细胞共同作用的结果。

第三节　自身免疫病的分类和基本特征

一、 自身免疫病的分类

自身免疫病分为器官特异性自身免疫病和全身性自身免疫病。器官特异性自身免疫病（organ specific autoimmune disease），患者的病变局限于某一特定的器官，由对器官特异性抗原的免疫应答引起。全身性自身免疫病，又称系统性自身免疫病（systemic specific autoimmune disease），患者的病变可见于多种器官和组织。

二、 自身免疫病的基本特征

自身免疫病有下述特点：①患者体内可检测到高效价的自身抗体（autoimmune antibody）和/或自身反应性 T 淋巴细胞（autoreactive T lymphocytes）。②自身抗体和/或自身反应性 T 淋巴细胞介导对自身细胞或组织成分的免疫应答，造成损伤或功能障碍；病情的转归与自身免疫反应强度密切相关；应用免疫抑制剂治疗有效。③病变组织中有 Ig 沉积或淋巴细胞浸润。④通过血清或淋巴细胞可以被动转移疾病；应用自身抗原或自身抗体可复制出具有相似病理变化的动物模型。

第四节　自身免疫病的防治原则

一、 去除引起免疫耐受异常的因素

（1）预防和控制微生物感染。

（2）谨慎使用药物。

二、 抑制对自身抗原的免疫应答

（1）应用免疫抑制剂 免疫抑制剂是治疗自身免疫病的有效药物。

（2）应用抗细胞因子及其受体的抗体或阻断剂 如应用 TNF-α 单克隆抗体可溶性 TNF 受体-Fc融合蛋白和 IL-1 受体拮抗蛋白治疗类风湿关节炎。

（3）应用抗免疫细胞表面分子抗体 如用抗 MHC Ⅱ 类分子的 McAb 抑制 APC 的功能。

（4）应用单价抗原或表位肽。

三、 重建对自身抗原的特异性免疫耐受

（1）通过口服自身抗原诱导免疫耐受 如用口服重组胰岛素的方法，预防和治疗糖尿病。

（2）通过模拟胸腺阴性选择诱导免疫耐受。

同步练习

一、选择题

1. 下列对自身抗体的论述哪一项是正确的（ ）

　　A. 正常个体不可能检出自身抗体

　　B. 检出自身抗体即意味着发生了自身免疫病

　　C. 某些非自身免疫病患者也可检出自身抗体

　　D. 正常人到老年期，自身抗体的检出率明显降低

　　E. 自身抗体导致组织损伤的机制是Ⅰ型超敏反应

2. 下列哪种物质不属于隐蔽抗原（ ）

　　A. 脑组织　　　　　　　　B. 眼晶体　　　　　　　　C. 甲状腺细胞

　　D. 精子　　　　　　　　　E. 前列腺

3. 下列哪种说法不符合自身免疫病的特点（ ）

　　A. 有些为自发的　　　　　B. 有遗传倾向　　　　　　C. 病程常呈慢性迁延

　　D. 以儿童多见　　　　　　E. 可通过患者的血清或淋巴细胞被动转移

4. 脾切除用于治疗特发性血小板减少性紫癜基于（ ）

　　A. 它是去除破坏血小板的主要场所　　　B. 明显减少血小板抗体的含量

　　C. 引起免疫抑制　　　　　　　　　　　D. 脾大使患者感到不舒服

　　E. 此脾已无免疫功能

5. 以下哪种疾病不属于自身免疫病（ ）

　　A. 系统性红斑狼疮　　　　B. 甲状腺功能亢进症　　　C. 重症肌无力

　　D. 荨麻疹　　　　　　　　E. 溃疡性结肠炎

二、名词解释

1. 自身免疫　　2. 自身免疫病　　3. 表位扩展

三、问答题

1. 试述自身免疫病的致病相关因素。

2. 简述自身免疫病的基本特征。

3. 简述自身免疫病的防治原则。

参考答案

一、选择题

1. C　2. E　3. D　4. A　5. D

二、名词解释

1. 自身免疫：是指机体免疫系统对自身抗原成分发生免疫应答的现象。

2. 自身免疫病：是指因机体免疫系统对自身成分发生免疫应答而导致的疾病状态。

3. 表位扩展：免疫系统针对一个优势表位发生免疫应答后，可能对隐蔽表位相继发生免疫应答，这种现象被称为表位扩展。

三、问答题

1. 答：(1)抗原方面的因素　①免疫隔离部位抗原的释放；②自身抗原的改变；③分子模拟。

(2)免疫系统方面的因素　①MHCⅡ类分子的异常表达；②免疫忽视的打破；③调节性T细胞的功能失常；④活化诱导的细胞死亡发生障碍；⑤淋巴细胞的多克隆激活；⑥表位扩展。

(3)遗传方面的因素　①HLA等位基因的基因型与人类自身免疫病的易感性相关；②与自身免疫病发生相关的其他基因；③性别与某些自身免疫病的发生相关。

2. 答：自身免疫病有下述特点：①患者体内可检测到高效价的自身抗体和/或自身反应性T淋巴细胞。②自身抗体和/或自身反应性T淋巴细胞介导对自身细胞或组织成分的免疫应答，造成损伤或功能障碍；病情的转归与自身免疫反应强度密切相关；应用免疫抑制剂治疗有效。③病变组织中有Ig沉积或淋巴细胞浸润。④通过血清或淋巴细胞可以被动转移疾病；应用自身抗原或自身抗体可复制出具有相似病理变化的动物模型。

3. 答：①去除引起免疫耐受异常的因素；②抑制对自身抗原的免疫应答；③重建对自身抗原的特异性免疫耐受。

（黄彬红）

第二十章　免疫缺陷病

 学习目标

1. **掌握**　免疫缺陷病的概念、共同特点、分类；获得性免疫缺陷病的病因；HIV 的致病机制及防治原则。
2. **熟悉**　原发性免疫缺陷病的类型。
3. **了解**　免疫缺陷病的治疗原则。

 内容精讲

免疫缺陷病（immunodeficiency disease，IDD）是由于遗传因素或其他多种因素造成先天发育不全或后天损伤而导致的免疫成分缺失、免疫功能障碍所引起的临床综合征。IDD 按病因不同分为原发性免疫缺陷病（primary immunodeficiency disease，PIDD）和获得性免疫缺陷病（acquired immunodeficiency disease，AIDD）两大类。

免疫缺陷病的共同特点：①对病原体甚至条件性病原微生物高度易感；②对自身免疫病及超敏反应性疾病易感；③肿瘤的发生率增高。

第一节　原发性免疫缺陷病

PIDD 又称为先天性免疫缺陷病（congenital immunodeficiency disease，CIDD），是由于免疫系统遗传基因异常或先天性免疫系统发育障碍而致免疫功能不全引起的疾病。

一、T 细胞、B 细胞联合免疫缺陷病

1. T 细胞缺陷、B 细胞正常的重症联合免疫缺陷病（$T^- B^+$ SCID）

（1）T 细胞显著减少；NK 细胞减少或正常；B 细胞数量正常或升高；血清 Ig 降低。

（2）X 性连锁重症联合免疫缺陷病占 SCID 的 40%，是 γc 链缺陷所致，为 X 连锁遗传。

2. T 细胞、B 细胞均缺如的重症联合免疫缺陷病（$T^- B^-$ SCID）

（1）循环淋巴细胞极度减少；各种 Ig 缺乏；为常染色体隐性遗传。

（2）腺苷脱氨酶（ADA）缺陷占 SCID 的 10%～15%。

二、以抗体缺陷为主的原发性免疫缺陷病

1. X 连锁无丙种球蛋白血症（XLA）

（1）血清各类 Ig 严重降低、伴 B 细胞数量显著降低或缺失；反复化脓性细菌感染。

（2）Btk 基因的突变；Igα 基因缺陷。

2. 普通变异型免疫缺陷病（CVID）　IgG 和 IgA 水平明显降低；反复细菌感染。

三、吞噬细胞数量和（或）功能先天性免疫缺陷病

1. X 连锁慢性肉芽肿病（CGD）

（1）反复、严重的化脓性感染；化脓性肉芽肿；高丙种球蛋白血症。

（2）细胞色素 b-β 亚单位（CYBB）基因突变。

2. 孟德尔式易感分枝杆菌病（MSMD）

（1）易受弱毒力分枝杆菌感染。

（2）IL-12/IL-23/IFN-γ 及其受体信号转导分子异常。

四、补体缺陷病

1. 遗传性血管神经性水肿　反复发作的皮肤黏膜水肿，C1INH 基因缺陷所致。

2. 阵发性夜间血红蛋白尿

（1）慢性溶血性贫血，晨尿中出现血红蛋白。

（2）pig-α 基因翻译后修饰缺陷。

五、已经定义明确的免疫缺陷病

Wiskott-Aldrich 综合征（WAS）：临床表现是反复细菌感染；血小板减少症；湿疹。发病机制是 WAS 蛋白基因缺陷。

六、免疫失调性免疫缺陷病

免疫失调性免疫缺陷病包括免疫缺陷伴色素减退症、家族性嗜血淋巴组织细胞增多综合征、X 连锁淋巴组织增生综合征及自身免疫综合征四种疾病。

七、固有免疫缺陷病

固有免疫缺陷病包括无汗性外胚层发育不良、IL-1 受体相关激酶 4 缺陷等多种疾病。

八、自身炎性反应性疾病引起的免疫缺陷病

自身炎性反应性疾病引起的免疫缺陷病包括涉及和未涉及炎症小体的两种免疫缺陷疾病。

第二节　获得性免疫缺陷病

获得性免疫缺陷病（acquired immunodeficiency disease，AIDD）是后天因素造成的、继发于某些疾病或使用药物后产生的免疫缺陷病。

一、诱发获得性免疫缺陷病的因素

1. 感染因素　某些病毒、细菌和寄生虫感染，均可不同程度地影响机体免疫系统，导致获得性免疫缺陷病。导致免疫缺陷的常见病原微生物有：人类免疫缺陷病毒（HIV）、麻疹病毒、风疹病毒、巨细胞病毒、EB 病毒以及结核杆菌、麻风杆菌等，其中对人类危害最大的是感染 HIV 后诱发的获得性免疫缺陷综合征（AIDS）。

2. 恶性肿瘤　霍奇金淋巴瘤、骨髓瘤等免疫系统肿瘤，常可进行性损伤患者免疫系统，导致免疫功能障碍。

3. 射线和药物　免疫抑制药物和放射性损伤等均可引起免疫缺陷。

4. 营养不良　是引起获得性免疫缺陷病最常见的因素。

5. 其他　糖尿病、大面积烧伤等。

二、获得性免疫缺陷综合征

获得性免疫缺陷综合征（AIDS）是因 HIV 侵入机体，引起细胞免疫严重缺陷，导致以机会性感染、恶性肿瘤和神经系统病变为特征的临床综合征。

（一）HIV 的分子生物学特征

HIV 属逆转录病毒，分为 HIV-1 和 HIV-2 两型。目前世界上流行的 AIDS 主要由 HIV-1 所

致，约占 95%。

（二）HIV 的致病机制

1. HIV 感染免疫细胞的机制　HIV 主要侵犯宿主的 CD4⁺ T 细胞以及表达 CD4 分子的单核/巨噬细胞、树突状细胞和神经胶质细胞等。HIV 通过其外膜的 gp120 与靶细胞膜表面 CD4 分子结合，同时与表达于靶细胞膜表面的趋化性细胞因子受体 CXCR4 或 CCR5 结合，形成 CD4-gp120-CCR/CXCR 三分子复合物，导致 gp120 构象改变，暴露出被其掩盖的 gp41。gp41 可直接与细胞膜相互作用，将 HIV 与靶细胞膜连接起来，病毒包膜与细胞膜融合，使病毒核心进入靶细胞。

2. HIV 损伤免疫细胞的机制　HIV 在靶细胞内复制，可通过直接或间接途径损伤多种免疫细胞。

（1）CD4⁺ T 细胞　CD4⁺ T 细胞是 HIV 在体内感染的主要靶细胞。AIDS 患者体内 CD4⁺ T 细胞不仅数量减少，且功能发生改变。

（2）B 细胞　由于 B 细胞功能紊乱及 Th 细胞对 B 细胞的辅助能力降低，患者抗体应答能力下降。

（3）巨噬细胞　HIV 感染单核/巨噬细胞，可损伤其趋化、黏附和杀菌功能，同时减少细胞表面 MHC Ⅱ 类分子表达，使其抗原提呈能力下降。由于巨噬细胞能被 HIV 感染但不易将 HIV 杀死，使其成为 HIV 的庇护所。

（4）树突状细胞　滤泡树突状细胞（FDC）是 HIV 感染的重要靶细胞和病毒的庇护所。HIV 感染后，组织和外周血中树突状细胞数目大幅减少，功能下降。

（5）NK 细胞　HIV 感染后，NK 细胞数目并不减少，但其分泌 IL-2、IL-12 等细胞因子的能力下降，使其细胞毒活性下降。

3. HIV 逃逸免疫攻击的机制　HIV 感染机体后，可通过不同机制逃避免疫系统识别和攻击，以利于病毒在体内长期存活并不断复制。

（1）表位序列变异与免疫逃逸　HIV 抗原表位可频繁发生变异，从而影响 CTL 识别，产生免疫逃逸的病毒株。另外，HIV 抗原表位改变使其能逃避中和抗体的作用。

（2）滤泡树突状细胞与免疫逃逸　滤泡树突状细胞表面的 DC-SIGN 为 HIV 受体，能特异性、高亲和力地与 gp120 结合，使树突状细胞能完整地包裹病毒颗粒，使之免于失活和被吞噬。在适当条件下，DC 可直接或间接将病毒颗粒传递给 CD4⁺ T 细胞等靶细胞，从而提高病毒感染率并有效保持病毒的传染性。

（3）潜伏感染与免疫逃逸　HIV 感染细胞后，既可不断复制，也可进入潜伏状态。被病毒潜伏感染的细胞表面并不表达 HIV 蛋白，从而有利于 HIV 逃避机体免疫系统识别和攻击。另外，HIV 的 Nef 蛋白可使细胞表面 CD4 和 MHC 分子表达下降，从而影响 CTL 识别受感染细胞。

（三）HIV 诱导的免疫应答

HIV 感染机体后，进行性破坏机体免疫系统（尤其是细胞免疫），但在病程不同阶段，机体免疫系统可通过不同应答机制以阻止病毒复制。

1. 体液免疫应答　HIV 感染后，机体可产生不同的抗病毒抗体。

（1）中和抗体　HIV 的中和抗体一般针对病毒包膜蛋白。中和抗体对 HIV 有抑制作用，可阻断病毒向淋巴器官播散。

（2）抗 P24 壳蛋白抗体　抗 P24 壳蛋白抗体消失通常与 CD4⁺ T 细胞下降及出现 AIDS 症状

相关联，但尚不清楚该抗体是否对机体具有保护作用。

（3）抗 gp120 和抗 gp41 抗体　此类抗体主要为 IgG，可通过 ADCC 而损伤靶细胞。

2. 细胞免疫应答　机体主要通过细胞免疫应答阻遏 HIV 感染。

（1）$CD8^+$ T 细胞应答　HIV 感染后，特异性激活 $CD8^+$ T 细胞，杀伤 HIV 感染的靶细胞。HIV 感染者体内几乎均存在包膜蛋白特异性 CTL。体外细胞培养中，$CD8^+$ CTL 能明显抑制 HIV 在 $CD4^+$ T 细胞中复制。

（2）$CD4^+$ T 细胞应答　HIV 刺激的 $CD4^+$ T 细胞可分泌各种细胞因子，辅助体液免疫和细胞免疫。

（四）预防和治疗

1. 预防　主要的预防措施为：宣传教育；控制并切断传播途径，如禁毒、控制性行为传播、对血液及血制品进行严格检验和管理；防止医院交叉感染。

2. 治疗　临床上目前常用的抗 HIV 药物主要如下。

（1）核苷类和非核苷类逆转录酶抑制剂　此类药物的作用机制是干扰 HIV 的 DNA 合成。

（2）蛋白酶抑制剂　其作用机制是抑制 HIV 蛋白酶水解，使病毒的大分子聚合蛋白不被裂解而影响病毒成熟与装配。

（五）AIDS 的免疫学诊断

HIV 感染的免疫学诊断方法主要包括检测病毒抗原、抗病毒抗体、免疫细胞数目和功能等。

1. HIV 抗原检测　常用 ELISA 法检测 HIV 的核心抗原 P24。该抗原出现于急性感染期和 AIDS 晚期，可作为早期或晚期病毒量的间接指标。在潜伏期，该抗原检测常为阴性。

2. 抗 HIV 抗体检测　此为 AIDS 的常规检测指标。一般借助 ELISA 法对抗 HIV 抗体进行初筛。

3. $CD4^+$ T 细胞计数　HIV 感染对免疫系统的损害主要表现为 $CD4^+$ T 细胞数量减少以及 $CD4^+$ T 细胞和 $CD8^+$ T 细胞比例失调。因此，$CD4^+$ T 细胞计数是反映 HIV 感染患者免疫系统损害状况的最明确指标。

第三节　免疫缺陷病的治疗原则

免疫缺陷病基本治疗原则为：尽可能减少感染并及时控制感染；通过过继免疫细胞或移植免疫器官以替代受损或缺失的免疫系统组分。

1. 抗感染　应用抗生素治疗反复发作的细菌感染，并应用抗真菌、抗原虫、抗支原体、抗病毒药物，以控制感染，缓解病情。

2. 免疫重建　借助造血干细胞移植以补充免疫细胞，重建机体免疫功能，目前已用于治疗 SCID、WAS、DiGeorge 综合征和 CGD 等。

3. 基因治疗　某些原发性免疫缺陷病（如 ADA 或 PNP 缺乏导致的联合免疫缺陷、白细胞黏附缺陷病等）是单基因缺陷所致，通过基因治疗可获得良好疗效。

4. 免疫制剂　即补充各种免疫分子（免疫球蛋白、细胞因子）以增强机体免疫功能。

▷▶ 同步练习 ◀◁

一、选择题

1. 原发性免疫缺陷病中比例最高的是（　　　）

A. 体液免疫缺陷　　　　　B. 联合免疫缺陷　　　　　C. 细胞免疫缺陷

D. 吞噬细胞缺陷　　　　　E. 补体缺陷

2. 引起获得性免疫缺陷的最常见的因素是（　　　）

A. 营养不良　　　　　　　B. 感染　　　　　　　　　C. 某些药物

D. 肿瘤　　　　　　　　　E. 手术、创伤、烧伤、脾脏切除以及射线辐射

3. AIDS 患者死亡的主要原因是（　　　）

A 机会感染　　　　　　　B. Kaposi 肉瘤　　　　　　C. B 细胞淋巴瘤

D. 艾滋病性痴呆　　　　　E. Hodgkin 病

4. AIDS 患者常见的死亡原因是（　　　）

A. 真菌感染　　　　　　　B. Kaposi 肉瘤　　　　　　C. 卡氏肺囊虫感染

D. 艾滋病性痴呆　　　　　E. Hodgkin 病

5. 免疫缺陷病患者最主要的死亡原因是（　　　）

A. 肿瘤　　　　　　　　　B. 自身免疫病　　　　　　C. 超敏反应

D. 感染　　　　　　　　　E. 以上都不是

6. 免疫缺陷是（　　　）

A. 免疫系统中任何一个成分的缺失或功能不全而导致的免疫功能障碍

B. 机体经某种抗原诱导后形成的特异性免疫无应答状态

C. 机体对某些抗原所产生的非正常生理性免疫应答

D. 应用免疫抑制剂导致的免疫无应答状态

E. 免疫隔离部位的抗原在生理条件下不致免疫应答

7. 免疫缺陷病按发病原因机制可分为（　　　）

A. T 细胞缺陷、B 细胞缺陷　　　　　B. 补体缺陷、吞噬细胞缺陷

C. 联合免疫缺陷、补体固有成分缺陷　　D. 原发性免疫缺陷病、获得性免疫缺陷病

E. 白细胞黏附缺陷、慢性肉芽肿病

8. 血清中免疫球蛋白的含量缺乏需考虑哪种疾病（　　　）

A. 自身免疫病　　　　　　B. 免疫缺陷病　　　　　　C. 轻链病

D. 重链病　　　　　　　　E. 甲状腺功能亢进症（Graves 病）

9. HIV 感染导致（　　　）

A. $CD4^+T$ 细胞减少　　　B. $CD8^+T$ 细胞减少　　　C. $CD4^+T$ 细胞增加

D. $CD8^+T$ 细胞增加　　　E. $CD4^+T$ 细胞、$CD8^+T$ 细胞均减少

10. HIV 攻击的主要靶细胞为（　　　）

A. $CD4^+T$ 细胞　　　　　B. $CD8^+T$ 细胞　　　　　C. $CD4^-T$ 细胞

D. $CD8^-T$ 细胞　　　　　E. $CD4^+T$ 细胞、$CD8^+T$ 细胞

11. AIDS 的主要传播途径是（　　　）

A. 性接触、呼吸道传播、消化道传播　　B. 性接触、垂直传播、注射传播

C. 性接触、注射传播、呼吸道传播　　　D. 性接触、消化道传播、注射传播

E. 性接触、垂直传播、呼吸道传播

二、名词解释

1. 免疫缺陷病　2. 原发性免疫缺陷病　3. 获得性免疫缺陷综合征　4. 获得性免疫缺陷病

三、问答题

1. 简述免疫缺陷病的临床类型及共同特点。

2. 简述 HIV 感染免疫细胞的机制。

3. 哪些免疫学指标可用于监测 HIV 感染过程？

参考答案

一、选择题

1. A　2. A　3. A　4. B　5. D　6. A　7. D　8. B

9. A　10. A　11. B

二、名词解释

1. 免疫缺陷病：是由于遗传因素或其他多种因素造成先天发育不全或后天损伤而导致的免疫成分缺失、免疫功能障碍所引起的临床综合征。

2. 原发性免疫缺陷病：又称为先天性免疫缺陷病，是由于免疫系统遗传基因异常或先天性免疫系统发育障碍而致免疫能力不全引起的疾病。

3. 获得性免疫缺陷综合征：获得性免疫缺陷综合征(AIDS)是因 HIV 侵入机体，引起细胞免疫严重缺陷，导致以机会性感染、恶性肿瘤和神经系统病变为特征的临床综合征。

4. 获得性免疫缺陷病：是后天因素造成的、继发于某些疾病或使用药物后产生的免疫缺陷病。

三、问答题

1. 答：免疫缺陷病按病因不同分为原发性免疫缺陷病和获得性免疫缺陷病两大类。

免疫缺陷病的共同特点：①对病原体甚至条件性病原微生物高度易感；②对自身免疫病及超敏反应性疾病易感；③肿瘤的发生率增高。

2. 答：HIV 主要侵犯宿主的 $CD4^+$ T 细胞以及表达 CD4 分子的单核/巨噬细胞、树突状细胞和神经胶质细胞等。 HIV 通过其外膜的 gp120 与靶细胞膜表面 CD4 分子结合，同时与表达于靶细胞膜表面的趋化性细胞因子受体 CXCR4 或 CCR5 结合，形成 CD4-gp120-CCR/CXCR 三分子复合物，导致 gp120 构象改变，暴露出被其掩盖的 gp41。 gp41 可直接与细胞膜相互作用，将 HIV 与靶细胞膜连接起来，病毒包膜与细胞膜融合，使病毒核心进入靶细胞。

3. 答：主要包括检测病毒抗原、抗病毒抗体、免疫细胞数目和功能等。

（黄彬红）

第二十一章 感染免疫

 学习目标

1. **掌握** 宿主对各类病原体的免疫防御机制。
2. **熟悉** 各类病原体对宿主免疫系统的逃逸机制。
3. **了解** 各类病原体的致病机制。

 内容精讲

第一节 针对病原体免疫应答的共同特征

宿主针对不同病原体的免疫应答的共同特征：抗病原体免疫基于先天性免疫和获得性免疫，免疫系统针对不同类型病原体具有不同的抗病原体应答，病原体在宿主的存活和致病性取决于病原体的侵袭力和抵抗免疫效应的能力。在大多数感染，不是病原体本身而是抗病原体的免疫应答及其产物导致损伤和疾病。

第二节 抗胞外菌免疫

一、抗胞外菌的免疫

（一）抗胞外菌固有免疫

主要基于补体活化、吞噬和炎症反应：①补体活化；②调理吞噬；③炎症反应。

（二）抗胞外菌适应性免疫

体液免疫是宿主对抗胞外菌感染的主要保护性免疫机制，通过体液免疫可清除病原体或中和毒素。胞外菌所含有的蛋白质抗原可激活 $CD4^+$ T 细胞，活化的辅助性 $CD4^+$ T 细胞通过产生细胞因子辅助 B 细胞产生抗体。

二、胞外菌的免疫逃逸机制

1. 逃避特异性抗体的作用 改变表面分子的表达；分泌抗 Ig 的蛋白酶。

2. 逃避吞噬细胞的吞噬 封闭巨噬细胞受体与细菌衣壳的结合；临时隐藏于非巨噬细胞中；释放细菌蛋白破坏巨噬细胞的功能。

3. 逃避补体系统介导的杀伤作用 通过缺乏适当的表面蛋白、表面蛋白的空间位阻现象以及降解 C3b 来阻止 C3b 与细菌的结合；失活补体级联反应过程中的各个环节；俘获宿主 RCA 蛋白；诱导宿主产生同种型抗体，使之不能激活补体。

第三节 抗胞内菌免疫

一、抗胞内菌的免疫

抗胞内菌免疫机制与抗胞外菌免疫机制的最大不同：抗胞外菌免疫主要依赖体液免疫，而抗胞内菌免疫主要依赖细胞免疫。

（一）抗胞内菌固有免疫

1. 中性粒细胞和巨噬细胞的作用　最早到达感染局部的是中性粒细胞。中性粒细胞分泌防御素在胞内菌进入宿主细胞之前对其进行破坏。活化的巨噬细胞在吞噬及杀灭胞内菌的过程中起着重要作用。巨噬细胞还进行 TLR 介导的针对胞内菌的胞吞作用。

2. NK 细胞和 γδT 细胞的活化

（1）NK 细胞　在巨噬细胞等协同下，NK 细胞被活化后通过细胞毒作用杀伤宿主细胞；活化的 NK 细胞分泌大量的 IFN-γ，反过来促进巨噬细胞活化、间接促进 Th1 细胞分化。

（2）γδT 细胞　在抵抗至少某些胞内菌感染方面起着重要作用。

（二）抗胞内菌适应性免疫

1. CD8$^+$ T 细胞应答　CTL 细胞对清除胞内菌感染起关键作用。

2. CD4$^+$ T 细胞应答　DC 摄取细菌抗原后提呈出 pMHC Ⅱ信号，活化 CD4$^+$ T 细胞，后者分泌 IL-2 以维持 CTL 分化和增殖；分化为 Th1 释放 IFN-γ 辅助巨噬细胞的高度活化。

3. 抗体应答　细菌组分可激活 B 细胞，产生中和性抗体。

（三）肉芽肿的形成

当宿主抗胞内菌免疫与病原体的博弈相持不下、转为慢性感染时，就会在宿主感染局部形成一种称为肉芽肿的结构以局限化感染。肉芽肿的内层包含巨噬细胞和 CD4$^+$ T 细胞，而外层是 CD8$^+$ T 细胞。

二、 胞内菌的免疫逃逸机制

1. 逃避吞噬杀伤　感染非吞噬细胞，合成能够阻断溶酶体融合、吞噬体酸化、ROI/RNI 杀伤的分子，募集宿主蛋白阻断溶酶体的功能。阻止巨噬细胞高度活化所需宿主基因的表达。

2. 逃避抗体的中和作用　通过伪足入侵转移到新的宿主细胞中。

3. 阻止淋巴细胞活化　减少 APCs 抗原提呈作用。

第四节　抗病毒免疫

一、 抗病毒免疫

与胞内菌类似，抗病毒免疫主要依赖于细胞免疫。

（一）抗病毒固有免疫

1. 干扰素（IFN）　IFN 包括 IFN-α、IFN-β 和 IFN-γ，被认为是抗病毒免疫应答中最重要机制之一。

2. NK 细胞活化　NK 细胞是重要的早期抗病毒效应细胞。

3. 巨噬细胞　巨噬细胞在病毒感染早期开始活化，活化的巨噬细胞生成大量的促炎介质。

（二）抗病毒适应性免疫

1. 病毒特异性 CD4$^+$ T 细胞应答　Th 细胞对于抵抗病毒十分重要，因为这些细胞可为初始 CD8$^+$ T 细胞的活化提供 IL-2；Th 细胞还可以为 B 细胞提供 CD40L 介导的共刺激分子和细胞因子，刺激 B 细胞产生抗体。

2. 病毒特异性 CD8$^+$ T 细胞应答　病毒特异性 CTL 应答是抗病毒免疫的关键。

3. 病毒特异性抗体应答　在 T 细胞帮助下，B 细胞被激活，产生中和性抗体。

二、 病毒的免疫逃逸机制

1. 潜伏　病毒一旦潜伏，它在宿主细胞以一种缺陷的形式存在，潜伏的病毒需要更强的抗病毒免疫才能清除。

2. 病毒变异　病毒的某些基因变异可导致抗原性变异，从而逃脱宿主体内预存免疫。

3. 干扰抗原提呈　感染低 MHC Ⅰ类分子表达的细胞；干预 MHC Ⅰ、MHC Ⅱ类分子介导的抗原提呈；迫使 pMHC 的内化。

4. 愚弄 NK 细胞　表达病毒性 MHC Ⅰ类分子类似物；提高宿主 HLA-E 或经典 MHC Ⅰ类分子的合成。

5. 干扰 DC 功能　阻断 DC 的发育或成熟；阻止 DC 上调共刺激分子；上调 DC 表面 Fas L 的表达。

6. 干扰抗体效应　通过抗原漂移或抗原位移改变病毒表位；表达病毒性 FcR，阻断 ADCC 或中和作用；阻断 B 细胞的胞内信号转导。

7. 逃避补体杀伤　阻断转化酶的形成；表达病毒性的宿主 RCA 蛋白类似物；提高宿主 RCA 蛋白的表达；出芽到宿主细胞膜，获取宿主 RCA 蛋白。

8. 清除抗病毒状态　阻断 IFN 的分泌；干预建立抗病毒状态的代谢/酶活动。

9. 调控宿主细胞的凋亡　阻断内源性或外源性途径的各个环节；表达死亡受体和调节分子的类似物。

10. 干扰宿主细胞因子　表达细胞因子和趋化因子的竞争性抑制剂；下调细胞因子和趋化因子受体的表达。

第五节　抗寄生虫免疫

一、 抗寄生虫免疫反应

（一）抗原生动物寄生虫免疫

1. 体液免疫　抗寄生虫抗体介导中和作用、调理吞噬、激活经典补体途径，大一些的胞外原生动物通过中性粒细胞和巨噬细胞介导的 ADCC 得以清除。

2. Th1 应答　Th1 应答是抗原生动物寄生虫免疫的关键，因为巨噬细胞高度活化所需的 IFN-γ 主要来源于 Th1 效应细胞，IFN-γ 具有独特的抗原生动物效应。

3. CTLs 和 γδT 细胞　原生动物寄生虫从巨噬细胞吞噬体逃出进入胞质，可进入内源性抗原提呈途径，成为 CTLs 的靶。活化的 γδT 细胞产生 INF-γ 对抗原生动物寄生虫感染具有重要作用。

（二）抗蠕虫寄生虫免疫

1. 活化的 CD4⁺T 细胞和 IgE 的产生　Th2 应答是防御大的、多细胞的蠕虫的关键；活化的 CD4$^+$T 细胞分化为 Th2 细胞，后者使 B 细胞类型转换为 IgE。

2. 肥大细胞的活化　IgE 抗体进入循环，通过 FcεRⅠ结合到肥大细胞，触发肥大细胞脱颗粒。

3. 嗜酸性粒细胞的活化　循环中的 IgE 可同时结合病原体和嗜酸性粒细胞表面 FcεR，活化嗜酸性粒细胞。

4. SIgA 的产生　分泌型 IgA（SIgA）包被黏膜，抵御寄生虫进一步的吸附。

二、 寄生虫的免疫逃逸机制

1. 逃避抗体攻击 具有多阶段的生命周期引起抗原变异；藏在巨噬细胞中；修正寄生虫表面蛋白引起抗原变异；获取宿主表面蛋白以阻断抗体结合；脱落带有免疫复合物的寄生虫外膜；分泌消化抗体的物质。

2. 逃避吞噬溶酶体 阻断吞噬体融合到溶酶体；从吞噬体逃离到细胞质；阻止呼吸暴发，裂解静息的吞噬细胞。

3. 逃避补体攻击 降解吸附上的补体组分或剪切膜结合抗体的 Fc 段；迫使补体组分耗尽；表达 RCA 蛋白类似物。

4. 干预 T 细胞攻击 通过促进 IL-10 产生和降低 IL-12 与 IFN-γ 的产生来抑制 Th1 应答；分泌可诱导 T 细胞低反应或耐受的蛋白；干预 DC 的成熟和巨噬细胞的活化。

同步练习

问答题

1. 宿主抗胞外菌免疫与抗胞内菌免疫机制有何不同？
2. 简述病毒的免疫逃逸机制。

参考答案

问答题

1. 答：抗胞外菌免疫主要依赖体液免疫，而抗胞内菌免疫主要依赖细胞免疫。

2. 答：(1)潜伏 病毒一旦潜伏，它在宿主细胞以一种缺陷的形式存在，潜伏的病毒需要更强的抗病毒免疫才能清除。

(2)病毒变异 病毒的某些基因变异可导致抗原性变异，从而逃脱宿主体内预存免疫。

(3)干扰抗原提呈 感染低 MHC I 类分子表达的细胞；干预 MHC I、MHC II 类分子介导的抗原提呈；迫使 pMHC 的内化。

(4)愚弄 NK 细胞 表达病毒性 MHC I 类分子类似物；提高宿主 HLA-E 或经典 MHC I 类分子的合成。

(5)干扰 DC 功能 阻断 DC 的发育或成熟；阻止 DC 上调共刺激分子；上调 DC 表面 FasL 的表达。

(6)干扰抗体效应 通过抗原漂移或抗原位移改变病毒表位；表达病毒性 FcR，阻断 ADCC 或中和作用；阻断 B 细胞的胞内信号转导。

(7)逃避补体杀伤 阻断转化酶的形成；表达病毒性的宿主 RCA 蛋白类似物；提高宿主 RCA 蛋白的表达；出芽到宿主细胞膜，获取宿主 RCA 蛋白。

(8)清除抗病毒状态 阻断 IFN 的分泌；干预建立抗病毒状态的代谢/酶活动。

(9)调控宿主细胞的凋亡 阻断内源性或外源性途径的各个环节；表达死亡受体和调节分子的类似物。

(10)干扰宿主细胞因子 表达细胞因子和趋化因子的竞争性抑制剂；下调细胞因子和趋化因子受体的表达。

(黄彬红)

第二十二章 肿瘤免疫

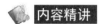

内容精讲

第一节 肿瘤抗原

肿瘤免疫学（tumor Immunology）是研究肿瘤的抗原性、机体对肿瘤的免疫应答机制、肿瘤的免疫诊断和免疫防治的科学。

肿瘤细胞可能存在着与正常组织细胞不同的抗原成分，明确肿瘤抗原成分后可以通过检测这种抗原成分或用这种抗原成分诱导机体的抗肿瘤免疫应答，从而达到诊断和治疗肿瘤的目的。对肿瘤抗原的性质及其提呈过程、机体的抗肿瘤免疫机制等的认识推动了肿瘤免疫的发展，同时也促进了肿瘤免疫诊断与治疗的应用。

肿瘤抗原是指细胞恶性变过程中出现的新抗原（neoantigen）或肿瘤细胞异常或过度表达的物质的总称。目前已在人类和动物体内都发现了肿瘤抗原。肿瘤抗原多种多样，分类尚不统一，为了叙述方便，一般将肿瘤抗原按以下两种方法进行分类。

一、 根据肿瘤抗原特异性分类

（一）肿瘤特异性抗原

肿瘤特异性抗原（tumor specific antigen，TSA）是指肿瘤特有的或者只存在于某种肿瘤细胞表面而不存在于正常细胞的一类新抗原。此类抗原一般是通过近交系小鼠间进行肿瘤移植的实验方法所证实，故又称为肿瘤特异性移植抗原（tymor spicific transplantation antigen，TSTA）或肿瘤排斥抗原（tumor rejection antigen，TRA）。以往对人肿瘤细胞是否存在 TSA 有很大争议，但目前已在人黑色素瘤细胞证实了存在 TSA。人黑色素瘤 TSA 是第一个证实并研究清楚结构的人 TSA，是由一个静止基因活化产生的氨基酸短肽。TSA 在细胞内降解后，某些降解的短肽可与 MHC Ⅰ类分子在内质网中结合，并共表达于细胞表面，只能被 CD8$^+$ CTL 所识别，而不能被 B 细胞识别，因此是诱发 T 细胞免疫应答的主要肿瘤抗原。

（二）肿瘤相关抗原

肿瘤相关抗原（tumor-associated antigen，TAA）是指一些肿瘤细胞和正常组织细胞表面均可表达的糖蛋白或糖脂成分，它们在正常细胞上有微量表达，但在肿瘤细胞表达明显增高，此类抗原一般可被 B 细胞识别并产生相应的抗体。

二、 根据肿瘤产生的机制分类

（一）化学或物理因素诱发的肿瘤抗原

某些化学致癌剂或物理因素可在动物实验中诱发肿瘤，这些肿瘤抗原常表现出明显的个体独特性，其特点是抗原性较弱而特异性高。大多数人类肿瘤抗原不是这种抗原。

（二）病毒诱发的肿瘤抗原

病毒通过其 DNA 或 RNA 整合到宿主基因中，使细胞发生恶性转化并表达出新的肿瘤抗原，称之为病毒肿瘤相关抗原。实验动物及人肿瘤的研究证明有些肿瘤可由病毒引起，例如：B 淋巴细胞瘤和鼻咽癌的发生与 EB 病毒（EBV）有关；人宫颈癌的发生与乳头状瘤病毒（HPV）有关。

（三）自发肿瘤抗原

大多数人类肿瘤属于自发性肿瘤，是指一些无明确诱发因素的肿瘤。自发性肿瘤细胞表面具有肿瘤特异性抗原。

（四）胚胎抗原

胚胎抗原是指人类在胚胎发育阶段时由胚胎组织产生，而在胚胎后期生成减少，出生后逐渐消失或存留极微量，当细胞恶性变时，又可重新合成的一种肿瘤抗原。胚胎抗原主要包括两种：一是分泌性抗原，比如原发性肝细胞癌变时产生的甲胎蛋白（alpha fetoprotein，AFP）；二是与肿瘤细胞膜有关的抗原，比如结肠癌细胞产生癌胚抗原（carcinoembryonic antigen，CEA）。AFP 和 CEA 作为一种肿瘤标志，有助于肝癌和结肠癌的诊断。

第二节　机体抗肿瘤的免疫效应机制

正常机体每天都有很多细胞发生突变，但机体免疫系统可以通过细胞免疫机制识别并特异地杀伤突变细胞，使突变细胞在未形成肿瘤之前即被清除，因此一般都不会发生肿瘤，这就是 Burner 提出的免疫监视学说。肿瘤的发生与机体的免疫功能密切相关，宿主免疫功能受抑制或低下时，机体免疫监视功能不能清除突变细胞时，则可形成肿瘤。

肿瘤发生后机体仍然可以通过细胞免疫和体液免疫两方面相互协作共同杀伤肿瘤细胞，一般认为细胞免疫是抗肿瘤免疫的主要方式，体液免疫通常起协同作用。另外，特异性免疫应答主要是针对免疫原性强的肿瘤，而非特异性免疫应答可能针对免疫原性弱的肿瘤。

一、 细胞免疫机制

在抗肿瘤效应中细胞免疫比体液免疫发挥更重要的作用。在细胞免疫机制中 T 细胞、NK 细胞、巨噬细胞起重要作用。另外，中性粒细胞、嗜酸性粒细胞也会参与抗肿瘤作用。

（一）T 细胞

T 细胞介导的抗肿瘤免疫应答起重要作用，包括 MHC Ⅱ类抗原限制的 $CD4^+$ 辅助性 T 细胞（Th）和 MHC Ⅰ类抗原限制的 $CD8^+$ 细胞毒性 T 细胞（CTL）。一种方式是肿瘤抗原从肿瘤细胞上脱落后被抗原提呈细胞（APC）摄取加工成多肽分子，再与细胞表面的 MHC Ⅱ类抗原分子结合提呈给 $CD4^+$ Th 细胞。另外一种方式是肿瘤抗原在细胞内加工成肿瘤肽，然后与 MHC Ⅰ类分子结合共表达于肿瘤细胞表面被 $CD8^+$ CTL 识别。活化的 $CD4^+$ T 可产生淋巴因子增强 CTL、巨噬细胞或其他 APC 的功能，从而参与抗肿瘤作用。$CD8^+$ CTL 可通过其抗原受体识别肿瘤细胞上的特异性抗原，在 Th 细胞的辅助活化后直接杀伤肿瘤细胞，或者通过分泌淋巴因子如 γ 干扰素、淋巴毒素等间接地杀伤肿瘤细胞。

（二）NK 细胞

NK 细胞是机体抗肿瘤的第一道防线，在肿瘤早期起作用，属于非特异性细胞免疫，NK 细胞不需预先致敏即能杀伤肿瘤细胞，其杀伤作用无 MHC 限制性和肿瘤特异性。

（三）巨噬细胞

巨噬细胞有以下杀伤肿瘤细胞的机制：巨噬细胞可通过特异性抗体介导的 ADCC 效应杀伤肿瘤细胞；活化的巨噬细胞可分泌肿瘤坏死亡因子（TNF）等细胞因子间接杀伤肿瘤细胞；巨噬细胞活化后，通过释放溶细胞酶直接杀伤肿瘤细胞；巨噬细胞可以作为抗原提呈细胞处理和提呈肿瘤抗原激活 T 细胞以产生特异性抗肿瘤细胞免疫应答。

二、 体液免疫机制

抗肿瘤抗体可通过激活补体系统溶解肿瘤细胞、抗体依赖的细胞介导的细胞毒作用、抗体的调理作用等机制发挥抗肿瘤作用，但总体来说抗体并不是抗肿瘤的主要因素。

第三节　肿瘤的免疫学检测

肿瘤的免疫学检测主要包括两个方面：①对肿瘤进行免疫学诊断；②评估宿主的免疫功能状态。

一、 肿瘤的免疫学诊断

（1）通过检测肿瘤抗原有助于相关肿瘤的诊断，比如检测 AFP 对原发性肝癌有诊断价值，检测 CFA 有助于诊断直肠癌、胰腺癌等。不过目前对于人类肿瘤特异性抗原的检测进展不大。

（2）通过检测肿瘤抗体协助相关肿瘤诊断及判断肿瘤病情的发展和预后。

二、 对肿瘤患者免疫功能状态的评估有助于了解肿瘤治疗效果及预后

晚期肿瘤患者免疫功能可受抑制，在治疗后免疫功能状态改善，表明治疗方法得当，患者生存期可延长。

第四节　肿瘤的免疫治疗

肿瘤的免疫治疗是通过激发和增强机体的免疫功能，以达到抗肿瘤的目的。目前已经建立了多种免疫方法，并在动物实验中取得了良好疗效，但临床治疗的效果尚需进一步提高。

目前，肿瘤免疫治疗的方法有以下几种。

一、 非特异性免疫治疗

肿瘤的非特异性免疫治疗是指应用一些免疫调节剂如卡介苗、短小棒状杆菌、酵母多糖、香菇多糖以及一些细胞因子，非特异性地增强机体的免疫功能，达到治疗肿瘤的目的。

二、 主动免疫治疗

肿瘤的主动免疫治疗是指给机体输入具有抗原性的瘤苗以刺激机体免疫系统从而产生抗肿瘤免疫，达到治疗肿瘤的目的。

目前治疗用瘤苗有以下几类：活瘤苗、减毒或灭活的瘤苗、异构的瘤苗、基因修饰的瘤苗等。

三、 被动免疫治疗

肿瘤的被动免疫治疗是指给机体输注外源的免疫效应物质，通过这些外源性效应物质从而在机体内发挥治疗肿瘤的作用。目前主要有抗肿瘤导向治疗及过继免疫治疗。

同步练习

一、选择题

1. 下列关于肿瘤免疫的叙述，错误的是 （　　　）

　　A. 细胞免疫是抗肿瘤免疫的主要机制　　　　B. 抗体在抗肿瘤中并不发挥主要作用

　　C. NK 细胞是抗肿瘤的第一道防线　　　　　　D. 静止和活化的巨噬细胞均能杀伤肿瘤细胞

　　E. 嗜酸性粒细胞参与抗肿瘤作用

2. 下列有关化学致癌剂诱导实验动物发生肿瘤的叙述，错误的是 （　　　）

　　A. 抗原具有个体特异性　　　　　B. 同一宿主不同部位肿瘤具有相同抗原性

　　C. 人类肿瘤中较少见　　　　　　D. 抗原性弱

　　E. 免疫学诊断困难

3. 与宫颈癌发病有关的病原是 （　　　）

　　A. EBV　　　　　　　　　B. HTLV-1　　　　　　　　C. HPV

　　D. HCV　　　　　　　　　E. HIV

4. 关于肿瘤逃避免疫监视的机制，下列哪项是错误的 （　　　）

　　A. 肿瘤细胞表面的转铁蛋白被封闭

　　B. 增强抗体

　　C. 肿瘤细胞的"漏逸"

　　D. 宿主抗原提呈细胞功能低下

　　E. 某些细胞因子对机体免疫应答的抑制

5. 肿瘤发生的主要机制是 （　　　）

　　A. 免疫防御功能的障碍　　　B. 免疫监视功能的障碍　　C. 免疫自稳功能的障碍

　　D. 免疫调节功能的障碍　　　E. 免疫功能亢进

6. 可特异性直接杀伤肿瘤细胞的是 （　　　）

　　A. NK 细胞　　　　　　　　B. 巨噬细胞　　　　　　　C. CTL

　　D. TCR$\gamma\delta^+$细胞　　　　　E. CD4$^+$T 细胞

7. 用于主动特异免疫治疗肿瘤的是 （　　　）

　　A. 独特型抗体瘤苗　　　　　B. 短小棒状杆菌　　　　　C. IL-2、INF-α

　　D. 放射免疫疗法　　　　　　E. 输入肿瘤特异性 T 淋巴细胞

8. 癌胚抗原 （　　　）

　　A. 只存在于某种肿瘤细胞表面　　　　B. 可以用作肿瘤的特异性诊断标志

　　C. 在所有的肿瘤中均可检查到　　　　D. 结合在细胞表面不易脱落

　　E. 对宿主无免疫原性

二、名词解释

1. 肿瘤抗原　2. 肿瘤特异性抗原　3. 肿瘤相关抗原

三、问答题

1. 肿瘤的免疫诊断方法有哪些？

2. 目前肿瘤的免疫治疗方法有哪些？

3. 机体免疫系统是如何发挥抗肿瘤功能的？

参考答案

一、选择题

1. D　2. B　3. C　4. A　5. B　6. C　7. A　8. E

二、名词解释

1. 肿瘤抗原：是指细胞恶性变过程中出现的新抗原或肿瘤细胞异常或过度表达的物质的总称。

2. 肿瘤特异性抗原：是指肿瘤特有的或者只存在于某种肿瘤细胞表面而不存在于正常细胞的一类新抗原。

3. 肿瘤相关抗原：是指一些肿瘤细胞和正常组织细胞表面均可表达的糖蛋白或糖脂成分，它们在正常细胞上有微量表达，但在肿瘤细胞表达明显增高。

三、问答题

1. 答：检测肿瘤抗原，如肿瘤相关抗原 AFP、CEA；检测肿瘤抗体，抗自身黑色瘤抗体——黑色素瘤患者；抗 EB 病毒抗体——鼻咽癌、Burkitt 淋巴瘤患者；肿瘤的放射免疫显像诊断。

2. 答：① 非特异性免疫治疗：免疫调节剂非特异性地增强机体的免疫功能,激活机体抗肿瘤免疫应答,如卡介苗、香菇多糖、IL-2。

② 主动免疫治疗：活瘤苗、减毒或灭活的瘤苗、异构的瘤苗、基因修饰的瘤苗、抗独特型抗体。

③ 被动免疫治疗：抗肿瘤导向治疗（放射免疫治疗、抗体导向化疗、免疫毒素疗法）；过继免疫治疗(LAK 细胞、TIL)。

3. 答：① 体液免疫机制：激活补体溶解肿瘤细胞,ADCC 效应（NK、巨噬细胞、中性粒细胞、IgG 抗体）,抗体的调理作用,抗体封闭肿瘤细胞上的某些受体（如转铁蛋白受体）,抗体使肿瘤细胞的黏附特性改变或丧失。

② 细胞免疫机制

a. T 细胞：CD8+ CTL 直接杀伤,淋巴因子,CD4+ T 细胞。

b. NK 细胞：直接杀伤,早期作用的效应细胞,ADCC 效应。

c. 巨噬细胞：APC 活化后直接杀伤作用,ADCC 效应，TNF。

（吴小云）

第二十三章　移植免疫

学习目标

1. **掌握**　移植排斥反应的类型。
2. **熟悉**　移植排斥反应的机制。
3. **了解**　预防移植排斥的方法。

内容精讲

机体丧失功能的细胞、组织及器官，可以通过移植技术来维持和重建其生理功能。在临床医疗中，随着近几十年来移植手术和免疫抑制治疗不断进步，器官移植逐渐成为患器官衰竭等终末期疾病患者最后的治疗手段。

依据移植物的来源可将器官移植大体分为自体移植（autologous transplantation）、同种移植（isogeneic transplantation）和异种移植（heterogous transplantation）。自体移植，移植物来自受者自身，不发生移植排斥反应。同种移植除遗传基因完全相同或基本近似的个体间移植（如同卵双生子间的移植，一般不发生移植排斥反应）外，临床应用较多的同种异体移植（allogeneic transplantation），即同种内遗传基因不同的个体间的移植，均会发生排斥反应。异种移植是不同种属的个体间移植，因异种动物间的遗传背景差异大，移植后可引发严重的排斥反应。

本章主要介绍同种异体移植及其所涉及的免疫学原理。

第一节　移植排斥反应的类型

移植排斥反应分为宿主抗移植物反应（host versus graft reaction，HVGR）与移植物抗宿主反应（graft versus host reaction，GVHR）两大类。前者一般发生在实质脏器移植中，后者多见于骨髓移植或其他免疫细胞移植。

一、宿主抗移植物反应

实质脏器移植排斥反应多为宿主抗移植物反应（HVGR），即受者免疫系统对供者组织器官发起攻击的排斥反应。根据移植物与宿主的组织相容的程度，受者的免疫状态以及排斥反应发生的时间、机制、强度、病理和临床表现，器官移植排斥反应大致可分为超急排斥、急性排斥和慢性排斥三类。本节以肾脏移植为例进行介绍。

（一）超急排斥

超急排斥（hyperacute rejection）反应一般是在移植器官与受者血管接通后的数分钟至24h内发生。多发生于多次妊娠、反复输血、长期血液透析或再次同种移植的个体。此种排斥主要因受者体内预先存在 ABO 血型抗体或抗 I 类主要组织相容性抗原的抗体所引起。

在肾移植中，受者体内抗体与供者移植肾的抗原结合，激活受者体内的补体，可直接破坏靶细胞，或通过补体活化过程中产生的补体裂解片段引起血管通透性增高及中性粒细胞浸润，导致小血管和毛细血管内皮细胞受损，纤维蛋白沉积和血小板大量聚集，最终导致严重的局部缺血或移植器官坏死。一旦器官移植发生超急排斥，现在仍无有效方法治疗。因此，移植前进行 ABO 血型及 HLA 配型来筛除不合适的器官供体，可预防超急排斥反应的发生。

（二）急性排斥

急性排斥（acute rejection）是同种异体器官移植排斥反应中最常见的一种类型，一般于移植术后数天至数月内发生，80%～90%发生于术后 1 个月内，病情进展迅速。肾移植急性排斥发生时，临床可见体温升高、移植区局部胀痛、肾功能降低、少尿甚至无尿、尿中白细胞增多或出现淋巴细胞尿等症状。病理学检查可见，移植物组织出现大量淋巴细胞和巨噬细胞浸润。细胞免疫应答是急性移植排斥发生的主要原因，CD8$^+$CTL 和 CD4$^+$CTL 可直接杀伤表达异型抗原的移植器官细胞，活化的巨噬细胞和 NK 细胞也参与了急性排斥反应的组织损伤。即使移植前进行了 HLA 配型和免疫抑制剂的应用，仍有近 30%～50%的移植受者可出现急性排斥。加大免疫抑制剂的用量可缓解大多数急性排斥反应。

（三）慢性排斥

慢性排斥（chronic rejection）一般在器官移植后数周、数月、甚至数年发生，其病变类似慢性肾炎，主要病理特征是移植肾脏正常器官组织结构消失，肾功能减退，甚至完全丧失。上述慢性排斥移植肾脏器功能衰退可能由免疫和非免疫两种机制引起，因此称慢性排斥为慢性移植物功能丧失（chronic allograft dysfunction，CAD）更为准确。

现有治疗方法对慢性排斥尚无理想的治疗措施。

二、移植物抗宿主反应

移植物中的免疫细胞对宿主的组织抗原产生免疫应答并引起组织损伤的现象称为移植物抗宿主反应（GVHR）。GVHR 主要见于骨髓、脾、胸腺移植后，免疫缺陷的新生儿输血时也可发生不同程度的 GVHR。GVHR 的发生有以下一些原因：宿主与移植物之间的组织相容性不合、移植物中含有比较多的免疫细胞、宿主免疫功能严重缺损或者免疫无能状态。

第二节　移植排斥的机制

一、移植排斥的遗传学基础

我们将引起移植免疫应答的抗原称为移植抗原或组织相容性抗原。组织相容性抗原根据抗原性的强弱及引起移植排斥反应的强度又可分为主要组织相容性抗原（major histocompatibility antigen）和次要组织相容性抗原（minor histocompatibility antigen）两大类。其中主要组织相容性抗原是引起移植排斥的主要抗原，人的主要组织相容性抗原为人类白细胞抗原，即 HLA 抗原，它在其他的动物中有不同的命名，比如小鼠的主要组织相容性抗原称为 H-2 抗原，大鼠为 H-1 系统，狗为 DL-A，鸡为 B 系统，黑猩猩为 ChLA 等。机体编码主要组织相容性抗原的基因称为主要组织相容性基因复合体（MHC）。

相对于主要组织相容性抗原，次要组织相容性抗原可引起程度较弱的移植排斥反应，比如某些纯系小鼠中雄性和雌性个体之间的遗传学差别唯一存在于雄性的 Y 染色体上。所以我们把这种 H-Y 抗原归属于次要组织相容性抗原。

二、移植排斥的免疫学基础

同种异体器官移植由于供者、受者之间的组织相容性抗原不同，因此它们可以刺激相互的免疫系统，引起宿主抗移植物或移植物抗宿主的移植排斥反应。细胞免疫和体液免疫应答都参与移植抗原诱发的排斥过程。

目前认为细胞免疫应答是移植排斥的主要机制；CD4$^+$T细胞和CD8$^+$T细胞均参与其中。

体液免疫应答在移植排斥中的作用比较复杂。抗体可以通过传统的途径，比如活化补体或ADCC等作用参与移植排斥。但在某些情况下抗体也可能起封闭抗体的作用，而保护移植物不受排斥。

第三节 预防移植排斥的方法

一、 器官移植供者、 受者 HLA 配型

器官移植应慎重选择供者，一般供者的ABO血型必须与受者一致，另外供者的HLA组织型别也应尽可能与受者相近。器官移植的供者、受者之间组织相容性程度越高，则器官存活的概率就越大，特别是HLA各座中的DR座最为重要，明显影响器官存活率。

二、 免疫抑制措施可以有效地抑制移植排斥的发生

（一）免疫抑制药物

免疫抑制药物的应用极大地促进了人体器官移植的发展。20世纪60年代硫唑嘌呤的问世使器官移植存活率有了很大的提高。70年代末由于新一代高效免疫抑制剂环孢素A（GsA）的出现使各种器官移植有了突破性的进展。80年代初期发现的一种真菌代谢产物FK-506，具有比CsA更强的免疫抑制作用和相同的靶细胞选择性。目前FK-506已广泛应用于临床肾、肝、心以及心肺移植中，而且与CsA合用效果更佳。

（二）抗 T 细胞单克隆抗体和抗胸腺细胞球蛋白

CD3单克隆抗体可以阻止T细胞识别移植抗原，防止移植排斥的发生。抗胸腺细胞球蛋白可通过活化补体去除T细胞移植细胞免疫。这二种抗体在临床上已广泛应用。

三、 诱导移植耐受

免疫抑制药物会使患者免疫功能低下导致感染，另外由于免疫抑制药物本身的毒副作用，长期使用免疫抑制剂会产生许多严重的副作用。因此，诱导成年个体间的免疫耐受具有重要的实际意义。近年来，诱导移植耐受的研究已取得了许多重要的进展，主要有以下几种方法。

（一）用照射的方法诱导耐受

对小鼠全淋巴照射后输入大量异基因骨髓可形成不同程度的嵌合体可以导致耐受的产生。用紫外线照射小鼠可以灭活朗格汉斯细胞的抗原提呈功能，使其对相应抗原的细胞免疫反应下降诱导免疫耐受。

（二）用药物诱导免疫耐受

常用的有环磷酰胺、环孢素 A 等。

（三）用抗体诱导耐受

常用的有抗淋巴细胞血清（ALS）、抗T细胞单克隆抗体、抗独特型（Id）抗体、抗黏附分子的抗体。移植耐受的研究这些年取得了许多重要进展，比如近来研究证明不但未成熟的T细胞在胸腺内可经程序性死亡途径导致克隆排除，成熟的T细胞也可经此途径导致克隆排除，因此移植耐受的研究将对移植排斥的最终解决作出重要贡献。

同步练习

一、选择题

1. 引起移植排斥反应最重要的抗原是（　　　）
   A. Rh 血型抗原　　　　　　B. mH 抗原　　　　　　C. 异嗜性抗原
   D. HLA 抗原　　　　　　　E. 超抗原

2. 在宿主抗移植物反应中，下列哪种排斥最严重（　　　）
   A. 急性排斥　　　　　　　B. 超急排斥　　　　　　C. 亚急性排斥
   D. 慢性排斥　　　　　　　E. 以上均不是

3. 无血缘关系的同种器官移植，发生移植排斥反应，主要原因是（　　　）
   A. 移植物供血不足　　　　B. 移植物被细菌污染　　　C. MHC 的不相匹配
   D. 受者免疫功能紊乱　　　E. 受者体内有自身反应性 T 细胞

4. GVHR 主要见于（　　　）
   A. 肾脏移植　　　　　　　B. 心脏移植　　　　　　C. 骨髓移植
   D. 肺脏移植　　　　　　　E. 脾脏移植

5. 根据移植物来源，哪种肾脏移植存活率最高（　　　）
   A. 同卵双胞胎供体肾　　　B. 亲属供体肾　　　　　C. 异种供体肾
   D. 父母亲的肾　　　　　　E. 同种供体肾

6. 骨髓移植后，引起 GVHR 的主要效应细胞是骨髓中的（　　　）
   A. T 淋巴细胞　　　　　　B. B 淋巴细胞　　　　　C. 基质细胞
   D. 造血干细胞　　　　　　E. 巨核干细胞

7. 临床上最常见的移植类型（　　　）
   A. 自体移植　　　　　　　B. 同种同基因移植　　　C. 同种异体移植
   D. 异种移植　　　　　　　E. 以上均不是

8. 同种异体移植常发生下列哪种反应（　　　）
   A. 超急排斥　　　　　　　B. 急性排斥　　　　　　C. 慢性排斥
   D. GVHR　　　　　　　　E. 迟发性排斥

9. 移植排斥主要由下列哪种细胞介导（　　　）
   A. T 淋巴细胞　　　　　　B. B 淋巴细胞　　　　　C. NK 细胞
   D. 巨噬细胞　　　　　　　E. DC

10. 异种移植成功的最大障碍是（　　　）
    A. 超急排斥反应　　　　　B. 感染动物类的微生物　　C. Ⅰ型超敏反应
    D. 急性排斥反应　　　　　E. 迟发性异种移植排斥反应

11. 关于移植物抗宿主反应的描述，下列哪项是错误的（　　　）
    A. 宿主与移植物之间的组织相容性不合
    B. 移植物中必须含有足够数量的免疫细胞
    C. 宿主处于免疫无能或免疫功能严重缺陷状态
    D. 主要见骨髓移植后
    E. 易发生慢性排斥反应

12. 下列有关同种异体移植的描述错误的是（　　　）

A. 本质是一种免疫应答　　　　B. 同一物种不同个体之间的器官移植

C. 具有免疫记忆　　　　　　　D. 由同种型抗原引发

E. 参与的免疫细胞主要是 T 细胞

13. 下列哪种移植无需免疫抑制剂 (　　　)

A. 同种肾移植　　　　B. 同种异体骨髓移植　　　C. 异种心脏移植

D. 同卵双生肝移植　　　E. 以上均不是

14. 能避免移植排斥反应发生最理想方法是 (　　　)

A. 清除供者提供的移植物内预存抗体

B. 清除供者提供的移植物内免疫细胞

C. 受者血液净化

D. 给予免疫抑制剂

E. 诱导受体对移植抗原的耐受

二、名词解释

1. 宿主抗移植物反应　　2. 移植物抗宿主反应

三、问答题

1. 目前抑制移植排斥发生的免疫抑制措施主要有哪些?

2. 试述抗体在移植排斥中的作用?

参考答案

一、选择题

1. D　2. B　3. C　4. C　5. A　6. A　7. C　8. B

9. A　10. A　11. E　12. D　13. D　14. E

二、名词解释

1. 宿主抗移植物反应:即受者免疫系统对供者组织器官发起攻击的排斥反应。

2. 移植物抗宿主反应:移植物中的免疫细胞对宿主的组织抗原产生免疫应答并引起组织损伤的现象称为移植物抗宿主反应。

三、问答题

1. 答:①免疫抑制药物硫唑嘌呤、皮质激素等——非特异性抑制;环孢素 A (CsA)——选择性作用于 T 细胞;FK-506——选择性作用于 T 细胞,比 CsA 的免疫抑制作用更强。

②抗胸腺细胞球蛋白和抗 T 细胞单克隆抗体:活化补体去除 T 细胞;阻止 T 细胞识别移植抗原。

③输血效应:活化 Ts 细胞;产生封闭抗体;产生抗 T 细胞的独特型抗体。

2. 答:①抗体激活补体参与移植排斥:激活补体,直接破坏靶细胞;通过补体-血凝系统的活化,导致炎症细胞浸润,血栓形成。主要是 IgM 类抗体。

②抗体通过 ADCC 作用参与移植排斥:NK 细胞、单核巨噬细胞,主要是 IgG2 抗体。

③增强抗体:某些抗体与移植物抗原结合,但不激活补体,不引起细胞毒效应,可阻断其他抗体或 T 细胞的作用。

(吴小云)

第二十四章 免疫学检测

 内容精讲

免疫学检测技术可用于有关免疫疾病的诊断、疗效评价及发病机制的研究。此外还可应用在对抗原性物质或细胞的定性、定量检查。

第一节 抗原或抗体的检测

一、抗原或抗体检测的基本原理

借助抗原和抗体在体外特异结合后出现的各种现象，对样品中的抗原或抗体进行定性、定量、定位的检测。

1. 抗原与抗体的亲和力（affinity） 抗原抗体的结合就像酶与底物的结合、激素与其受体的结合一样不是化学的反应，而是非共价键的可逆的结合。抗原决定簇和抗体分子可变区互补构型，造成两分子间有较强的亲和力。空间构型互补程度不同，抗原和抗体分子之间结合力的强弱也不同。互补程度高，则亲和力强。此外，反应温度、酸碱度和离子浓度对抗原和抗体分子上各基因的解离性和电荷特性也有重要的影响。抗体与抗原决定簇之间的结合力大小可用亲和力来表示。高亲和力的抗体与抗原的结合力强，即使抗原浓度很低时也有较多的抗体结合抗原形成免疫复合物。

2. 抗原或抗体外检测原理 根据抗原抗体结合形成免疫复合物的性状与活性特点，对标本中的抗原或抗体进行定性、定位或定量的检测。定性和定位检测比较简单，即用已知的抗体和待检样品混合，经过一段时间，若有免疫复合物形成的现象发生，就说明待检样品中有相应的抗原存在。若无预期的现象发生，则说明样品中无相应的抗原存在。同理也可用已知的抗原检测样品中是否有相应抗体。

对抗原或抗体进行定量检测时，以反应中加入抗原和抗体的浓度与形成免疫复合物的浓度呈函数关系来进行测定。

（1）根据免疫复合物产生的多少来推算样品中抗原（或抗体）的含量 在一定的反应条件下，加入的已知抗体（或抗原）的浓度一定，反应产生的免疫复合物多少与待检样品中含有相应抗原（或抗体）量成正比。也就是抗体浓度一定时，免疫复合物越多则样品中的抗原量也越多。可用实验性标准曲线推算出样品中抗原（或抗体）的含量。如单向免疫扩散试验、免疫比浊法和酶联免疫分析法等都属于这类方法。

（2）抗原或抗体效价滴定的原理 当抗原抗体复合物形成多少不能反映抗原抗体反应强弱时，就不能以检测反应强度来对抗原或抗体进行定量。在实际工作中，把浓度低的反应成分（抗原或抗体）的浓度固定，把浓度高的另一种反应成分作一系列稀释。例如用人血清作抗原免疫 3 只家兔，比较 3 只家兔产生抗体的多少，即滴定 3 只兔血清抗体效价。可用双向琼脂扩散法来滴定，例如将抗体浓度固定，将抗原作不同的稀释度，分别将抗原或抗体滴入琼脂的相应小孔中，观察免疫兔血清与不同稀释度的抗原出现明显沉淀浅的抗原稀释度（如甲兔的抗体效价为 1/2000，而丙兔的是 1/8000，则可比较出后者比前者产生抗体的效价要高）。也就是表示效价的稀释度越高，样品中所含待检成分越多。因人血清（抗原）和抗体（免疫兔血清）相比，浓度高，故应稀释抗原。

二、 抗原或抗体检测的实用意义

1. 抗体检测的意义 检测抗体可用于评价人和动物免疫功能的指标。抗体用于临床治疗或实验研究时也需做纯度分析和定量测定。临床上检测患者的抗病原生物的抗体、抗过敏原的抗体、抗 HLA 抗原的抗体、血型抗体及各种自身抗体，对有关疾病的诊断有重要意义。

2. 抗原检测的意义 可作为抗原进行检测的物质分为以下四类。

（1）各种微生物及其大分子产物 用于传染病诊断、微生物的分类及鉴定以及对菌苗、疫苗的研究。

（2）生物体内各种大分子物质 包括各种血清蛋白（如各类免疫球蛋白、补体的各种成分）、可溶性血型物质、多肽类激素、细胞因子及癌胚抗原等，均可作为抗原进行检测。在对这些成分的生物学作用的研究以及各种疾病的诊断中有重要意义。

（3）人和动物细胞的表面分子 包括细胞表面各种分化抗原（如 CD 抗原）、同种异型抗原（血型抗原或 MHC 抗原）、病毒相关抗原和肿瘤相关抗原等。检测这些抗原对各种细胞的分类、分化过程及功能研究，对各种与免疫有关的疾病的诊断及发病机制的研究，均有重要意义。

（4）各种半抗原物质 某些药物、激素和炎症介质等属于小分子的半抗原，可以分别将它们偶联到大分子的载体上，组成人工结合的完全抗原。用其免疫动物，制备出各种半抗原的抗体，应用于各种半抗原物质的检测。例如对某些患者在服用药物后进行血中药物浓度的监测，对运动员进行服用违禁药品的检测，都是应用半抗原检测的方法。

三、 抗原或抗体检测的方法

抗原或抗体的检测方法主要有以下几种。

（一）沉淀反应

可溶性抗原与抗体在两者比例合适时，并在一定的 pH 值、离子强度、温度等条件下可形成沉淀物的现象，我们把这种抗原抗体反应称为沉淀反应（precipitation reaction）。沉淀反应包括以下几种。

1. 环状沉淀试验 将含抗体的未稀释的免疫血清加到直径小于 0.5cm 的小试管底部，将稀释的含有可溶性抗原的材料加到上面，抗原与抗体在两液体的界面相遇可形成白色免疫复合物沉淀环，故名为环状沉淀试验（ring precipitation test）。

2. 单向免疫扩散试验 单向免疫扩散试验（single immunodiffusion）是在凝胶中进行的沉淀反应。将抗体混入加热溶解的琼脂中制成含有抗体的琼脂板，在琼脂板上打孔，将抗原加入琼脂板的小孔内向四周自由扩散，当抗原与琼脂中的抗体相遇时即可形成免疫复合物，出现以小孔为中心的圆形沉淀圈，沉淀圈的直径与加入的抗原浓度成正相关。

3. 免疫比浊法 免疫比浊法（immunonephelomytry）就是在一定的抗体浓度下，加入一定体积的抗原，然后用光散射浊度计（nephelometry）测量反应液体的浊度来推算样品中的抗原含量。

4. 双向免疫扩散试验　双向免疫扩散试验（double immunodiffusion）是在琼脂板上打数个小孔，然后在相邻的两孔内分别放入抗原和抗体材料，通过观察两孔间出现的沉淀线来进行抗原或抗体的定性或定量检测。

5. 对流免疫电泳　对流免疫电泳（counter immunoelectrophoresis）是一种敏感快速的检测方法，可以认为是在电场作用下的双向免疫扩散，抗原和抗体在电场力的作用下能较快地集中在两孔之间的琼脂中形成免疫复合物的沉淀线，一般只需 1h 左右即可观察结果。

6. 免疫电泳　免疫电泳（immunoelectrophoresis）的方法包括两个步骤：第一步先进行电泳，第二步再进行琼脂扩散。先将样品加入琼脂中电泳，然后让各抗原成分与相应抗体进行双向免疫扩散，可形成多条沉淀线。可用于免疫球蛋白缺损或增多的疾病的诊断或鉴别诊断。

7. 免疫印迹法　免疫印迹法（immunoblotting）又称为 Western 印迹法，是目前分析蛋白应用最广泛的检测方法。主要包括以下几个步骤：第一步，在电场中根据分子量大小不同将抗原各成分散开；第二步，将电泳分离的蛋白质转移到硝酸纤维膜上；第三步，依次加入一抗、二抗、使之覆盖膜上与相应抗原结合；第四步，加入显色底物显影。

（二）凝集反应

细菌、红细胞或表面带有抗原的乳胶颗粒等不溶性颗粒抗原与相应抗体结合，在一定条件下形成肉眼可见的凝集团块，称为凝集反应（agglutination）。凝集反应包括以下类型。

1. 直接凝集　直接凝集（direct agglutination）是细菌或红细胞等颗粒性抗原与相应抗体结合产生的肉眼可见的凝集现象，如肥达反应（Widal reaction）、血细胞凝集等。

2. 间接凝集　间接凝集（indirect agglutination）是指将可溶性抗原包被在乳胶颗粒或红细胞表面，再与相应抗体反应出现肉眼可见的凝集现象。

（三）免疫标记技术

将荧光素、放射性同位素或酶标记抗体或抗原用于抗原或抗体检测是目前广泛应用的免疫标记技术，可用于定性、定量或定位检测。标记物与抗原或抗体连接之后不改变后者的免疫特性。

1. 免疫荧光技术　免疫荧光技术（immunofluorescence techniques）是用荧光素标记抗体（或抗原）再与组织或细胞中的相应抗原（或抗体）结合，进行定性、定位检查抗原或抗体的方法。包括直接荧光法、间接荧光法等。免疫荧光技术在细菌、病毒、螺旋体等感染的传染病诊断上有广泛的用途。

2. 放射免疫分析法　放射免疫分析法（radioimmunoassay，RIA）应用放射性同位素标记抗原（或抗体）再与相应抗体（或抗原）结合，通过测定抗原抗体结合物的放射活性判断结果。本方法可用于激素（胰岛素、生长激素、甲状腺素等）、维生素、药物、IgE 等的超微量分析，敏感性高。本法常用的有液相法和固相法两种。

3. 酶联免疫分析法　酶联免疫分析法（enzyme immunoassay，EIA）是当前应用最广泛的免疫标记检测方法。本法将抗原抗体反应的特异性与酶对底物高效催化作用结合起来，根据酶作用底物后显色后的颜色变化判断试验结果，经酶标测定仪作定量分析，敏感度可达 ng 水平。常用于标记的酶有辣根过氧化物酶（horseradish peroxidase）、碱性磷酶（alkaline phosphatase）等。常用的方法有酶标免疫组化法和酶联免疫吸附法。前者测定细胞表面抗原或组织内的抗原；后者主要测定可溶性抗原或抗体。本法既没有放射性污染，又不需昂贵的测试仪器，所以较放射免疫分析法应用更广泛。

第二节 免疫功能的其他检测方法

免疫功能与健康密切相关,所以体液免疫功能和细胞免疫功能的检测有助于健康状况评估。

体液免疫功能检测主要包括:免疫球蛋白的定量检测、B细胞数目及功能的检测。细胞免疫是由众多细胞相互作用的结果,还包括多种细胞因子的释放。因此细胞功能测定不仅涉及T细胞数量和功能的检测,还包括各类因子活性的测定,因此评价机体的细胞免疫功能不仅程序复杂,且很难标准化。细胞免疫包括:T细胞计数、混合淋巴细胞的反应(MIR),皮肤试验和接触性过敏诱发试验等常用方法。

同步练习

一、选择题

1. 下列免疫学测定方法敏感性最高的是( )

　　A. 沉淀反应　　　　　　　　B. 凝集反应　　　　　C. ELISA

　　D. 放射免疫分析法　　　　　E. 补体结合试验

2. 用免疫荧光技术间接法检测组织中的抗原,应将荧光素标记( )

　　A. 抗原　　　　　　　　　　B. 相应抗体　　　　　C. 抗免疫球蛋白抗体

　　D. 抗原抗体复合物　　　　　E. 抗C3抗体

3. 用ELISA双抗体夹心法检测抗原A时,固相载体的包被物是( )

　　A. 酶标抗A抗体　　　　　　B. 未标记的抗A抗体　　C. 酶标抗原A

　　D. 未标记的抗球蛋白抗体　　E. 酶标抗球蛋白抗体

4. 用免疫荧光技术直接法检测病原微生物时,荧光素应标记在( )

　　A. 微生物上　　　　　　　　B. 抗人Ig抗体上　　　C. 抗原抗体复合物上

　　D. 抗微生物抗体上　　　　　E. 抗C3抗体上

5. 目前使用最广泛的荧光素为( )

　　A. FITC　　　　　　　　　　B. RB200　　　　　　　C. TRIT-C

　　D. 镧系螯合物　　　　　　　E. 伊文思蓝

6. 用小鼠抗人CD3单克隆抗体检测T细胞,其结果代表的是( )

　　A. T细胞总数　　　　　　　　B. Th细胞数　　　　　C. Ts细胞数

　　D. $CD4^+$细胞数　　　　　　　E. $CD8^+$细胞数

7. 评价患者T细胞功能的试验是( )

　　A. 血清免疫球蛋白测定　　　B. 溶血空斑试验　　　　C. 淋巴细胞转化试验

　　D. 膜表面免疫球蛋白测定　　E. E花环试验

8. 单向琼脂扩散试验通常不用来检测( )

　　A. IgM　　　　　　　　　　　B. IgA　　　　　　　　C. IgG

　　D. C3　　　　　　　　　　　E. IgE

9. 下列哪项试验不是凝集反应( )

　　A. ABO血型鉴定　　　　　　　　　　　　　　B. 免疫妊娠实验

　　C. 快速血浆反应素环状卡片试验　　　　　　　D. 肥达反应

　　E. 病毒血凝试验

10. 沉淀反应与凝集反应相比较，下列哪项是错误的（　　　）

　　A. 都是抗原抗体的反应

　　B. 都需要电解质参与

　　C. 沉淀反应的抗原是可溶性抗原或颗粒性抗原

　　D. 两种反应均可用来定性或定量检测抗原或抗体

　　E. 凝集反应的抗原是颗粒性抗原

一、名词解释

1. 间接凝集　2. 免疫标记技术　3. 沉淀反应　4. 凝集反应

三、问答题

抗原或抗体检测的基本原理。

参考答案

一、选择题

1. D　2. C　3. B　4. D　5. A　6. A　7. C　8. E
9. E　10. C

二、名词解释

1. 间接凝集：是指将可溶性抗原包被在乳胶颗粒或红细胞表面，再与相应抗体反应出现肉眼可见的凝集现象。

2. 免疫标记技术：将荧光素、放射性同位素或酶标记抗体或抗原用于抗原或抗体检测是目前广泛应用的免疫标记技术，可用于定性、定量或定位检测。

3. 沉淀反应：可溶性抗原与抗体在两者比例合适时，并在一定的 pH 值、离子强度、温度等条件下可形成沉淀物的现象，我们把这种抗原抗体反应称为沉淀反应。

4. 凝集反应：细菌、红细胞或表面带有抗原的乳胶颗粒等不溶性颗粒抗原与相应抗体结合，在一定条件下形成肉眼可见的凝集团块，称为凝集反应。

三、问答题

答：抗原或抗体检测的基本原理：借助抗原和抗体在体外特异结合后出现的各种现象，对样品中的抗原或抗体进行定性、定量、定位的检测。

（吴小云）

第二十五章 免疫学防治

📘 **学习目标**

1. **掌握** 免疫预防的分类；免疫治疗的分类。
2. **熟悉** 疫苗的分类。
3. **了解** 免疫治疗与生物应答调节。

 内容精讲

第一节 免疫预防

免疫预防是医学史上最为经济和有效的大众健康手段。机体受到病原体感染后会产生以保护性抗体和效应性 T 细胞为主的记忆性保护免疫反应。

疫苗接种始于预防天花的实践。在公元 10 世纪早期，印度通过皮肤、中国通过鼻将天花病变的脓液或愈合疮的死痂给予易感者，使他们获得免疫。到了 18 世纪 60～70 年代，Edward Jenner 牛痘接种的巨大成功开辟了免疫预防的新纪元。科学巨人巴斯德（Louis Pasteur，1822-1895）减毒活疫苗的研究带来了第一个免疫学的黄金时代。

天花的根除标志着免疫预防的巨大成功，乙肝疫苗的成功预示着分子时代的黎明。

免疫接种扩展计划正发挥其在疾病预防和控制中的巨大作用。

一、免疫预防的分类

针对传染病易感人群的主要预防措施就是免疫预防。根据免疫预防的免疫学机制可以分为四类（表 25-1）。

表 25-1 免疫预防的分类

	被动预防	主动预防
特异性预防	被动特异性预防	主动特异性预防
非特异性预防	被动非特异性预防	主动非特异性预防

被动特异性预防是指采用抗原或病原的特异性免疫效应制剂作用于机体而预防疾病的发生。其中应用最多的是抗原特异性抗体或抗血清，常在高危人群中配合主动特异性免疫措施使用。

被动非特异性预防是指采用抗原或病原的非特异性免疫效应制剂作用于机体而预防疾病的发生。这些免疫措施产生对抗原或病原的非特异性免疫力，如干扰素、胸腺肽、免疫球蛋白等，一般在缺少主动免疫措施时使用。

主动特异性预防是指采用抗原（疫苗）免疫机体，即采用疫苗接种的方法，使之产生特异性保护性免疫，从而预防疾病。此为免疫预防的主要和最有效手段。

主动非特异性预防是指采用病原体非直接相关抗原刺激机体产生免疫反应，以提高对靶病原体的免疫力，但在实践中采取的不多。

二、 疫苗的分类

疫苗可分为预防性疫苗和治疗性疫苗两类。预防性疫苗主要用于疾病的预防，接受者为健康个体或新生儿。治疗性疫苗主要用于患病的个体，接受者为患者。

根据传统和习惯又可将疫苗分为减毒活疫苗、灭活疫苗、类毒素、亚单位疫苗（含多肽疫苗）、载体疫苗、核酸疫苗等。表 25-2 列出了各类疫苗的一些例子。

表 25-2　疫苗的分类

疫苗类型	病毒/疾病	细菌/疾病
减毒活疫苗	脊髓灰质炎、腮腺炎、风疹、水痘、黄热病、轮状病毒、甲型肝炎	结核杆菌、伤寒、霍乱、志贺细菌性痢疾、麻风
灭活疫苗	脊髓灰质炎、流感、狂犬病、日本 B 型脑炎、甲型肝炎	百日咳、伤寒、霍乱、麻风
类毒素		白喉、破伤风
亚单位疫苗（含多肽疫苗）	乙型肝炎、二型单纯疱疹、流感、人乳头状瘤病毒、HIV、狂犬病	B 型流感嗜血杆菌、百日咳、脑膜炎球菌、肺炎球菌、伤寒
载体疫苗	HIV、麻疹、狂犬病	伤寒、霍乱、结核分枝杆菌、志贺细菌性痢疾
核酸疫苗	HIV、流感、二型单纯疱疹、狂犬病、乙型肝炎、丙型肝炎、丁型肝炎、乳头状瘤病毒、巨细胞病毒、圣路易脑炎病毒	伤寒、结核分枝杆菌

第二节　免疫治疗

免疫治疗（immunotherapy）近十多年来逐渐发展成为一门崭新的学科。免疫治疗可分为免疫调节和免疫重建。免疫调节即用物理、化学和生物学手段调节机体的免疫功能，增强或减弱原有的免疫功能；免疫重建是将免疫功能正常个体的淋巴细胞或造血干细胞移植给患有免疫功能缺陷的个体，使其免疫功能全部或部分得到恢复。另外，根据治疗的性质和对免疫系统的作用特点，免疫治疗也可分为免疫增强疗法和免疫抑制疗法。

一、 免疫增强疗法

免疫增强疗法包括免疫重建、过继免疫治疗和免疫刺激疗法。免疫重建是指通过胚胎肝或骨髓干细胞移植，重建机体的免疫功能，可用于治疗原发性免疫缺陷病和获得性免疫缺陷病。过继免疫治疗即将同种异体的淋巴细胞输给受者，使受者的免疫功能得到补偿。免疫刺激疗法即应用免疫刺激剂激发免疫系统从而达到增强免疫功能的目的。这些具有免疫增强作用的制剂统称为免疫增强剂。免疫增强剂主要有化学制剂和微生物制剂。

1. 化学制剂　一些化学制剂具有明显的免疫刺激作用，如左旋咪唑、西咪替丁、isoprinosine（ISO）等。

2. 微生物制剂　微生物制剂是微生物以及从微生物提取的某些成分，具有非特异地促进免疫功能的作用，目前研究和应用比较多的有：卡介苗（BCG）、短小棒状杆菌、微生物提取物、中药及其有效成分。

免疫增强剂的适应证包括恶性肿瘤、免疫缺陷病、传染病。

免疫增强剂的副作用一般较轻，一般均不影响治疗。

二、 免疫抑制疗法

目前具有免疫抑制作用的药物主要包括以下几类：化学制剂、激素、真菌代谢产物、中药及其有效成分。

1. 化学制剂 用于免疫抑制治疗的化学制剂主要有烷化剂和抗代谢药二大类。常用的烷化剂包括氮芥、苯丁酸氮芥、环磷酰胺等。它们的作用机制主要是破坏 DNA 的结构，从而阻断其复制，导致细胞死亡，因此处于增殖中的细胞对烷化剂比较敏感。用于免疫抑制的抗代谢药主要有嘌呤和嘧啶的类似物及叶酸拮抗剂二大类。前者如硫唑嘌呤，主要是通过干扰 DNA 复制而起作用；后者如甲氨蝶呤等，主要是通过干扰蛋白质合成起作用。

2. 激素 糖皮质激素也是常用的免疫抑制剂，可以通过神经-内分泌-免疫网络参与免疫应答的调节，具有明显的抗炎和免疫抑制作用，因此广泛应用在临床抗炎及各型超敏反应性疾病的治疗。

3. 真菌代谢产物 主要有环孢素 A 和 FK-506。

4. 中药及其有效成分 一些中药具有不同程度的免疫抑制作用，如雷公藤多苷、川芎、当归等均有报道可抑制免疫应答。

免疫抑制药物可用于抗移植排斥、变态反应性疾病、自身免疫病、感染性炎症等疾病。

免疫抑制疗法在临床治疗上的重要性和效果都强过免疫增强疗法。但免疫抑制药物大多具有明显的毒副作用，如骨髓抑制、肝肾毒性等，还可导致机体免疫功能的下降、病原微生物感染增加，甚至提高肿瘤发病率。

三、 免疫治疗与生物应答调节

单克隆抗体技术的建立以及基因工程技术把免疫治疗推向了一个新的阶段，由此学者提出了生物应答调节剂（biological response modifier，BRM）的概念。BRM 种类很多，组成了一个大的新型药物系统，主要是指免疫系统的成分及免疫应答的产物，在多种疾病的免疫治疗上起重要作用。

生物应答调节剂的种类及生物学功能如下。

（一） 造血干细胞和胸腺

1. 造血干细胞 造血干细胞移植可重建受者的造血功能与免疫功能，因而在临床上具有重要的治疗价值，目前是治疗各种血液系统疾病、遗传病、放射病以及某些免疫缺陷病的重要手段。用于移植的造血干细胞主要来自骨髓和胚肝细胞。

2. 胸腺 胸腺是 T 细胞分化、成熟的重要中枢免疫器官，胸腺移植可用于治疗先天胸腺发育不良的免疫缺陷患者。

（二） 单克隆抗体和导向药物

1. 单克隆抗体（monoclonal antibody，McAb） 用淋巴细胞杂交瘤技术可以大量制备针对任何抗原决定基的单克隆抗体。其中一些在移植排斥及某些自身免疫病的应用中具有治疗价值，已取得了明显的疗效。例如，抗 IL-2 受体的单克隆抗体、抗黏附分子的单克隆抗体都有明显的免疫调节作用。单克隆抗体在肿瘤治疗中也有重要应用，如在肿瘤的诊断及分型方面是一种有用的工具，但在肿瘤的治疗上，效果尚待验证。

2. 导向药物（targeted drug） 利用抗肿瘤单克隆抗体可以特异性识别肿瘤细胞的特点，将它作为导向载体与各种杀伤分子（如毒素、抗癌药物、放射性核素等）进行化学交联，构建成一种对肿瘤细胞具有高度特异的强杀伤活性的杂交分子，称为导向药物。

（三） 细胞因子和细胞因子活化的免疫细胞

1. 细胞因子 细胞因子是机体免疫细胞或非免疫细胞产生的具有广泛生物活性的异质性肽类调节因子，包括：白细胞介素（ILS）、集落刺激因子（CSF）、干扰素（IFN）、肿瘤坏死因子（TNF）、转化生长因子（TGF）、小分子免疫肽（如转移因子、胸腺肽）等。各种细胞因子的生物学功能目前主要有两个方面：促进造血与免疫功能重建和恶性肿瘤的治疗。

2. 细胞因子活化的免疫细胞　细胞因子肿瘤治疗中的另一种方法是通过在体外与免疫细胞共育，从而使这些细胞活化，然后再回输入患者体内进行过继免疫细胞疗法，如淋巴细胞激活的杀伤细胞（lymphokine activated killer cell，LAK）和肿瘤浸润淋巴细胞（tumor infiltrating lymphocyte，TIL）。

（四）肿瘤疫苗

肿瘤疫苗与传统疫苗在概念上不同，它主要不是用于肿瘤的预防，而是通过瘤苗的接种来刺激机体对肿瘤的免疫应答来治疗肿瘤。

目前，肿瘤疫苗主要有两类：第一类是针对肿瘤抗原表位的肿瘤分子疫苗，第二类是基因转染的肿瘤细胞疫苗。

（五）肿瘤基因治疗

在疾病的基因治疗中，肿瘤的基因治疗进展极为迅速。目前肿瘤基因治疗可考虑的目的基因有：抗癌基因，如P53等；癌基因反义链；药物敏感基因；细胞因子基因。

免疫治疗作为一种疾病治疗手段至今已有一个多世纪，但是只是在最近20多年才取得突破性的进展，使免疫治疗已作为一种独立的治疗手段被医学所接受，它们的临床应用必将对整个医学的发展产生深远的影响。

同步练习

一、选择题

1. 下列情况属于人工被动免疫的是（　　　）

　A. 通过胎盘、初乳获得的免疫　　　　B. 天然血型抗体的产生

　C. 通过注射类毒素获得的免疫　　　　D. 通过注射抗毒素获得的免疫

　E. 通过隐性感染获得的免疫

2. 下列哪项属于人工主动免疫（　　　）

　A. 注射丙种球蛋白预防麻疹　　　　B. 接种卡介苗预防结核

　C. 注射免疫核糖核酸治疗恶性肿瘤　　D. 静脉注射LAK细胞治疗肿瘤

　E. 骨髓移植治疗白血病

3. 隐性感染后获得的免疫属于（　　　）

　A. 过继免疫　　　B. 人工被动免疫　　　C. 人工主动免疫

　D. 自然主动免疫　　E. 自然被动免疫

4. 胎儿从母体获得IgG属于（　　　）

　A. 过继免疫　　　B. 人工被动免疫　　　C. 人工主动免疫

　D. 自然主动免疫　　E. 自然被动免疫

5. 下列哪种属于免疫抑制剂（　　　）

　A. 左旋咪唑　　　B. 胸腺肽　　　C. 卡介苗

　D. 糖皮质激素　　E. 短小棒状杆菌

6. 下列哪种疫苗为活疫苗（　　　）

　A. 伤寒疫苗　　　B. 百日咳疫苗　　　C. 流脑疫苗

　D. 麻疹疫苗　　　E. 霍乱疫苗

7. 肿瘤疫苗与传统疫苗的主要区别是 （　　　）

    A. 肿瘤疫苗主要用于肿瘤的预防　　　　　B. 传统疫苗主要用于疾病的治疗

    C. 肿瘤疫苗主要用于肿瘤的治疗　　　　　D. 肿瘤疫苗是免疫重建疗法

    E. 肿瘤疫苗是人工被动免疫疗法

8. 未来疫苗的首要任务是 （　　　）

    A. 抗感染　　　　　　　　B. 抗肿瘤　　　　　　　　C. 计划生育

    D. 防止病理损伤　　　　　E. 治疗传染病

9. 有关活疫苗的特点，下列哪项是错误的 （　　　）

    A. 接种量少　　　　　　　B. 接种次数少　　　　　　C. 易保存

    D. 免疫效果好　　　　　　E. 持续时间较长

10. 关于抗毒素的使用，下列哪项是错误的 （　　　）

    A. 可能发生过敏反应　　　　　　　　　　B. 治疗时要早期足量

    C. 可作为免疫增强剂给儿童多次注射　　　D. 对过敏机体应采取脱敏疗法

    E. 只能用于紧急预防或治疗

11. 下列不属于人工主动免疫特点的是 （　　　）

    A. 接种物常为抗原性物质　　　　　　　　B. 发挥作用较快

    C. 免疫力维持时间较长　　　　　　　　　D. 主要用于预防

    E. 可增强机体的抗病能力

12. 下列哪项不是死疫苗的特点 （　　　）

    A. 接种剂量较大　　　　　B. 免疫效果较好　　　　　C. 一般需接种 2～3 次

    D. 疫苗较易保存　　　　　E. 副作用较大

二、名词解释

1. 免疫重建　2. 过继免疫治疗　3. 生物应答调节剂

三、问答题

简述疫苗的分类。

参考答案

一、选择题

1. D　2. B　3. D　4. E　5. D　6. D　7. C　8. A

9. C　10. C　11. B　12. B

二、名词解释

1. 免疫重建：免疫重建是指通过胚胎肝或骨髓干细胞移植，重建机体的免疫功能，可用于治疗原发性免疫缺陷病和获得性免疫缺陷病。

2. 过继免疫治疗：即将同种异体的淋巴细胞输给受者，使受者的免疫功能得到补偿。

3. 生物应答调节剂：生物应答调节剂种类很多，组成了一个大的新型药物系统，主要是指免疫系统的成分及免疫应答的产物，在多种疾病的免疫治疗上起重要作用。

三、问答题

答：疫苗可分为预防性疫苗和治疗性疫苗两类。预防性疫苗主要用于疾病的预防，接受者为健康个体或新生儿。治疗性疫苗主要用于患病的个体，接受者为患者。

根据传统和习惯又可将疫苗分为减毒活疫苗、灭活疫苗、类毒素、亚单位疫苗(含多肽疫苗)、载体疫苗、核酸疫苗等。

（吴小云）